Herlinde Steinbach

Gesundheitsförderung und Prävention
für Pflege- und andere Gesundheitsberufe

5., aktualisierte und überarbeitete Auflage

Herlinde Steinbach

Gesundheitsförderung und Prävention

für Pflege- und andere Gesundheitsberufe

5., aktualisierte und überarbeitete Auflage

facultas

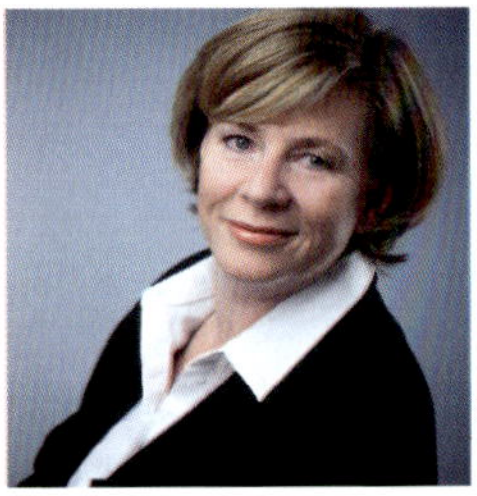

Herlinde Steinbach

Diplomierte Gesundheits- und Krankenpflegerin, akademische Lehrerin für Gesundheits- und Krankenpflege am Wilhelminenspital in Wien. Studium der Pflegewissenschaft und Pflegepädagogik, freiberufliche Vortragstätigkeit. Mitarbeit im Netzwerk Gesunde Schulen.

Bibliografische Information Der Deutschen Nationalbibliothek

Bibliografische Information der Deutschen Bibliothek
Die Deutsche Bibliothek verzeichnet diese Publikation in der Deutschen Nationalbibliografie; detaillierte bibliografische Daten sind im Internet über http://dnb.ddb.de abrufbar.

5. Auflage 2017

Umschlagfoto: © dinanana – fotolia.com
Abbildungen: Grieder Graphik, 2083 Pleißing, sowie Mannsberger, Wien
Innengestaltung: Florian Spielauer, Wien
Druck: finidr
Printed in the E. U.
ISBN: 978-3-7089-1588-3

Inhalt

Geleitwort

Das Buch von Herlinde Steinbach liegt hier nun schon in der fünften Auflage vor. Die große Nachfrage hat ihre Gründe: Wer einen kompakten Überblick über die Fülle des Wissens zu Entstehung und Erhaltung der Gesundheit gewinnen will, greift zu diesem klar strukturierten Lehrbuch. Es stützt sich auf eine breite Palette von Einzelbefunden, ist aber so systematisch gegliedert und geschrieben, dass es über diese Details hinausgeht und damit fachliche Orientierung und Perspektive gibt. Das gelingt nur wenigen Lehrbüchern so gut wie diesem.

Das Buch ist von einer wissenschaftlich versierten Praktikerin geschrieben. Die Anforderungen an die professionell handelnden Akteure im Gesundheitswesen steigen von Jahr zu Jahr an, weil immer größere Teile der Bevölkerung ein hohes Alter erreichen und dadurch das Ausmaß von chronischer Krankheit in der Bevölkerung ansteigt, gleichzeitig aber der wirtschaftliche Druck und der Anspruch an die Effizienz steigen. Alle professionell Handelnden in Gesundheit und Pflege benötigen heute ein solides Basiswissen und müssen in der Lage sein, aktuelle Erkenntnisse direkt in die eigenen Aktivitäten zu übersetzen. Das ist bei der Fülle der Detailergebnisse aus der Forschung im Arbeitsalltag ein äußerst schwieriges Unterfangen.

Das vorliegende Lehrbuch macht es möglich, diese Aufgabe dennoch zu bewältigen. Die Autorin bereitet alle wichtigen aktuellen Forschungsergebnisse systematisch auf und schneidet sie auf den Bedarf der Praktikerinnen und Praktiker zu. Wissenschaftliche Begriffe werden aufgenommen und verständlich eingeführt, Forschungsergebnisse einfach erklärt. Die wichtigsten Theorien von Gesundheit und Krankheit werden vorgestellt, zueinander in Beziehung gesetzt und dann auf ihre Überschneidungen und Synergien hin abgefragt. Auf diese Weise vermittelt das Buch einen klaren theoretischen Rahmen, wie er für das praktische Handeln unter komplexen Bedingungen von immer größerer Bedeutung ist.

Das Buch schließt an die Erkenntnisse der modernen interdisziplinären Gesundheitswissenschaften einschließlich Public Health an und zeigt, welche Einflüsse sie auf die heutigen Ansätze der Krankheitsprävention und Gesundheitsförderung nehmen. Auf diese Weise beantwortet es die zentrale Frage, wie Gesundheit bei einem Menschen erreicht, sichergestellt und verbessert werden kann. Herlinde Steinbach bietet mit dem Konzept der Salutogenese ihren Leserinnen und Lesern die perspektivische Handlungsoption an, durch die eine Erweiterung und Steigerung des Gesundheitsgewinns auch in der schwierigen Phase des Alters mit chronischen Krankheiten möglich wird. Indem das Konzept der Gesundheitskompetenz als wichtigste Vermittlungsgröße zwischen der sozialen Lebenssituation und dem Gesundheitsverhalten einbezogen wird, wird auch die immer größere Bedeutung des Selbstmanagements und des „Empowerment“ betont.

Das Buch ist auch für Praktikerinnen und Praktiker von großem Wert, aber zugleich für Fachleute aus dem wissenschaftlichen Bereich zu empfehlen. Wer sich grundlegend über die wichtigsten theoretischen und konzeptionellen Ansätze von Gesundheit und Krankheit und die inzwischen langjährigen Erfahrungen mit den Ansätzen von Krankheitsprävention und Gesundheitsförderung informieren will, sollte zu diesem Buch greifen. Gerade für hochspezialisierte Wissenschaftlerinnen und Wissenschaftler sind die hier abgeleiteten klaren und präzisen Definitionen hilfreich. Besonders wertvoll auch für eine schnelle Orientierung sind auch die zahlreichen Grafiken und Schaubilder.

In der vorliegenden fünften Auflage werden die wichtigen Veränderungen der theoretischen und forscherischen Diskussion aufgenommen. Außerdem werden die neuesten gesetzlichen Veränderungen der Gesundheits- und Krankenpflege berücksichtigt. Durch sie hat sich bedauerlicherweise der Spielraum für Ansätze der Gesundheitsförderung weiter verengt. Gerade deshalb aber wird dieses Buch umso wichtiger. Ich wünsche deshalb auch der fünften Auflage den großen Erfolg, den die bisherigen hatten.

Klaus Hurrelmann

Professor of Public Health and Education
Hertie School of Gouvernance Berlin

Vorwort

Einer der wesentlichsten, wenn nicht überhaupt der wichtigste Aspekt unseres Lebens ist „Gesundheit“. Wer aber ist verantwortlich dafür?

Für die Gesundheit gilt das Prinzip der Mehrfachverantwortung: Nicht einzelne, ausgewählte Personen oder Institutionen, sondern alle Mitglieder der Gesellschaft tragen Verantwortung für den Zustand „Gesundheit“. Das wiederum bedeutet, dass Gesundheit sowohl die Sache des Einzelnen wie auch ein politischer und gesellschaftlicher Auftrag ist.

Diese Verantwortlichkeiten werden aber nicht immer wahrgenommen. Die Bedeutung eines Themas oder Phänomens wird häufig erst dann bewusst, wenn es in Form eines Scheiterns oder Misslingens in Erscheinung tritt. Dies trifft ganz besonders auf das Thema Gesundheit zu. Erst dann, wenn der Leidensdruck entsprechend groß ist, kommt es zu Umgestaltungen und Verhaltensänderungen, die Verbesserung sowohl auf individueller als auch auf gesellschaftlicher Ebene bringen sollen.

Im gesellschaftlichen Bereich setzte in Bezug auf das Thema Gesundheit ein lang anhaltender Prozess ein, der mit gesellschaftspolitischen Entwicklungen und Entdeckungen (v. a. der Naturwissenschaften) einherging. Es kam zur Entstehung von Krankenanstalten, es entwickelte sich ein Versicherungswesen, die Medizin etablierte sich als Wissenschaft, und Berufe, die sich mit Gesundheit und Krankheit beschäftigten, bildeten sich heraus. Man erkannte die politische Bedeutung des Begriffs „Gesundheit“; die öffentliche Hand übernahm immer mehr soziale und nicht zuletzt ökonomische Aufgaben auf dem Gebiet des Gesundheitswesens.

Dieser Prozess dauert noch heute an, wobei heute gerade die Frage nach den Verantwortlichkeiten neu gestellt und etwa die Organisation des öffentlichen Gesundheitswesens genauso wie der private Anteil an Verantwortung und Aufgaben problematisiert wird.

Im Rahmen dieser Entwicklung steht die Frage im Vordergrund, wie für den Einzelnen „Gesundheit“ erreicht, sichergestellt und verbessert werden kann. Eines der dominierenden Konzepte aus der jüngeren Vergangenheit war und ist dabei die Vorbeugung. Dieser Ansatz weist aber stark bewahrende und passive Seiten auf. Dem fortwährenden gesellschaftlichen Wandel folgend und die jeweiligen Verantwortlichkeiten betonend, wurde daher das Konzept der Gesundheitsförderung entwickelt. Es setzt auf Befähigung, Verantwortung, Gemeinschaftlichkeit, Ganzheitlichkeit, aktives und proaktives Handeln.

Das Konzept der Gesundheitsförderung soll nicht andere verdrängen, sondern eine sinnvolle Ergänzung darstellen. Mit ihm eröffnete sich ein neues, bedeutendes Aufgaben- und Arbeitsfeld – auch und ganz besonders für die Pflegeberufe. Gesundheitsförderung als ganzheitlicher Ansatz kann ein System mit sich bringen, aus dem sowohl die Klienten als auch die Angehörigen der Pflegeberufe Gewinn schöpfen können – ein System, in dem der Mensch im Mittelpunkt steht, ebenso wie all das, was die soziale und pflegerische Kompetenz fördert und zur Verbesserung des Gesamtzustandes „Gesundheit" beiträgt.

Gesundheitsförderung als Begriff findet sich daher auch in der öffentlichen Diskussion zum Thema und eröffnet unterschiedliche Ansätze und Perspektiven, die einen wesentlichen Beitrag zur Lösungssuche im Interesse der Gesundheit der Menschen leisten können.

Dieses Buch soll den in Pflegeberufen arbeitenden Menschen Gesundheitsförderung als Konzept sachlich und emotional näherbringen, Grundlagenwissen vermitteln und Anknüpfungspunkte zur Praxis der Pflege bieten.

Für die Planung und Durchführung gesundheitsfördernder Projekte ist es unabdingbar, Inhalte und Methoden des Projektmanagements zu kennen und anwenden zu können; der Fokus dieses Buches liegt aber bewusst auf den Grundlagen der Gesundheitsförderung und Prävention. Es finden sich jedoch in einigen Abschnitten Hinweise auf die Grundsätze des Projektmanagements und Verknüpfungen zu seinen Methoden – dort, wo es besondere Bedeutung für den Gesundheitsförderungsprozess hat.

Wien, im Mai 2017 — Herlinde Steinbach

Hinweise zum Gebrauch des Buches

Wichtige Worte im Text sind **fett** gedruckt.

Unbekannte Begriffe werden in der Randspalte erklärt.

Im Text verwendete und den Lesern vielleicht unbekannte Begriffe sind farbig gesetzt und in der Randspalte erklärt.

In der Randspalte sind weiters Erläuterungen angeführt, die wichtig sind oder das Verstehen des Textes erleichtern, jedoch den fortlaufenden Haupttext zu sehr belasten würden.

Kernaussagen

sowie Beispiele sind orange hinterlegt.

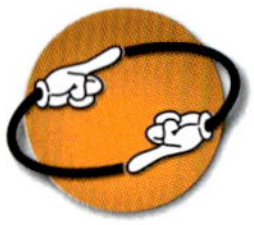

Am Ende eines jeden Teils finden sich wichtige Begriffe **„Zum Wiederholen“**

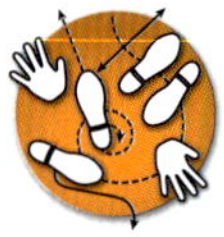

... sowie Fragen **„Zum Üben“**.

Teil I Einführung

Nach dem Studium dieses Abschnitts sollten Sie ...

... die Entwicklung des Begriffs Gesundheit verstehen und Zusammenhänge erklären können.

... unterschiedliche Auffassungen von Gesundheit innerhalb verschiedener Kulturen verstehen und erklären können.

Der Mensch hat das Bedürfnis, „gesund zu sein", sich wohlzufühlen. Ein neuer, seit den 1980er-Jahren beschrittener, aktiver Weg zu Gesundheit ist Gesundheitsförderung. Gesundheitsförderung – anders als „Krankheitsprävention" – versucht aktiv Schritte zu setzen, um das Positive, die Gesundheit, im Menschen zu stärken.

Der erste Abschnitt dieses Buches setzt sich mit grundsätzlichen Fragen zu den Themen Gesundheit und Gesundheitsförderung auseinander. Zu Beginn stellen wir die Frage, welche Bedeutung Gesundheit in der modernen Gesellschaft hat bzw. haben sollte. In einem Streifzug werden dann sowohl **subjektive** als auch **objektive** Aussagen über Gesundheit kurz dargestellt und ihre individuellen, sozialen und politischen Auswirkungen beleuchtet. Aus dem Bewusstsein heraus, dass das menschliche Bedürfnis nach Sicherheit und Versorgung die Gesundheit mit einschließt, ist die Politik aktiv geworden: Sie hat Gesetze erlassen und Förderungen geschaffen. Beispiele dafür sind u. a. das Gesundheits- und Krankenpflegegesetz aus dem Jahr 1997 mit der Novelle aus dem Jahr 2016 sowie das öffentliche Propagieren gesundheitsfördernder Maßnahmen.

subjektiv
zu einer Person (einem Subjekt) gehörend, von persönlichen Gefühlen bestimmt, parteiisch

objektiv
sachlich, unvoreingenommen, neutral

Zum besseren Verständnis des Status quo unternehmen wir dann einen Ausflug in die Entwicklung und Geschichte des Begriffs Gesundheit (für den es im Übrigen keine einheitliche Definition gibt, weswegen manchmal „Begriffsverwirrung" entsteht; vgl. Schatalova 2009, S. 12). Er führt uns durch verschiedene Zeiten und Kulturen, von den frühen Hochkulturen der Antike über das Mittelalter bis in die Moderne. Dabei werden v. a. die großen Neuerungen und Umbrüche in philosophischen und wissenschaftlichen Fragen dargestellt. Im Verlauf dieser Entwicklung wird auch der Weg vom okkulten und religiös bestimmten Gesundheitsbegriff hin zur wissenschaftlichen Bestimmung von Gesundheit zu verfolgen sein.

Ein gemeinsames Verständnis für das Thema kann nur gewinnen, wer ein allgemeingültiges Basiswissen über Gesundheit erwirbt. Daher wird in diesem Buch ein Kapitel mit Definitionen an den Anfang gestellt – Definitionen elementarer Begriffe, die ein gemeinsames Grundverständnis sichern sollen.

1 Gesundheit im Brennpunkt

1.1 Was ist Gesundheitsförderung? Wem nützt Gesundheitsförderung? Wessen Aufgabe ist Gesundheitsförderung?

Gesundheit wird erst seit kurzer Zeit wissenschaftlich erforscht; daher sind die Gesundheitswissenschaften ein relativ junges wissenschaftliches Gebiet. Das Nachdenken über das Phänomen Gesundheit hingegen ist alt; es geht mit der Geschichte der Menschheit einher und ist nicht von ihr zu trennen.

Betrachten wir zunächst, wie **im Alltag und in den Medien** über Gesundheit gesprochen und diskutiert wird. Was Gesundheit als Zustand betrifft (die „Volksgesundheit“), so kursieren zahlreiche Statistiken, deren Aussagen einander oft völlig zu widersprechen scheinen. Einerseits wird berichtet, dass wir im „Gesundheits- und Fitnesswahn“ leben und dass die durchschnittliche Lebenserwartung ständig steigt, andererseits muss es uns nachdenklich machen, wenn wir hören, dass alle Formen von Essstörungen rapide zunehmen, dass schon sehr kleine Kinder erhebliche Haltungsschäden aufweisen und dass die Österreicherinnen und Österreicher anscheinend alles unternehmen, um ihr Risiko, einen Herzinfarkt oder Schlaganfall zu erleiden, zu erhöhen. Sehr oft wird auch berichtet, dass die Zahl der Krankenstandstage in Österreich ein für die Wirtschaft bereits bedrohliches Ausmaß erreicht hat. Laut Statistik Austria entfielen im Kalenderjahr 2015 auf jede erwerbstätige Person 12,7 Krankenstandstage.

Interessant, aber ebenso widersprüchlich sind Zahlenmaterial und Aussagen zum Thema **Prävention**. In der Öffentlichkeit – sowohl von medizinischer als auch von politischer Seite – wird „Vorbeugung“ propagiert. Versicherungsunternehmen etwa vertreten jedoch sehr häufig und vehement die Ansicht, dass Kuraufenthalte oftmals nur dazu dienen, einen zusätzlichen „Erholungsurlaub“ zu lukrieren und die Versicherung zu einer Leistung zu zwingen. Wie kommt es zu diesen (scheinbaren?) Widersprüchen?

Laienhaft ausgedrückt, könnte man sagen: Mit **Gesundheitsförderung** meint man alle Maßnahmen, deren Ziel es ist, Gesundheit (zur Definition von Gesundheit siehe Kap. 3) zu erlangen, zu verbessern und über einen möglichst langen Zeitraum aufrechtzuerhalten.

Das aber bedeutet, dass Gesundheitsförderung ein **gesamtgesellschaftlicher Auftrag** ist – ein Auftrag also, der alle angeht – und nicht an einzelne Institutionen, Personen oder wissenschaftliche Disziplinen delegiert werden kann. Wenn wir die Struktur eines Staates genauer betrachten, können wir erkennen, dass jedermann von Gesundheitsförderung profitiert –

und dass es oft nur schwierig ist, diesen Profit für alle sichtbar, spürbar und verständlich zu machen. In der Folge soll nun versucht werden, diesen allgemeinen Nutzen von Gesundheitsförderung in einigen Bereichen zu veranschaulichen.

Die **Politik** auf allen Ebenen (Bund, Länder, Gemeinden) ist immer wieder mit Budgetproblemen konfrontiert. Die Ausgaben für das Gesundheitssystem stellen dabei einen nicht unbeträchtlichen Teil der öffentlichen Aufwendungen dar. 2015 wendete der österreichische Staat (inklusive Sozialversicherungsträger) insgesamt ca. 26,5 Mrd. Euro für Gesundheitsausgaben auf. Es muss daher u. a. politisches Ziel sein, diese Ausgaben zu senken bzw. die Verteilung der finanziellen Mittel an messbare Erfolge zu knüpfen. Hier kommt die Gesundheitsförderung zum Tragen. Die Förderung der Gesundheit ist nicht nur **effektiver** und angenehmer, sondern auch wesentlich billiger als die Heilung von Krankheit. (Überdies können wir mit Recht vermuten, dass eine „gesündere" Gesellschaft auch eine leistungsfähigere und zufriedenere Gesellschaft ist.)

effektiv
wirksam, wirkungsvoll

Auch die **Dienstgeber**, sowohl jene in der Privatwirtschaft als auch jene in der öffentlichen Verwaltung, interessieren sich für die Frage, in welchem Ausmaß ihre Mitarbeiter imstande sind, zu arbeiten (zu den Aufgaben und Möglichkeiten der betrieblichen Gesundheitsförderung vgl. Steinbach (2016) in: Jurkowitsch/Schröder, S. 123 ff.) Die Diskussionen um die Zahl der durchschnittlichen Krankenstandstage österreichischer Arbeitnehmer oder um das tatsächliche Pensionsantrittsalter zeigen, dass sich hier einiges verbessern ließe. Verbesserungen könnten die Konkurrenzfähigkeit der Wirtschaft erhöhen und damit langfristig auch eine größere soziale und wirtschaftliche Sicherheit nach sich ziehen, womit vielleicht auch eine gesundheitliche Veränderung zum Positiven einhergehen kann.

Weiters kann Gesundheitsförderung auch all jenen (mittelbar und unmittelbar) von Nutzen sein, die im **Gesundheitswesen** tätig sind. Für den Bereich der Spitäler seien hier nur die Fragen nach der Anzahl der **Patienten**, ihrem Allgemeinzustand, den Erfolgsaussichten ihrer Behandlung und nicht zuletzt nach der persönlichen Belastung des Einzelnen im Beruf genannt.

Patient
eine vom Arzt behandelte Person; in unserem Sprachgebrauch Kranke, die wegen gesundheitlicher Probleme ein Krankenhaus aufsuchen. Das Wort kommt von „patientia" (lat.) = Geduld.

Schließlich kann jede **Familie und jeder Einzelne** die Vorteile der Gesundheitsförderung für sich nutzen, und zwar in wirtschaftlicher Hinsicht (Einkommen, Versicherungsprämien und -leistungen) und im emotionalen Bereich (persönliches Wohlbefinden und Lebensgefühl).

Bereits nach Betrachtung dieser sehr grundsätzlichen Gedanken liegt der Schluss nahe, dass Gesundheitsförderung die Aufgabe aller Mitglieder und Institutionen eines Gemeinwesens ist. Im **Gesundheits- und Krankenpflegegesetz**, das 1997 verabschiedet wurde (vgl. Weiss-Faßbinder/Lust [3]2000), hat der Begriff Gesundheit erstmals ausdrücklich seinen Stellenwert bekommen. Diplomierte Pflegepersonen sind nicht mehr „diplomierte Krankenschwestern und Krankenpfleger", sondern „diplomierte Gesundheits- und Krankenpflegerinnen bzw. -pfleger". Seit der Gesetzesänderung 2016 lautet die Berufsbezeichnung „diplomierte/r Gesundheits-

und Krankenpflegerin und -pfleger“ (vgl. GuK-Novelle 2016, BGBl. I Nr. 75/2016, § 11). Sie sind damit auch angehalten, nicht nur die Krankheit, sondern ebenso die Gesundheit eines Patienten im Auge zu behalten und als wesentlichen Teil ihrer beruflichen Aufgaben zu erkennen.

> *„Neben das Recht des Patienten auf optimale Behandlung tritt die Verpflichtung der Behandelnden und Pflegenden, gesundheitliche Belehrung durchzuführen und den Patienten zu einer gesunden Lebensführung zu veranlassen.“ (Steuer/Steuer 1987, S. 1)*

Gesundheitspflege ist ein junges, spannendes Aktionsfeld der Pflege geworden. Die Förderung bzw. Pflege der Gesundheit und die Krankenpflege (die bisher einzige anerkannte pflegerische Tätigkeit) müssen als gleichwertig angesehen werden.

Wie wir sehen können, ist der gesetzliche Auftrag zu Gesundheitspflege also vorhanden. Seine Umsetzung ist jedoch noch sehr auf einzelne Teilaspekte fokussiert, denn Gesundheitsappelle allein sind im Allgemeinen zu wenig; sie fruchten nicht und wirken meist nur belehrend. Doch gerade was die Veränderung von schädlichem Verhalten betrifft, hält die Gesundheitsförderung eine Vielzahl wirksamer Methoden bereit.

Inwieweit Gesundheitsförderung ihren Einzug in die Pflege gehalten hat, werden wir im Folgenden noch diskutieren. Auf jeden Fall ist Gesundheitsförderung verbunden mit einem positiven Ansatz, der nicht mehr die Krankheit, sondern die Gesundheit ins Zentrum der Bemühungen rückt.

Pathogenese
Entstehung und Entwicklung von Krankheiten; abgeleitet von „pathos“ (griech.) = Schmerz, Leiden, Krankheit; „genese“ (griech.) = Ursprung, Entstehung, Beginn

Salutogenese
Entstehung von Gesundheit; abgeleitet von „salus“ (lat.) = heil, gesund; „genese“ (griech.) = Ursprung, Entstehung, Beginn

Kompetenz
Sachverstand, Zuständigkeit, Fähigkeit, Können

Der über Jahrzehnte bis heute praktizierte **pathogenetische** Ansatz muss in einen positiven, einen **salutogenetischen Ansatz** übergehen. Um dieses Umdenken zu ermöglichen, müssen als Erstes und Wichtigstes die **Kompetenzen des Einzelnen gestärkt** werden.

Patienten wie Pflegepersonen müssen für die Botschaften des eigenen Körpers sensibilisiert werden; das Nachdenken über das eigene Gesundheitsverhalten steht dabei an erster Stelle (einführend zum Kompetenzbegriff vgl. Dörpinghaus/Poenitsch/Wigger 2006, S. 143 f.). Weiters muss natürlich ausreichend Motivation für gesundheitsfördernde Verhaltensweisen im täglichen Leben vorhanden sein, und es müssen Bedingungen geschaffen werden, die gesundheitsfördernde Maßnahmen ermöglichen!

Gesundheitsförderung legt ihr Hauptaugenmerk also auf die Erhaltung der Gesundheit. Sie beschränkt sich nicht nur auf Risikogruppen, sondern umfasst die gesamte Bevölkerung in ihrem täglichen Leben.

2 Geschichtliche Entwicklung und kulturelle Wurzeln der Begriffe „Gesundheit" und „Krankheit"

In diesem Kapitel unternehmen wir einen Streifzug durch Epochen, Regionen und Kulturen, um einen Überblick darüber zu gewinnen, wie die Themen Gesundheit und Krankheit die Menschheit bis heute begleiten und wie sie sich gewandelt haben. Ziel ist es, verständlich zu machen, welch unterschiedliche Auffassungen die verschiedenen Kulturen hatten. Es soll erläutert werden, wie sich die Menschen innerhalb bestimmter Epochen die Entstehung von Krankheiten erklärten, was sie zur Erhaltung von Gesundheit unternahmen und welche Spezialisten bzw. **Ressourcen** sie dafür einsetzten. Dabei entwickelte sich die Beschäftigung mit Gesundheit über die verschiedenen Zeitalter von einem okkulten, religiösen Ansatz über eine philosophische Betrachtungsweise hin zu einer stark (natur-)wissenschaftlich dominierten Sicht, die heute aber wieder den einen oder anderen geistes- bzw. humanwissenschaftlichen Pfad beschreitet und auch dem Laienverständnis zum Teil wieder einen Platz einräumt (vgl. dazu beispielhaft Klemperer 2015, S. 78 ff. und 226 ff.), jedoch auch Technik und Ökonomie in den Blick nimmt (vgl. Unschuld 2014, S. 141 ff.).

Ressourcen
Hilfsmittel, Reserven

Viele Menschen sind der Ansicht, dann gesund zu sein, wenn sie keine Krankheit haben. Was sie aber mit „keine Krankheit haben" meinen, ist von Mensch zu Mensch verschieden. Die Antwort auf die Frage „Wie geht es mir (psychisch und physisch)?" hängt also von der Persönlichkeit des Einzelnen ab. Und dennoch scheint es in jeder Kultur ein gemeinsames Verständnis von Gesundheit und Krankheit zu geben, das vom Einzelnen unabhängig ist. Dieses Verständnis bestimmt, wie mit „Gesundheit" und „Krankheit" umgegangen werden soll, was diese Zustände bedeuten und was ihre Ursachen sind.

> Der Umgang mit „Gesundheit" und „Krankheit" ist auch an die jeweilige Kultur gebunden. Daher muss man, wenn man von Gesundheit und Krankheit spricht, immer die geschichtliche Entwicklung, **Gesellschaft** und Kultur berücksichtigen.

Gesellschaft
das Zusammenleben und -handeln der Menschen in Gruppen, sofern dieses Zusammenleben in sich geordnet oder bewusst organisiert ist

In der Geschichte Europas und anderer Kulturkreise stand (mit wenigen Ausnahmen) lange Zeit die **Prävention** von Krankheiten im Mittelpunkt. Im Folgenden soll ein Streifzug durch die Zeiten und Kulturen einen Eindruck davon vermitteln, wie sich die verschiedenen Sichtweisen von Gesundheit und Krankheit entwickelt haben.

In den Kulturen des **alten Ägypten** und des **Zweistromlandes** (Mesopotamien) finden sich bereits in einigen Schriften Hinweise darauf, dass Krankheiten als **Symptomkomplexe** bezeichnet und an bestimmten Körperteilen festgemacht wurden. Ebenso sind schon Vorläufer von Diagnose,

Ägypten, Altes Reich: 3000–2134 v. Chr.

Mesopotamien: 3.–2. Jahrtausend v. Chr.

Prognose und Therapie beschrieben. Interessant ist, dass bereits Verletzungen äußerer Art von inneren Krankheiten unterschieden wurden.

In **Mesopotamien** wurden Krankheiten als Ausdruck von Unreinheit betrachtet, die durch Rituale wieder beseitigt werden konnte. Krankheiten wurden auch als Strafe für Tabubrüche, Verstöße gegen gesellschaftliche Regeln und Vergehen gegen Menschen oder gegen Gott interpretiert. Als mögliche Krankheitsverursacher galten außerdem Zauberer, Dämonen oder Götter.

In diesen frühen Kulturen findet sich noch kein gesellschaftlich anerkanntes und einheitliches Verständnis von Krankheit und Gesundheit.

Die Betrachtung weiterer Kulturen wird zeigen, wie sich in den jeweiligen Gesellschaften ein gemeinsames Verständnis von Gesundheit entwickelt und verankert.

Atharva-Veda
bedeutet im Sanskrit (der Sprache des alten Indien) „das Wissen des Atharva"

Charaka Samhità
eine altindische Sammlung medizinischen Wissens

Ayurveda
Wissen über das Leben. Dieses Wort stammt aus dem Sanskrit: „ayus" = Leben; „vid" = Wissen

Im alten **Indien** war man der Ansicht, dass Sünden gegen die Götter die Ursache für Leid seien. Als Heilverfahren im Atharva-Veda waren Gebete vorgesehen; medizinische Methoden gab es nicht. Gesundheit galt als die höchste Quelle von Wohlstand, Freude und Erlösung. Krankheit hingegen zerstörte nicht nur die Gesundheit, sondern auch das gute Leben und sogar das Leben selbst („Charaka Samhità"). Im Ayurveda existiert ein umfassendes Diagnose- und Behandlungssystem, das Teil einer ganzen Philosophie, eines Gesamtverständnisses des Lebens überhaupt war. Krankheiten des Körpers wurden etwa durch eine Änderung der Essgewohnheiten, durch Salben oder Kräuter, aber auch durch spirituelle Methoden geheilt. Von Krankheiten des Geistes konnte man durch religiöse Handlungen, aber auch durch philosophische Aktivitäten, Konzentrationsübungen u. Ä. genesen. Gesundheit und Langlebigkeit waren in der indischen Philosophie hohe Ziele (vgl. Muths 2002, S. 1 ff.).

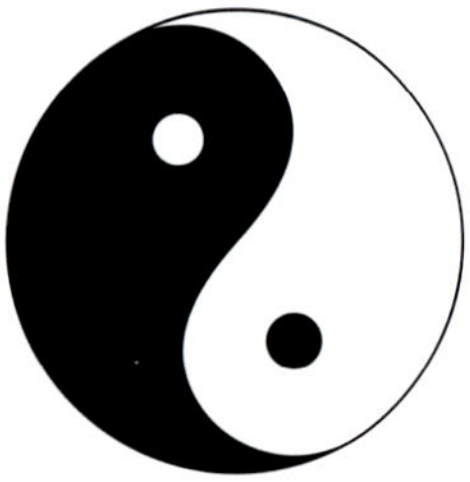

Yin = dunkle, ruhende, weibliche Kraft; Yang = heller, beweglicher, männlicher Geist

Der **chinesische** Zugang zu den Begriffen „Gesundheit" und „Krankheit" ähnelte jenem im alten Indien. Gesundheit und Krankheit gehörten zum **Tao**, der philosophischen und religiösen Grundlage der chinesischen Gesellschaft. Die beiden Grundprinzipien **Yin** und **Yang** sowie ihr Zusammenspiel drückten sich in allen Lebensprinzipien aus. Wurde ein Leben entsprechend den Regeln des Taos geführt, konnten Gesundheit und langes Leben erreicht werden. In der chinesischen Medizin standen die Philosophie und die dadurch vorgeschriebene Lebensführung in direktem Zusammenhang mit Gesundheit und Krankheit.

Gesundheit war auch eines der höchsten Ziele im **antiken Griechenland**. Hygiene hatte dort einen hohen Stellenwert, und Gesundheit wurde eng mit Schönheit verbunden. Krankheit wurde in der griechischen Literatur als Störung von Gesundheit und Schönheit angesehen.

Hippokrates gilt als Begründer der abendländischen Medizin und lebte von 460–377 v. Chr.

Bei den alten Griechen wurden Medizin und Philosophie erstmals in der Geschichte voneinander getrennt. In dieser Epoche entwickelte sich – neben anderen Konzepten – die **Medizin als Wissenschaft**. **Hippokrates** versuchte, Krankheiten systematisch zu verstehen und mit Methode zu behandeln. Medizin bestand im alten Griechenland aber nicht nur in der Heilung von Krankheiten, sondern auch in der Bewahrung von Gesundheit, was einem Zustand der Harmonie in sich selbst und in der Umgebung des Menschen gleichkam (vgl. McDermott, O'Connor 1999, S. 25). Nach **Platon** ist Medizin **Gesundheitslehre** (vgl. Engelhardt 2005, S. 1).

Platon war ein griechischer Philosoph und lebte von 427–347 v. Chr.

Im antiken Griechenland finden wir einen ersten Denkansatz in Richtung Gesundheitsförderung. Er hatte aber noch einen starken Bezug zur Prävention, weil man nach Ansicht der Griechen die Gesundheit durch Mäßigung beim Essen, Trinken und in anderen Dingen des Lebens erhalten konnte.

(vgl. Muths 2002, S. 3)

Im Denken der Antike war die Ansicht verankert, dass der Mensch selbst weder vollständig gesund noch vollständig krank sei, sondern sich gleichsam in einem Schwebezustand zwischen diesen beiden Polen befinde (vgl. Hinghofer-Szalkay 1995, S. 222).

Vom frühen Christentum bis ins hohe Mittelalter wurden Krankheiten als **Bestrafung von Verstößen** (Sünden) gegen gottgegebene Regeln, vor allem gegen die Zehn Gebote betrachtet. Durch Krankheiten und Leid konnte aber auch Erlösung erlangt werden.

Das bedeutet, dass Gesundheit und Krankheit im Mittelalter neu bewertet wurden. Vom antiken Verständnis, das sinnlich-sittliche Vollkommenheit mit körperlicher Gesundheit gleichsetzte, ging man zum europäisch-christlichen Verständnis über.

(vgl. Angermühle 2002, S. 2)

Unter dem asketischen Gesichtspunkt des frühen Christentums wurde Leiden zur Tugend, und Krankheiten wurden mit Stolz erlitten. Gesundheit bedeutete nicht mehr nur das Freisein von Schmerz, sondern auch die – durchaus positiv zu sehende – Fähigkeit, Leiden zu ertragen. Das christliche Mittelalter war aber auch Ausgangspunkt für die Entwicklung der Hospitale. Damit versuchte man, einem Bibelwort (Matthäus 25,35 ff.) zu folgen, wonach Barmherzigkeit eine erstrebenswerte Tugend ist.

Die jeweils aktuelle Sicht von Krankheit wurde auch häufig von jenen Krankheiten geprägt, die in einem bestimmten Kulturkreis und in einer bestimmten Epoche auftraten. Im Europa des Mittelalters und der frühen Neuzeit, der **Renaissance**, gab es Epidemien von Infektionskrankheiten, in deren Verlauf unzählige Tote zu beklagen waren.

Unter **Paracelsus** wurden Krankheiten – wie so oft in der Geschichte der Medizin – wiederum neu bewertet und interpretiert. Paracelsus entwickelte ein **ganzheitliches Verständnis** von Gesundheit und Krankheit, von Patient, Arzt und Therapie: Seine Medizin ruhte auf den vier Säulen Philosophie, Astronomie, Chemie und auf der Tugend des Arztes.

Das Mittelalter reicht etwa vom Untergang des Weströmischen Reiches (476 n. Chr.) bis zur Entdeckung Amerikas (1492).

Matthäus 25,35: „Denn ich war hungrig und ihr habt mir zu essen gegeben, ich war durstig, und ihr habt mir zu trinken gereicht […]."

An Epidemien von Infektionskrankheiten sind z. B. bekannt: Virusgrippe ab dem 6. Jh. unter Kaiser Justinian; Pest, 1347–1351; Lepra, Syphilis und Cholera in London 1665 bzw. Marseille 1720–1750. Dies sind nur einige wenige Beispiele von unzähligen.

Ontologie
Lehre vom Sein

Nosologie
Wissenschaft von der Klassifizierung der Krankheiten

Wissenschaftlichkeit
die Orientierung an methodisch-systematischer Erkenntnisarbeit

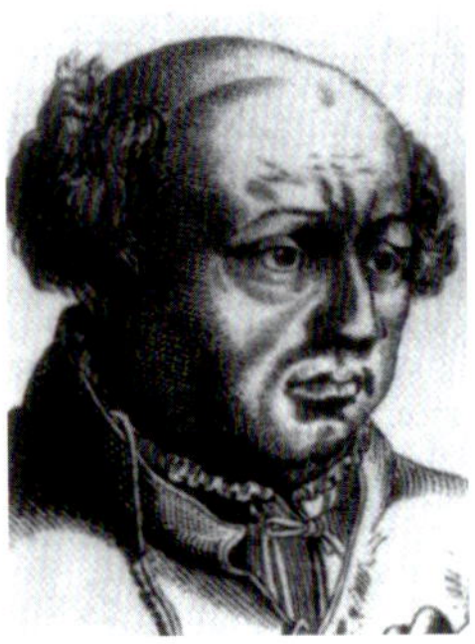

Theophrastus Bombastus von Hohenheim, genannt Paracelsus, 1493–1541

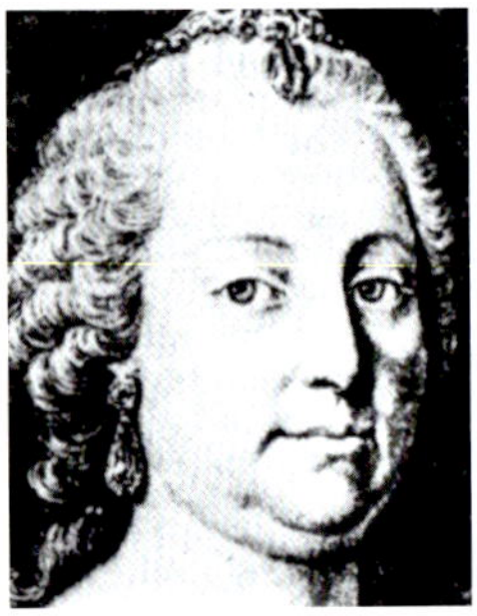

Kaiserin Maria Theresia, 1717–1780

Im 16. und 17. Jahrhundert verstärkte sich, an die Ideen des Paracelsus anschließend, die **ontologische Sichtweise**. Krankheiten wurden als etwas Reales angesehen, ihnen wurde ein eigenständiges Dasein zugebilligt.

Von **Thomas Sydenham** (1624–1689) wurde die **Nosologie** begründet. Dies war ein wichtiger Schritt in Richtung **Wissenschaftlichkeit**. Während man jedoch Krankheiten zu klassifizieren begann, galten die Ursachen für Epidemien immer noch als okkulte und unerklärliche Phänomene. In der Folge, im 18. und zu Beginn des 19. Jahrhunderts, wurden Krankheiten auf der Basis klinischer Symptome klassifiziert (Familie, Gattung, Spezies). Prägende Persönlichkeiten waren hier **Carl von Linné** in Schweden, **William Cullen** in Edinburgh sowie **Philippe Pinel** und **Johann Lukas Schönlein** in Frankreich (vgl. Hudemann-Simon 2000, S. 1). Aus diesem Klassifikationsmodell wurde schließlich ein einfaches und systematisches Vorgehen abgeleitet: Anhand von aufgelisteten Symptomen wurde eine Diagnose gestellt, woraufhin eine ebenfalls gelistete Medizin zu verschreiben war. In letzter Konsequenz bedeutete dies, dass eine intensive und unvoreingenommene Beschäftigung mit der Krankheit und dem kranken Menschen unterbleiben konnte (vgl. Muths 2002, S. 5).

Die Nosologie war auch Wegbereiter der **klinischen Anatomie** mit ihrem bedeutendsten Vertreter, dem Niederländer **Hermann Boerhaave** (1668–1738). Er gilt als Erster, der in Europa den klinischen Unterricht am Krankenbett einführte.

In Österreich blieb es einem Schüler Boerhaaves, **Gerhard van Swieten** (1700–1772), vorbehalten, das Medizinstudium zu reorganisieren (vgl. Hudemann-Simon 2000, S. 51). Er tat dies nach einer Verordnung der Kaiserin Maria Theresia aus dem Jahr 1749. Van Swieten führte Vorlesungen in Botanik, Chemie, Chirurgie sowie die Durchführung eines klinischen Unterrichts ein.

Mitte des 18. Jahrhunderts – im Zeitalter der Aufklärung, die den besonderen Stellenwert der Vernunft hervorhob (vgl. Böhm 2004, S. 56 f.) – versuchten Ärzte, den Bürgern die Vorteile einer gesunden, natürlichen und vernunftbetonten Lebensweise zu vermitteln. Das Programm dazu wurde als **Diätetik** bekannt. Den gesundheitsschädlichen Einflüssen von Zivilisation und aristokratischem Lebensstil versuchte man durch Mäßigung in allen Lebensbereichen (Ernährung, Geschlechtsverkehr, Körperreinigung etc.) zu begegnen. Dabei wurden „die Vorteile des einfachen Lebens betont, das den Körper leistungsfähig macht und abhärtet" (Faltermaier 2005, S. 42).

Im letzten Drittel des 18. Jahrhunderts wurden die ersten **Krankenkassen** gegründet (Wien und Mannheim, jeweils 1771) und somit erstmals Formen eines Beitragssystems entwickelt. Wer regelmäßig einen gewissen Beitrag leistete, bekam ein Entgelt ausbezahlt, wenn er bettlägerig oder arbeitsunfähig war. Hier gab es bereits gedankliche Ansätze zur Frage der Finanzierung des Gesundheitswesens – einer Frage, die die Gesundheitspolitik, die Gesellschaftspolitik, die Sozial- und die Finanzpolitik betrifft (vgl. Hudemann-Simon 2000, S. 183). All dies fand unter **Joseph II.** (1741–1790) statt, dessen Reformen auf die Schaffung eines „Wohlfahrtsstaates“ ausgerichtet waren (Bau von Spitälern, Blinden- und Invalidenhäusern, Anstalten für psychisch Kranke).

Eine bahnbrechende Neuerung beim Diagnostizieren und für die Objektivität der Diagnosen war die Verwendung des Stethoskops. Damit waren neben der subjektiven Symptombeschreibung des Patienten objektive Beurteilungsgrundlagen gegeben. Die in die neu entstandenen Krankenhäuser eingelieferten Patienten – v. a. Arme aus den Industriestädten – waren „Studienobjekte“, die es ermöglichten, die neue Objektivität zu verfeinern, Statistiksysteme zu entwickeln und systematische Vergleiche anzustellen.

In der Folge legte die Medizin ihren Schwerpunkt immer mehr auf **Krankheiten und ihre Bekämpfung** – Gesundheit war hingegen kein Thema mehr. Man widmete sich der experimentellen Forschung der naturwissenschaftlichen Medizin, d. h. der systematischen und methodischen Beschäftigung mit verschiedensten Phänomenen. Krankheiten wurden zunehmend als Organdefekte verstanden, der kranke Körper wurde von der Person und ihrem Leben getrennt. Ärzte entwickelten sich zu einer eigenen Berufsgruppe und bauten gemeinsam mit der Krankenpflege ein Versorgungssystem auf, in dessen Zentrum das Krankenhaus steht und das in diesen Grundzügen auch heute noch existiert.

Nun zeigte sich in der Medizin und der Chirurgie auch die Notwendigkeit einer wissenschaftlichen Ausbildung mit gleichwertigen akademischen Graden (vgl. Hudemann-Simon 2000, S. 226).

Im 19. Jahrhundert stieg die Zahl der **Krankenhäuser** geradezu sprunghaft an. Ursachen dafür waren u. a. der Anstieg der Bevölkerungszahl, die industrielle Revolution und die Verstädterung. Maßgeblich war aber auch der Abbau von Ängsten in der Bevölkerung, was dazu führte, dass medizinische Einrichtungen besser angenommen wurden.

Mit der Entwicklung der Medizin als Wissenschaft und der Entwicklung des Hospizes zum Krankenhaus im heutigen Sinne bildeten sich auch **Krankenpflege und Pflegeberufe** heraus. Waren z. B. die englischen „nurses“ am Anfang des 19. Jahrhunderts im Wesentlichen noch ohne Ausbildung am Krankenbett tätig, so war die Schulung der weltlichen Schwestern („sisters“) kurze Zeit später bereits vom „learning by doing“ mit den Patienten geprägt. Bald darauf ging man dazu über, Pflegepersonen systematisch auszubilden. In Deutschland gründete Pfarrer **Theodor Fliedner** 1836 die erste Schule für Diakonissen, in England wurde durch **Elizabeth Fry** 1840 Ähnliches versucht.

Einen wesentlichen Schritt in der Entwicklung der professionellen Pflegeausbildung setzte **Florence Nightingale**. Sie gründete im Jahr 1860 eine Schule, an der die Ausbildung vorerst ein bzw. zwei Jahre dauerte, um die Jahrhundertwende aber auf drei Jahre ausgedehnt wurde. Theoretisches Wissen wurde von Medizinern vorgetragen, im praxisorientierten Bereich jedoch lehrten erfahrene Pflegepersonen (vgl. Hudemann-Simon 2000, S. 143 f.).

Gegen Ende des 19. Jahrhunderts gab es wichtige Fortschritte im Bereich der Bakteriologie: Vor allem deutschen und französischen Forschern

Stethoskop
Hörrohr; wurde 1819 von René Laënnec (1781–1826) entwickelt

experimentell
auf Experimenten, d. h. wissenschaftlichen Versuchen beruhend

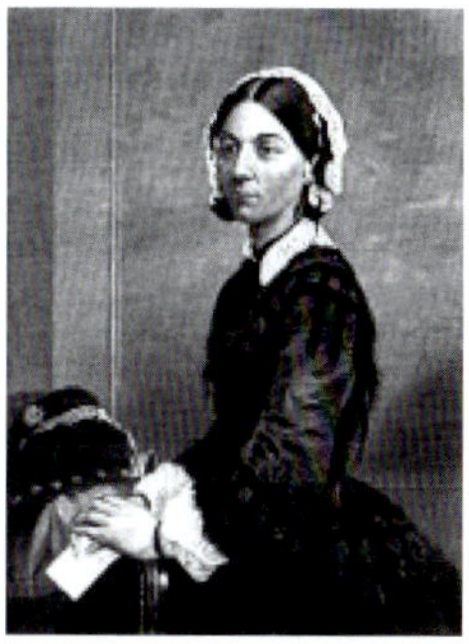

Florence Nightingale, 1820–1920

Hospiz
christliche Herberge; von „hospitium“ (lat.) = Herberge

Bakteriologie
Lehre von den Bakterien

Virologie
Lehre von den Viren

Serologie
Teilgebiet der Immunologie, das sich mit den physiologischen Eigenschaften und pathologischen Veränderungen von Bestandteilen des Blutserums und anderen Körperflüssigkeiten befasst

Immunologie
Lehre von Struktur und Funktion des Immunsystems – den Erkennungs- und Abwehrmechanismen eines Organismus gegenüber Infektionserregern

war es gelungen, eine große Anzahl von Erregern zu identifizieren und zu klassifizieren. Das Wissen auf den Gebieten der **Virologie**, der **Serologie** und der **Immunologie** wuchs mit enormer Schnelligkeit. So konnte die **Impfung** entwickelt werden, wodurch viele Infektionskrankheiten unter Kontrolle gebracht wurden. Die Möglichkeit der Impfung wiederum betonte den vorbeugenden Charakter medizinischer Maßnahmen (vgl. Klemperer 2015, S. 26 ff.). Ein weiterer Meilenstein war die Entdeckung der Antibiotika am Ende des Zweiten Weltkrieges, die eine wirksame Bekämpfung bakterieller Infektionen ermöglichten.

Die jüngste Zeit schließlich ist geprägt von Fortschritten im Bereich der „Schönheitschirurgie", der Hormonbehandlung und der Gentechnik, deren Folgen überwiegend noch nicht abgeschätzt werden können (vgl. Muths 2002, S. 5).

Wenn wir die Geschichte betrachten, erkennen wir also Folgendes:

Die Grundlagen für die bis heute vorherrschende naturwissenschaftliche Medizin, die sich auf die Behandlung von Krankheiten konzentriert, wurden im 19. Jahrhundert gelegt. Der gesellschaftliche Umgang mit Krankheit bzw. Gesundheit beruht immer auf historischen und kulturellen Hintergründen – und kann sich daher mit diesen auch wieder ändern.

Heute geht es nicht mehr nur darum, Krankheiten zu heilen, sondern auch darum, ihnen vorzubeugen. In der jüngsten Zeit versucht man immer mehr – im Gegensatz zur „Krankheitsvorbeugung" –, Gesundheit zu unterstützen und zu fördern.

Zum Wiederholen – Kapitel 1

Gesundheit
Gesundheitswissenschaften
Gesundheitsförderung
Prävention
Gesundheitswesen
Gesundheits- und Krankenpflegegesetz
Gesundheitspflege
pathogenetischer Ansatz
salutogenetischer Ansatz
Gesundheitsverhalten

Zum Wiederholen – Kapitel 2

Gesundheit und Krankheit

historische und kulturelle Wurzeln

Atharva-Veda und Ayurveda

Yin und Yang

Medizin als Wissenschaft

Gesundheitslehre

ganzheitliches Verständnis

Nosologie

Diätetik

Medizinstudium

Pflege und Pflegeberufe

Krankenhäuser

Bakteriologie

Krankheitsvorbeugung

Gesundheitsförderung

Zum Üben – Teil I

1. Was versteht man unter Gesundheitsförderung?
2. Wem nützt Gesundheitsförderung? Nennen Sie drei Bereiche und erläutern Sie die Vorteile!
3. Wessen Aufgabe ist Gesundheitsförderung?
4. Wodurch unterscheidet sich der salutogenetische vom pathogenetischen Ansatz der Gesundheitsförderung?
5. Was waren die wichtigsten Meilensteine in der Entwicklung des Begriffs „Gesundheit“ vom alten Ägypten bis in die heutige Zeit?
6. Wo findet sich – geschichtlich betrachtet – der erste Denkansatz zur Gesundheitsförderung? Erläutern Sie diesen kurz!
7. Wodurch unterschieden sich die englischen „nurses“ von den „sisters“?
8. Welche Rolle spielte Florence Nightingale in der geschichtlichen Entwicklung der Gesundheitsförderung?

Teil II Individuum und Gesundheit

Nach dem Studium dieses Abschnitts sollten Sie ...

... die Bedeutung des Begriffs Gesundheit verstehen und seine verschiedenen Dimensionen erklären können.

... wissen, wie Gesundheit aus wissenschaftlicher, aus gesundheitspolitischer und aus der Sicht von Laien definiert wird.

... den positiven und negativen Ansatz der Vorstellungen von Laien über Gesundheit kennen und Beispiele geben können.

... die Einflussfaktoren „Persönlichkeitsmerkmale“, „Lebenslage“, „Arbeitsbedingungen“ und „private Lebensform“ auf Gesundheit kennen.

„Gesundheit erflehen die Menschen von den Göttern.
Dass es aber in ihrer Hand liegt, diese zu erhalten, daran denken sie nicht.“
(Demokrit, 450 v. Chr.)

Individuum
der Mensch als einzelnes Wesen

Soziologie
die Wissenschaft von den Zusammenhängen in gegenwärtigen und vergangenen Gesellschaften

Diskriminierung
hier: jemanden (durch unterschiedliche Behandlung) benachteiligen

Was ist „Gesundheit“? Ist es für jeden Menschen dasselbe oder gibt es beim einzelnen **Individuum** und in seiner Umwelt Umstände, die diesen Begriff jeweils einzigartig beeinflussen?

Nebst ihrer Bedeutung für die Gesellschaft ist Gesundheit auch für jedes einzelne Individuum wichtig und damit etwas sehr Persönliches. Das Gefühl, gesund zu sein, hängt von unterschiedlichsten Faktoren ab, die auf verschiedene Individuen in völlig verschiedener Weise wirken können. Daher setzt sich dieser Abschnitt mit den vielfältigen individuellen Aspekten des Begriffs Gesundheit auseinander. Dabei wird deutlich, dass Gesundheit als Begriff nicht nur wissenschaftlich zu erfassen ist – etwa mithilfe der Medizin, der **Soziologie**, der Psychologie oder der Gesundheitswissenschaften –, sondern auch individuell und konkret. Wesentlich in der Gesundheitsförderung ist daher die Frage: **Was denken und fühlen Laien – und somit einzelne Menschen – in Bezug auf Gesundheit?**

Das Individuum und sein Erleben (und damit auch seine Gefühlswelt) stehen in ständiger Wechselwirkung mit der Umgebung und der Umwelt. Deshalb wird auch darüber nachgedacht, welche Wechselwirkungen es gibt und welche Folgen sie für die Gesundheit haben: Umweltverschmutzung, Arbeitssituation, Wohnsituation, Stadtplanung, Schule, Ausbildung, Kriminalität, Kriege, **Diskriminierung**, wirtschaftliche Lage bis hin zur Religion (zu den mannigfaltigen Einflussfaktoren vgl. u. a. Becker 1995, S. 230 ff.). Die Fragen, die rund um den Begriff Gesundheit aufkommen, sind daher auch soziologischer, philosophischer und psychologischer Natur und können z. B. auch für die Politik von Bedeutung sein.

„Gesundheit erlebt man nicht. Man erinnert sich daran oder freut sich darauf.“ (Kocher 2006, S. 93)
„Gesundheit ist nicht alles, aber ohne Gesundheit ist alles nichts.“ (Arthur Schopenhauer, 1788–1860)

Diese Zitate zeigen, welch grundsätzliche Bedeutung der Gesundheit im Leben der Menschen und damit in der Gesellschaft zukommt. Schon seit der Antike (Schreiber 1996, zit. nach Pleticha 1996, S. 134 f.) und in vielen Kulturen (Waller 2006) beschäftigen sich Menschen damit – dies wohl deshalb, weil kaum ein Thema uns so unmittelbar und individuell betrifft. Fragen von Gesundheit und Krankheit beschäftigen den Menschen in vielfältiger Weise das ganze Leben hindurch.

„Gesundheit“ kommt in seiner wortgeschichtlichen Herkunft vom germanischen „[ga]sunda“ her, das „stark, kräftig“ bedeutet (Haug 1991). Dies verweist auf die bis heute gebräuchlichen Synonyme für Gesundheit, wie etwa „Wohlbefinden“, „Wohlsein“, „Rüstigkeit“, „Aktivität“, „Vitalität“, „Leistungsfähigkeit“. Diese Synonyme drücken auch schon einen Teil der aktuellen Bedeutung aus: Gesundheit verbindet man meist mit einem **aktiven, erfüllten, selbstgestalteten Leben** bis ins hohe Alter hinein. Interessant sind dabei mehrere Aspekte: etwa dass sich die Ansichten über Gesundheit und Krankheit je nach historischer, gesellschaftlicher, kultureller und ökonomischer Situation wandeln oder dass sich die Professionen, die sich mit Gesundheit und Krankheit befassen, ausdifferenzieren bzw. verändern (Steinbach 2007). Ein anderer Aspekt ist, dass unterschiedliche Institutionen Gesundheit und Krankheit unterschiedlich sehen (vgl. dazu z. B. Hillmann 2007, S. 297, und Simon 2012, S. 194), und nicht zuletzt geht das Individuum – sowohl im Lauf der Jahrhunderte als auch heute – in seiner Biografie mit Gesundheit und Krankheit jeweils **individuell** um (Schulze/Welters 1998, zit. nach Flick 1998, S. 88 ff.).

Die Auseinandersetzung damit, welche Vorstellungen sich die Menschen von Gesundheit machen, wie sie in Bezug auf ihre Gesundheit handeln und welche subjektiven Konzepte Menschen sich machen, die von einer Krankheit betroffen sind – all das hat erst seit einiger Zeit Eingang in die Gesundheitsforschung gefunden. Dabei interessiert sich die Forschung auch für die Lebenswelt und die **Biografie** der Menschen, also für den lebensweltlichen und biografischen Aspekt von Gesundheitsvorstellungen und Gesundheitshandeln (Antonovsky 1987). Gesundheit ist ein Begriff, der aus den verschiedensten Blickwinkeln betrachtet werden kann und der von den Menschen in unterschiedlichen Formen definiert und bewertet wird. Er steht immer in engem Zusammenhang mit den Lebenswelten der Menschen (Schulze/Welters 1998, zit. nach Flick 1998, S. 88 ff.).

Biografie
Darstellung oder Verlauf eines Menschenlebens, Lebensgeschichte

Eine einheitliche Definition des Begriffs Gesundheit gibt es nicht. Gesundheit wird meistens – auch heute noch – als Nicht-Kranksein angesehen, also als etwas, was man nicht wahrnimmt, weil es nicht auffällt, wenn es da ist.

Gadamer (1993) unterstreicht dies durch seine Aussage, dass Gesundheit nichts ist, was sich bei der Untersuchung zeigt.

Gesundheit ist ein Begriff vieler Disziplinen geworden (Psychologie, Soziologie, Biologie, Gesundheitswissenschaften und noch viele mehr). Die engste Verbindung zu ihr hat aber die Medizin, die auch heute noch sehr vom Begriff der Krankheit aus an sie herangeht. Eine pathogenetische Sichtweise von Gesundheit bezieht sich immer auf die Ätiologie und die Risikofaktoren einer bestimmten Erkrankung (Franke 2006).

Ätiologie
Die Ätiologie beschäftigt sich mit den Ursachen für das Entstehen einer Krankheit.

Wenn man die verschiedenen Sichtweisen von Gesundheit betrachtet, die heute existieren, dann ist eines besonders wichtig: Diese Sichtweisen orientieren sich jeweils an **unterschiedlichen Gesundheitsnormen** und an den unterschiedlichen Vorstellungen vom Umgang mit Gesundheit und Krankheit, die damit verbunden sind. Die jeweiligen Definitionen von Gesundheit und Krankheit haben einen großen Einfluss darauf, welche Mittel als angemessen und notwendig für die Wiederherstellung, den Erhalt und die Förderung von Gesundheit angesehen werden. Zudem entscheiden sie darüber, welche Einflussmöglichkeiten und Verantwortlichkeiten dem Patienten für die Entstehung von Krankheit und Heilung zugeschrieben werden können oder sollen, d. h. welches Ausmaß an Selbstverantwortung er hat (Bengel et al. 1977).

Die Wahrnehmung von Gesundheit hat somit innerhalb von sozialen und wissenschaftlichen Kontexten unterschiedliche Bedeutung.

Kontext
= Zusammenhang

3 Subjektive und wissenschaftliche Vorstellungen von Gesundheit

Gesundheit ist ein Zustand, der nicht nur einen bestimmten Teil unseres Lebens betrifft. Selbstverständlich hat Gesundheit sehr häufig mit dem Körper zu tun. Aber neben dem Körper sind es auch die anderen Bereiche eines Menschen – die Seele, der Geist, die Umwelt, das soziale Gefüge –, die Gesundheit ausmachen.

> *„Eine Gesundheit an sich gibt es nicht, und alle Versuche, ein Ding derart zu definieren, sind kläglich missraten. Es kommt auf dein Ziel, deinen Horizont, deine Kräfte, deine Antriebe, deine Irrtümer und namentlich auf die Ideale und Phantasmen deiner Seele an, um zu bestimmen, was selbst für deinen Leib Gesundheit zu bedeuten habe. Somit gibt es unzählige Gesundheiten des Lebens." (Nietzsche 1882, „Die fröhliche Wissenschaft", 3. Buch, 120, zit. nach Sambale 2005, S. 38)*

Ideal
als höchster Wert anerkanntes Ziel; Idee, die man verwirklichen will

Phantasma
Sinnestäuschung, Trugbild

Im folgenden Abschnitt soll die Bedeutung des Begriffs „Gesundheit“ dargestellt werden. Es ist sehr wichtig, nicht nur wissenschaftliche Theorien über Gesundheit zu kennen, sondern auch zu wissen, was **Laien** über Gesundheit denken, wie sie Gesundheit empfinden – was es für sie heißt, gesund zu sein. Will man Gesundheitsförderung betreiben, so ist eine akademische Diskussion dieses Begriffs zwar notwendig, aber allein nicht ausschlaggebend. Genauso wichtig – wenn nicht noch wichtiger – ist es, was jeder Einzelne von uns unter Gesundheit versteht.

Weiters gibt dieses Kapitel einen Überblick darüber, inwieweit Persönlichkeitsmerkmale und gesellschaftliche Bedingungen unsere Gesundheit beeinflussen können.

3.1 Gesundheit – ein mehrdimensionaler Begriff

Gesundheit hat zumindest eine körperliche, eine geistige, eine seelische und eine gesellschaftliche Dimension (zur gesellschaftlichen Dimension vgl. u.a. Hurrelmann/Richter 2013, S. 21 ff. und S. 43 ff.). Es handelt sich daher um einen **mehrdimensionalen Begriff**. Da all diese Bereiche jedes Individuum maßgeblich beeinflussen und außerdem in Wechselwirkung miteinander stehen, ist Gesundheit außerdem ein **ganzheitliches Konzept**, was auch die WHO in ihrer Definition von Gesundheit zum Ausdruck bringt (vgl. S. 29).

Gesundheit
Der Begriff „Gesundheit“ kommt vom lateinischen Wort „sanitas“ und bedeutet körperliche, geistige und seelische Unversehrtheit, Leistungsfähigkeit und Wohlbefinden

Dimension
Grundgröße, Einheit, Bereich

Wenn man sich die Frage stellt: „Was bedeutet Gesundheit für mich?“, so muss man prüfen, in welchen Bereichen man sich „gesund fühlt“. Ewles und Simnett (1999) klassifizieren Gesundheit in sechs Dimensionen: physische, psychische, emotionale, soziale, seelische und gesellschaftliche Gesundheit.

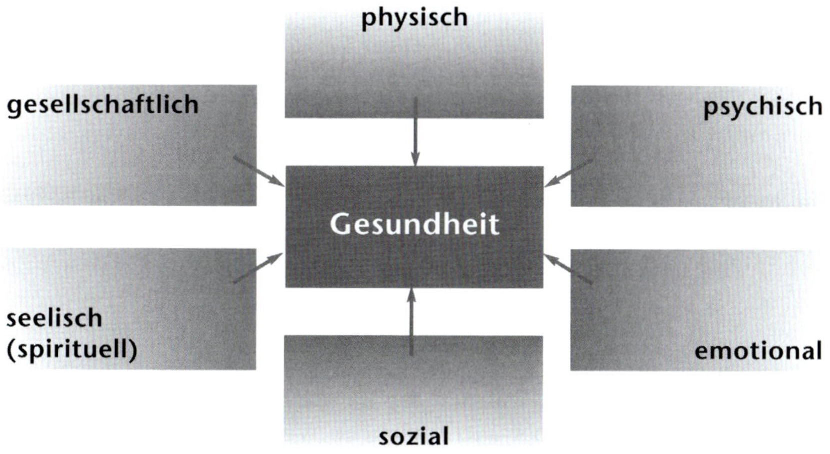

Abbildung 1
Dimensionen von Gesundheit
(nach Ewles/Simnett 1999)

Physische Gesundheit

Dies ist die offensichtlichste Dimension der Gesundheit. Sie betrifft unmittelbar die Funktionsweise des menschlichen Körpers.

Psychische Gesundheit

Darunter versteht man die Fähigkeit, klar und zusammenhängend zu denken. Psychische Gesundheit ist stark mit anderen Dimensionen von Gesundheit verbunden, z. B. mit der emotionalen und der sozialen Dimension. Hier ist jedoch der denkende Teil der Seele (ihr **„kognitiver Aspekt"**) gemeint, der vom fühlenden Teil unterschieden werden kann.

kognitiv
das Denken, die Erkenntnis betreffend

Aspekt
Ansicht, Gesichtspunkt

Emotionale Gesundheit

Damit ist die Fähigkeit gemeint, Gefühle wie z. B. Angst, Freude, Kummer, Ärger usw. zu bemerken und angemessen auszudrücken (vgl. dazu Goleman 2001, S. 19 ff.). Emotionale Gesundheit bedeutet aber auch die Fähigkeit, Stress, Spannung und Beklemmung zu bewältigen.

Soziale Gesundheit

Hier ist die Fähigkeit angesprochen, Beziehungen einzugehen, aufzubauen und aufrechtzuerhalten.

Seelische (spirituelle) Gesundheit

Seelische Gesundheit bedeutet, tragfähige Werte zu besitzen und nach einer inneren, persönlichen Wahrheit zu leben. Für manche Menschen ist dies mit religiösem Glauben und religiösen Übungen verbunden. Für andere bilden Überzeugungen, Prinzipien und Verhaltensgrundsätze ein solches Wertesystem. Seelische Gesundheit ist die Fähigkeit, persönlichen Frieden zu erreichen und mit sich selbst im Reinen zu sein.

Gesellschaftliche Gesundheit

Die Gesundheit jedes Einzelnen hängt unbestritten auch mit der Beziehung zu seiner Umgebung zusammen und wird hier von mannigfaltigen Faktoren beeinflusst. So ist es z. B. außerordentlich schwierig, wenn nicht gar unmöglich, in einer „kranken" Gesellschaft (mit Umweltverschmutzung, Kriegen, Arbeitslosigkeit, Diskriminierung etc.) gesund zu sein. Frauen etwa können in einer Umwelt, in der ihr gesellschaftlicher Beitrag unterbewertet wird, nicht vollständig gesund sein, und Arbeitslose können in Gesellschaften, die den Wert eines Menschen nur nach seiner bezahlten Arbeit bemessen, nicht gesund sein. Gleiches gilt für rassistische Gesellschaften sowie für Gesellschaften, in denen starke politische Unterdrückung und Verletzung von grundlegenden Menschenrechten zum Alltag gehören (vgl. zu Mechanismen der Unterdrückung und Entrechtung Ziegler 2016, S. 163 ff., aber auch mögliche Wege zur Verbesserung des Gesundheitswesens in solchen Gesellschaften Duflo 2013, S. 62 ff.).

Diese unterschiedlichen Dimensionen von Gesundheit dürfen aber nicht nur jede für sich allein gesehen werden. Man muss im Auge behalten, dass all diese Aspekte miteinander in **Wechselwirkung** stehen und voneinander abhängig sind. Dies eröffnet eine ganzheitliche Sicht auf Gesundheit.

„Gesundheit ist das Ergebnis eines dynamischen Gleichgewichts (Balance) zwischen dem Individuum mit seinen Ressourcen und den Anforderungen seiner sozio-ökologischen *Umwelt. Gesundheit wird als prozeßhaftes Geschehen aufgefaßt, das sich im aktuellen Bezug herausbildet. Gesundheit und Krankheit sind als Extrempole eines mehrdimensionalen Kontinuums (physisch, psychisch und sozial) zu sehen, auf dem sich eine Person jeweils* lokalisieren *läßt.“ (Woll 1996)*

sozio-ökologisch
die Wechselbeziehungen zwischen Lebewesen, ihrer Umwelt und Gesellschaft betreffend

lokalisieren
örtlich einordnen bzw. begrenzen

Potenzial
gewisse Fähigkeit, die erst entwickelt werden muss; Leistungsfähigkeit

Aus philosophischer Sicht ist Gesundheit die Voraussetzung für die **Entfaltung des persönlichen** Potenzials eines jeden Einzelnen. Gesundheit ermöglicht es den Menschen, ihre Fähigkeiten zu leben, d.h. all das zu werden, wozu sie fähig sind. Daher ist die Förderung von Gesundheit sowohl eine individuelle als auch eine gesellschaftliche Verantwortung mit dem Ziel, die Lebensqualität zu verbessern (vgl. Ewles/Simnett 1999, S. 4 ff.).

Die bekannteste Definition von Gesundheit ist die der Weltgesundheitsorganisation (WHO) aus dem Jahr 1948. Sie lautet:

„Gesundheit ist ein Zustand vollkommenen körperlichen, geistigen und sozialen Wohlbefindens und nicht allein das Fehlen von Krankheit und Gebrechen.“ (www.who.int)

In dieser Definition werden die physische, die psychische, die soziale (gesellschaftsbezogene) und die mentale Gesundheit angesprochen. Hier spricht man nicht mehr nur von „Abwesenheit von Krankheit“. Diese Definition folgt einem positiven Konzept, das einen Idealzustand anstrebt.

mental
geistig, gedanklich

Im Lauf der Jahre hat die WHO ihre Definition weiterentwickelt, wobei auch die persönliche Art und Weise, wie jeder Mensch Gesundheit erlebt, Eingang in die Überlegungen fand. Diese Entwicklung führte zu einer ganzheitlichen Betrachtung des Themas – die aber auch Probleme aufwirft: Wenn es um körperliches und psychisches Wohlbefinden, um die Bewältigung von Lebensaufgaben, aber auch um Selbstverwirklichung, Sinnfindung usw. geht, ist eine Definition von Gesundheit, der alle zustimmen können, überaus schwierig. Doch eine **ganzheitliche Betrachtungsweise** ist auch aus einem anderen Grund eine Herausforderung. Sie verlangt nämlich, dass wir uns nicht nur mit wissenschaftlichen Definitionen, sondern auch mit der Sichtweise von „Laien“, d.h. medizinisch nicht ausgebildeten Personen, beschäftigen. Das macht die Sache nicht einfacher. Es ist jedoch äußerst wichtig zu wissen, was Nichtexperten unter Gesundheit verstehen, um sie in ihrer jeweiligen persönlichen Lebenswelt ernst zu nehmen und in dieser Lebenswelt angemessene Interventionen setzen zu können.

Abbildung 2
Der Einfluss von Experten- und Laiendefinitionen auf die Definition von Gesundheit der WHO

»Gesundheit ist ein Zustand vollkommenen körperlichen, geistigen und sozialen Wohlbefindens und nicht allein das Fehlen von Krankheit und Gebrechen.«
(WHO)

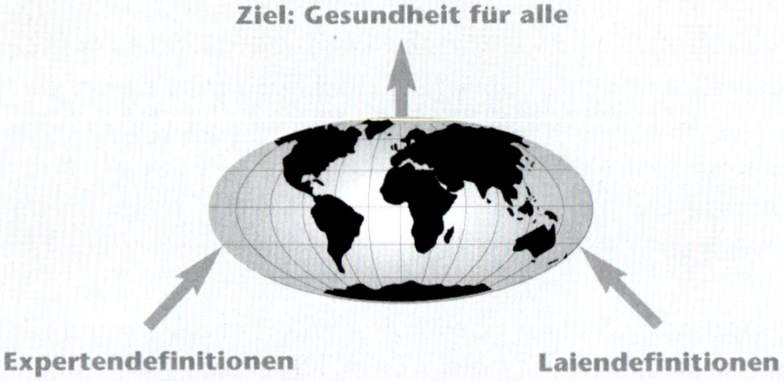

Wissenschaftliche Definitionen von Gesundheit aus den Bereichen Soziologie, Psychologie, Gesundheitswissenschaften …
Naturwissenschaften: Gesundheit wird durch das Funktionieren des Systems „Körper" erklärt.
Soziologie: Gesundheit ist Leistungsfähigkeit in der Gesellschaft.
Psychoanalyse: Gesundheit ist die Fähigkeit, arbeiten und lieben zu können.

Gesund sein bedeutet für mich, mich wohlzufühlen, nicht krank zu sein, stark zu sein, keine Probleme zu haben …

Gesundheit aus medizinischer Sicht

dichotom
zweiteilig, zweigliedrig

Aus medizinischer Sicht wird Gesundheit als die Abwesenheit von Krankheit definiert, also stets pathogenetisch gesehen. Sie stellt nach Troschke (1998) eine **Normabweichung** dar. Auch die dichotome Sichtweise von Gesundheit und Krankheit wird bis heute u.a. damit begründet, dass die Diagnose eines Arztes einerseits für die Versicherung und für den Arbeitgeber immer noch die Grundlage für die Zuweisung einer Leistung ist und andererseits über die Leistungsfähigkeit eines Individuums (mit)entscheidet (Schwartz et al. 1998, zit. nach Gerber/Stünzner 1999).

Die klinischen Krankheitsmodelle aus naturwissenschaftlicher Sicht basieren auf den folgenden grundlegenden Annahmen:

- Jede Erkrankung hat eine spezifische **Ursache**;
- jede Erkrankung ist durch eine **Grundschädigung** definiert;
- jede Erkrankung hat **definierte Symptome** und kann deswegen von den entsprechenden Experten **diagnostiziert** werden;
- jede Erkrankung hat einen **spezifischen Verlauf** und für jede Krankheit gibt es eine **spezifische Therapie** (Gerber/Stünzner 1999, S.36).

Dieses Modell hat sich zwar offenkundig bewährt, ist aber meiner Ansicht nach in der heutigen Zeit nur mehr auf Teilbereiche der Akutmedizin, nicht aber auf die Vielfalt von chronischen Erkrankungen anwendbar. Durch die zunehmende Spezialisierung geht ein wesentlicher Aspekt im Verständnis von Krankheit verloren.

Das medizinisch-wissenschaftliche Modell westlicher Prägung wird auch noch heute von vielen Gesundheitsberufen für ihre Ausbildung und Praxis übernommen. Das Verständnis von Gesundheit ist in diesem Modell gekennzeichnet als

- **biomedizinisch** – eine Eigenschaft allen biologischen Lebens;
- **reduktionistisch** – Gesundheit und Krankheit lassen sich auf kleinste Bausteine des menschlichen Körpers reduzieren;
- **mechanisch** – der menschliche Körper als Maschine;
- **allopathisch** – Prinzip des Arbeitens durch Gegensätze, d. h. bei Auftreten einer Krankheit erfolgt eine Behandlung – also eine Gegenkraft – zur Korrektur;
- **pathogenetisch** – Konzentration auf das das „Krankmachende" (vgl. Naidoo/Wills 2003, S. 9 f.).

Gesundheit als Zustand des Wohlbefindens

Wird Gesundheit als Zustand des Wohlbefindens betrachtet, so wird sie auf die Ebene des Individuums gebracht, als **individuelles Phänomen** angesehen, d. h. sie betrifft den Einzelnen. Diese Art von Wohlbefinden kann im Unterschied zu anderen Definitionen nicht näher präzisiert werden, weil sie höchstpersönliche Gefühle, Werthaltungen und Einstellungen berührt und sich zum Teil einer verbalen Beschreibung entzieht.

An dieser Betrachtungsweise werden mehrere Punkte kritisiert. Nach Franke (2006) würde diese Definition einen Gesundheitsbegriff nahelegen, der nicht ernsthaft genug sei, so als wäre das Leben ein Belustigungsunternehmen, das dem Wohlfühlen diene. Die Gesundheit, die so wichtig sei, werde damit verweichlicht und verniedlicht. Darüber hinaus könne diese Definition aber auch die Experten – die vielfach die „Definitionsmacht", die sich auf Wissenschaftlichkeit beruft, haben – in ihrem Selbstverständnis erschüttern: „Es schmälert ihre Macht, degradiert die Alleinherrscher zu solchen, die nur mehr Mitspracherecht haben." (Franke 2006, S. 33) Das bedeutet, dass sich eine derartige Definition dem Zugriff der Experten – d. h. der professionell Handelnden, die auf naturwissenschaftlicher Basis ausgebildet sind – eher verschließt. Sie nähert sich mehr den Ansichten jener Menschen an, die ein Denken nach den Satzungen der Ottawa-Charta (siehe Kap. 6.2.2) favorisieren, etwa hinsichtlich Selbstbestimmung, Lebenswelt und Reflexion des eigenen Gesundheitshandelns.

> *„Es liegt ganz unzweifelhaft in der Lebendigkeit unserer Natur, dass die Bewusstheit sich von sich selbst zurückhält, sodass Gesundheit sich verbirgt. Trotz aller Verborgenheit kommt sie aber in einer Art Wohlgefühl zutage,*

und mehr noch darin, dass wir vor lauter Wohlgefühl unternehmungsfreudig, erkenntnisoffen und selbstvergessen sind und selbst Strapazen und Anstrengungen kaum spüren – das ist Gesundheit [...]. Sie besteht nicht darin, dass man sich in den eigenen schwankenden Befindlichkeiten immer mehr um sich sorgt oder gar Unlustpillen schluckt." (Gadamer 1993, S. 143f.)

Aus einem Vorhaben des WHO-Regionalbüros für Europa mit den Indikatoren für Wohlbefinden resultierte eine Arbeitsdefinition des Begriffes „Wohlbefinden". „Wohlbefinden hat zwei Dimensionen: eine subjektive und eine objektive. Es beinhaltet die Lebenserfahrungen einer Person und einen Vergleich der Lebensumstände mit gesellschaftlichen Normen und Wertvorstellungen." (Europäischer Gesundheitsbericht, 2015, S. 62)

Indikatoren für objektives Wohlbefinden decken vier Bereiche ab: soziale Verbundenheit, ökonomische Sicherheit und Einkommen, natürliche und bauliche Umwelt sowie Bildung. Der Kernindikator für subjektives Wohlbefinden ist die „Gesamtlebenszufriedenheit". (vgl. Europäischer Gesundheitsbericht, 2015, S. 62 ff.)

Gesundheit aus religiöser Sicht

Aus einer religiösen Betrachtungsweise heraus wird Gesundheit meist als **Geschenk** oder als Gabe angesehen und ist mit der Einhaltung der religiösen Norm- und Wertvorstellungen verbunden. So kann Krankheit als Folge von Normverletzungen im Sinne einer Sünde angesehen werden (Wegener 2003).

„Es sind in allen Zeiten und allen Völkern Vorstellungen zu finden, die sich im weitesten Sinn auch auf eine allgemeine Gesundheit beziehen lassen. Dies geschieht aus historischer oder ethnologischer Sicht in magisch-animistischen, dämonischen oder religiösen Gedankensystemen. Auch an den Auswirkungen dieser Vorstellungen auf die allgemeine Gesundheit des betreffenden Stammes oder Volkes ist nicht zu zweifeln." (Labisch/Woelk 1998, S. 52)

Gesundheit als Lernprozess

Gesundheit ist ein Prozess, der sich über die Zeit des menschlichen Lebens hinweg verändert und wandelt. Ausgehend von der Vorstellung, dass Menschen in unterschiedlicher Weise aktiv etwas zu ihrer Gesundheit beitragen können, kann man sagen, dass Gesundheit ein Lernprozess ist (vgl. umfassend zu Lernprozessen Mitgutsch 2009, S. 29 ff.).

Zum „Erlernen" von Gesundheit gehören nach diesem Verständnis u. a. Wissenserwerb und die Anwendung von Wissen bei der Lebensgestaltung, bei Bewegung, Ernährung, Freizeitverhalten, Stressbewältigung, Entspannung sowie bei der Gestaltung des Verhältnisses von Erwerbsarbeit (vgl. Steinbach 2016 in: Jurkowitsch, Schröder, S. 133) und Freizeit (vgl. zu diesem Verhältnis Bauer 2013, S. 63 f.). Ebenso ist es wichtig, Gesundheit als Prozess zu verstehen und anzuerkennen, dass sie im gesamten Leben einem „Auf und Ab" unterliegt, also eine Kurve beschreibt. Bedeutsam dabei ist die Fähigkeit, diese Kurven möglichst gut zu gestalten – „Kurvenkompetenz" könnte man das nennen (vgl. Lauterbach 2013, S. 16 ff.).

Gesundheit als Kommunikationsgeschehen

Gesundheit wird als selbstverständlich angesehen, nur ihr Verlust – wenn wir krank werden – wird uns bewusst. Somit wird Gesundheit als die Norm, Krankheit als das Anormale gesehen. Wie Beck (2009) festhält, ist es aber vielmehr umgekehrt: Das Krankheitsgeschehen ist wahrscheinlicher als das Gesundsein. Angesichts der Milliarden von Zellteilungen, die vom Beginn unserer Entwicklung an stattfinden, sei die „Fehleranfälligkeit" groß und Fehler seien wahrscheinlicher.

Die Aufrechterhaltung der Gesundheit, die sogenannte Gesunderhaltung – d. h. der beständige Versuch, die Balance zu finden – wird als **Homöodynamik** bezeichnet. Nun wissen wir, dass der Zustand des menschlichen Immunsystems nicht nur von unseren physiologischen Gegebenheiten, sondern auch stark von unserem Seelenleben abhängig ist. Gesundheit und Krankheit können also als dialogisches Geschehen betrachtet werden. Auch in der psychosomatischen Medizin verwendet man dieses Modell – es ist ein Kommunikationsprozess, der sich hier auf die genetische Ebene, die Zellebene und die zwischenmenschliche Dimension bezieht. Bereits 1990 beschreiben Weiner und Mayer:

genetisch
erblich bedingt; die Vererbung, das Erbgut betreffend

> *„Die Vorstellung, daß der Organismus ein komplexes, integriertes Kommunikationssystem ist, hat in der Tat zu einer neuen Definition von dem, was Krankheit ist, geführt. Statt die Erklärung für eine Erkrankung in einer lokalen anatomischen Läsion zu suchen, könnte man sie als Produkt einer gestörten Kommunikation zwischen Zellen und Organen betrachten, die zu verschiedenen Arten von Regulationsstörungen führt."*
> *(Weiner/Mayer 1990, S. 97)*

Betrachtet man Krankheit also als gestörte Beziehung zur Umwelt, so könnte Gesundheit als **geglückte Beziehung**, als gelungene Kommunikation mit der (dinglichen und/oder sozialen) Umwelt verstanden werden. Zwischenmenschliche Beziehungen sind nur ein Aspekt der Gesamtbeziehung zur Umwelt, gleichwohl ein bedeutender.

Gesundheit und Krankheit hängen also u. a. vom Lebensstil, vom Einfluss von Risikofaktoren, von genetischen Veranlagungen und einem funktionierenden Immunsystem ab.

3.2 Subjektive Gesundheitsvorstellungen

Laien fällt es ebenso schwer wie Experten, den Begriff Gesundheit zu bestimmen; dennoch haben die meisten eine Vorstellung davon, was es bedeutet, gesund zu sein.

„Wir sprechen vom Laienbegriff von Gesundheit, weil er von medizinisch nicht ausgebildeten Menschen vertreten wird; er ist zu unterscheiden vom Expertenbegriff, den Wissenschaftler oder Fachleute aus der Medizin oder anderen Gesundheitsberufen verwenden.“ (Faltermaier 2005, S. 30f.)

Es gibt also zwei „Gesundheiten“, eine sogenannte objektive, welche vom Arzt festgestellt wird, und die subjektiv erlebte Gesundheit, die sich meistens als „Wohlbefinden“ ausdrückt. Wir sind es gewohnt, über Krankheiten zu kommunizieren, äußern etwa, dass wir uns schlecht fühlen oder unter Kopfschmerzen leiden; selten kommunizieren wir Wohlbefinden. Gesundheitsförderung appelliert daran, dass jeder ein Verständnis von Gesundheit für sich selbst entwickeln muss.

Laien definieren Gesundheit

- als Potenzial, sich gesund zu erhalten;
- als Gleichgewichtszustand;
- als persönlich erfahrbares Wohlbefinden: „Wenn ich gesund bin, fühle ich mich wohl, habe ich ein Gefühl der Ausgeglichenheit, glaube ich, dass alles gut geht und werden Schwierigkeiten ganz unwichtig.“ (vgl. Waller 1996, S. 12)

Im Großen und Ganzen herrschen unter den Laien zwei Vorstellungen vor:

- Gesundheit als Abwesenheit von Krankheit und
- Gesundheit als **funktionelle Kompetenz** (ein Zustand, in dem man sich „großartig“ fühlt; vgl. Waller 1996, S. 13).

funktionelle Kompetenz
Fähigkeiten hinsichtlich einer bestimmten Aufgabe oder Funktion; Sachverstand

Funktionelle Kompetenz bedeutet dabei ganz allgemein gesprochen die Fähigkeit, etwas erreichen zu können. Das drückt sich aus in der Vorstellung, in einer bestimmten Rolle bestimmte (körperliche) Fähigkeiten zu haben (oder haben zu müssen). Weitere Vorstellungen sind: „mit allem fertig zu werden“, „wenn man gesund ist, läuft alles wie geschmiert“ oder der Gedanke, wegen der Familie könne man es sich nicht leisten, krank zu werden.

Gesundheit wird in den meisten Fällen einfach hingenommen und nicht weiter bedacht. Sie wird in der Regel erst dann thematisiert, wenn sie verloren geht. Diesen recht negativen Ansatz versucht man in der Gesundheitsförderung durch einen positiven zu ersetzen: Gesundheitsförderung will, dass die Menschen sich ihrer Gesundheit bewusst werden, d. h. sie auch dann bemerken, wenn sie da ist. Sie möchte auch, dass man Gesundheit als etwas Wertvolles schätzen lernt und Vorstellungen darüber entwickelt, was man tun kann, um sie zu erhalten.

3.2.1 Positive und negative Ansätze von Gesundheitsvorstellungen

Wirft man einen Blick auf persönliche Vorstellungen von Gesundheit, so kann man sowohl **positive wie negative Ansätze** darin erkennen.

> Ein positiver Ansatz ist es, wenn Gesundheit einen bestimmten Inhalt hat (d. h. wenn man feststellt, was Gesundheit ist). Hier wird sie positiv definiert. Beim negativen Ansatz wird Gesundheit durch die Festlegung eines Gegenteils umschrieben (d. h. wenn man feststellt, was Gesundheit nicht ist).

positive Definition
direkte inhaltliche Bestimmung (festlegen, was der Gegenstand ist)

negative Definition
Bestimmung durch Ausschließung (festlegen, was der Gegenstand nicht ist)

In beiden Ansätzen kann es dabei sowohl um körperliche als auch um seelische Einflüsse auf die Gesundheit gehen.

„Gesund ist, wer vergessen hat, weil er seine Behinderung nicht mehr spürt.“ (Nietzsche)

Beim **negativen Ansatz** gibt es drei verschiedene Arten, Gesundheit zu beschreiben:

- **Gesundheit als Fehlen von Krankheit**: Menschen, die diese Auffassung vertreten, bezeichnen sich als gesund, wenn tatsächlich und objektiv keine medizinische Erkrankung vorliegt. Das Gesundsein hingegen kann nicht definiert werden – es ist ein Leeregefühl, welches erst durch das Auftreten einer Erkrankung bemerkt wird. Dies entspricht unserer klassischen medizinischen Auffassung.
  Gesundheit als Abwesenheit von Krankheit oder Gebrechen ist eine Auffassung, die oft als „biomedizinisches Modell“ bezeichnet wird. Ihr liegt eine **medizinische**, also naturwissenschaftliche Sichtweise zugrunde, die ausschließlich Störungen und Defizite thematisiert und insofern sehr eingeschränkt ist.
- **Gesundheit als Fehlen von körperlichen oder seelischen Symptomen**: Hier steht nicht das Fehlen einer (objektiven) Krankheit im Mittelpunkt, sondern das Fehlen von (subjektiven) Beschwerden: „Wenn ich keine Schmerzen habe, fühle ich mich gesund!“
- **Gesundheit als Fehlen von gesundheitlichen Problemen**: Beim Fehlen gesundheitlicher Probleme geht es nicht um einzelne, spezifische Beschwerden, sondern darum, dass im Allgemeinen keine gesundheitlichen Einschränkungen oder Störungen vorhanden sind.

„Gesundheit ist kein Zustand, sondern eine Verfasstheit, ist kein Ideal und nicht einmal ein Ziel. Gesundheit ist ein Weg, der sich bildet, indem man ihn geht.“ (Schipperges et al. 1988)

Beim **positiven Ansatz** wird – wie verschiedene Studien zeigen (z. B. Calnan 1987; Faltermaier 1994; Pill 1988) – Gesundheit von den Menschen auf unterschiedliche Weise als **Aktionspotenzial** beschrieben:

Aktionspotenzial
die Fähigkeit, etwas aktiv bestimmen oder steuern zu können

- **Gesundheit als Handlungsfähigkeit:** Menschen fühlen sich gesund, wenn sie ihren Alltag bewältigen, sich ohne Einschränkung bewegen und ihre persönlichen Ziele verfolgen können. Hier stehen die Fähigkeiten des Menschen im Vordergrund, also alles, was durch das „Können" bestimmt wird.
- **Gesundheit als Leistungsfähigkeit:** Hier wird die körperliche oder psychische Leistung angesprochen, zu der man imstande ist, z. B. die körperliche Fitness oder die Fähigkeit, den Berufsalltag zu bewältigen.
- **Gesundheit als subjektives Befinden, Wohlbefinden:** Hier gewinnt Gesundheit die **Bedeutung** eines sehr subjektiv empfundenen Wohlbefindens oder Zustandes von Gleichgewicht. Das bedeutet auch, sich im eigenen Körper wohlzufühlen und im Einklang mit sich selbst zu stehen. Es zeigen sich hier eine psychische und eine physische Ebene.
- **Gesundheit als Ausdruck von Stärke und Kraft:** Diese Auffassung spiegelt sich z. B. in den Redewendungen „Du strotzt ja vor Kraft" oder „Mir geht's bärig" wider. Gesundheit als Kraft und Stärke bedeutet, dass man das Gefühl hat, über viele Energiereserven zu verfügen. Diese Stärke kann sich auf die Psyche und/oder den Körper beziehen.
- **Gesundheit als Harmonie und Gleichgewicht:** Hier wird ein sehr positives Gefühl zwischen dem Einzelnen und seiner Umwelt vermittelt. Dies ist der höchste Ausdruck von Gesundheit: ein gutes subjektives Körpergefühl und die Empfindung, im Einklang mit sich selbst und den anderen zu stehen (vgl. Faltermaier/Kühnlein/Burda-Viering 1998, S. 87 ff.).

Die hier angeführten empirischen Ergebnisse zeigen, wie vielfältig die persönlichen Auffassungen von Gesundheit sind und wie schwierig es ist, diese Auffassungen zusammenzufassen und zu kategorisieren.

> Was der Einzelne unter Gesundheit versteht, ist von seinem ganz persönlichen, subjektiven Erleben abhängig – von seiner subjektiven Wirklichkeit. Diese subjektiven Wirklichkeiten sind naturgemäß alle ganz verschieden. Jeder legt bei seiner eigenen Definition von Gesundheit sein Augenmerk auf etwas anderes. Daher ist es sehr schwierig, eine Definition oder Erklärung des Begriffs „Gesundheit" zu finden, die für alle Menschen passt.

3.2.2 Der Gesundheitsbegriff aus soziologischer und psychologischer Sicht

Subjektive Gesundheitsvorstellungen können von verschiedenen Wissenschaften beleuchtet werden: von der Ethnologie, der Soziologie, der Psychologie etc.

> Bezieht man den Begriff Gesundheit auf die Gesellschaft, so kann er eine andere Bedeutung erhalten, nämlich die des optimalen Nutzens des Einzelnen für die Gesellschaft.

Parsons (1958) definierte als Erster den Begriff der Gesundheit aus **soziologischer Sicht** als „[...] eine der funktionalen Vorbedingungen (functional prerequisites) eines jeden sozialen Systems“ (Parsons 1958, zit. nach Wegener 2003, S. 34).

Aus soziologischer Sicht setzt ein Individuum seine Fähigkeiten, Fertigkeiten und Ressourcen für die sogenannte Rolle ein, für die es sozialisiert wurde. Erst wenn es diese Rolle nicht mehr erfüllen kann, wird es als „krank“ bezeichnet. Diese Anschauung deckt sich mit den Sichtweisen der Sozialversicherungen, in denen die Wiederherstellung von Leistung als gleichbedeutend mit Gesundheit angesehen wird. Hier ist Gesundheit nichts Persönliches, sondern hat immer einen Bezug zur Rolle des Einzelnen in der Gesellschaft.

Einen weiteren interessanten Beitrag aus der Soziologie lieferte Claudine Herzlich (1973). Sie isolierte als Ergebnis einer soziologischen Studie drei verschiedene Gesundheitsbegriffe:

Gesundheit als Abwesenheit von Krankheit: ein neutraler Zustand, der darin besteht, dass man den Körper einmal völlig vergessen kann.

Gesundheit als Potenzial und als Fähigkeit, sich gesund zu erhalten: Dieses Potenzial besteht in körperlicher Widerstandsfähigkeit und Robustheit; es stellt einen Wert dar.

Gesundheit als Gleichgewichtszustand, als unmittelbar erfahrenes persönliches Wohlbefinden: Dieser Gleichgewichtszustand bezieht sich sowohl auf die Lebensweise, d. h. auf den psychosozialen Bereich, als auch auf den Körper (vgl. Bengel/Belz-Merk 1977, S. 23 ff.).

Damit war in einer Studie zum ersten Mal ausdrücklich der positive (inhaltliche) Aspekt von Gesundheit untersucht worden.

Die Studie basiert auf einer Stichprobe von 80 Personen aus der französischen Mittelschicht mit unterschiedlichem Gesundheitszustand

In dieser Untersuchung zeigte Herzlich, dass man für Gesundheit und Krankheit im Allgemeinen jeweils verschiedene Ursachen ins Treffen führt: **Krankheit** sieht man vor allem als Geschehen an, das durch äußere Faktoren (z. B. städtische Lebensweise, Bakterien, Unfälle) beeinflusst wird. **Gesundheit** hingegen, so meint man, wird eher durch **innere Faktoren** wie z. B. Temperament und Vererbung bestimmt.

Aus der Soziologie kam noch ein weiterer bedeutender Beitrag zur Erforschung subjektiver Gesundheitsvorstellungen. 1978 stellte D'Houtaud im Rahmen einer umfangreichen Studie fest, dass die Auffassung von Gesundheit von der sozialen Schicht abhängig war (die Stichprobe umfasste Personen aus verschiedenen sozialen Schichten, von höheren Beamten bis hin zu Arbeitern und Landwirten). Handwerklich arbeitende Berufsgruppen sprachen eher in **instrumentellen**, negativen Begriffen von Gesundheit (z. B.: Gesundheit bedeutet, in der Lage zu sein, gesellschaftliche Aufgaben zu erfüllen, etwa eine Familie zu ernähren oder arbeiten zu können). Menschen, die nicht **manuell** tätig waren, stellten Gesundheit eher als persönliches Gut dar und brachten sie mit persönlichen Zielen in Zusammenhang.

instrumentell
mithilfe von Werkzeugen; hier: mithilfe von technischen Begriffen, die aus der täglichen (handwerklichen) Arbeit stammen

manuell
mit der Hand, mit den Händen

Im Vergleich zu anderen Wissenschaften hat sich die **Psychologie** erst relativ spät mit dem Thema Gesundheit befasst. Bis zum Ende der 1980er-Jahre lagen nur wenige psychologische Studien zu subjektiven Gesundheitsvorstellungen von Erwachsenen vor. Erst in jüngerer Zeit wurden auf diesem Gebiet vermehrt Untersuchungen durchgeführt. Im Forschungsprojekt SALUTE (Udris et al. 1992) wurde z. B. danach gefragt, welche Ressourcen Berufstätige haben, um ihre Gesundheit aufrechtzuerhalten. Auch Mussmann et al. (1993) haben den Begriff Gesundheit beforscht. In den Ergebnissen einer Studie, die sie verfassten, lassen sich drei Gruppen von Menschen unterscheiden, die auf verschiedene Weise mit Gesundheit umgehen (sogenannte „**hypothetische** Gesundheitstypen"):

hypothetisch
angenommen, auf einer (unbewiesenen) Vermutung beruhend. Hypothetische Gesundheitstypen sind gedankliche Modelle von Menschen, die auf verschiedene Art und Weise mit ihrer Gesundheit umgehen. In der Realität ist eine eindeutige Zuordnung nicht immer möglich.

Die Gruppe der **„normal Gesunden"**: Diese Menschen geben an, bisher nicht krank gewesen zu sein und nicht viel zu unternehmen, um gesund zu bleiben. Sie machen sich wenig Gedanken um ihre Gesundheit, vertrauen bei Belastungen zunächst auf sich selbst und verlassen sich ansonsten darauf, „einfach gesund zu sein".

Die Gruppe der **„präventiv Gesunden"**: Diese Personen tun aktiv etwas für ihre Gesundheit. Sie vermeiden Risikofaktoren (wie z. B. ungesunde Ernährung, Nikotin, Alkohol) und sorgen durch zielgerichtete Maßnahmen (Sport, ausreichend Schlaf) für eine Stabilisierung des Organismus. Sie geben an, lustbetont, aber bewusst und zielstrebig zu leben. Sie bemühen sich um eine Übereinstimmung zwischen Seele und Körper, um eine positive Einstellung und um Sinnfindung in ihrem Leben.

Die Gruppe der **„Gesunden nach Lebenskrisen"**: Diese Menschen haben zum Teil schwerste Lebenskrisen oder Belastungen bewältigt. Sie konnten ihrem Leben einen neuen Sinn verleihen und haben ihre Gesundheit wiederhergestellt bzw. sind gar nicht erst krank geworden.

3.3 Einflussfaktoren auf Gesundheit und Krankheit

Gesundheit und Krankheit sind nicht nur von einem einzigen Faktor abhängig, sondern das Ergebnis von Wirkungen bestimmter Einflüsse.

Abbildung 3
Einflussfaktoren auf Gesundheit und Krankheit

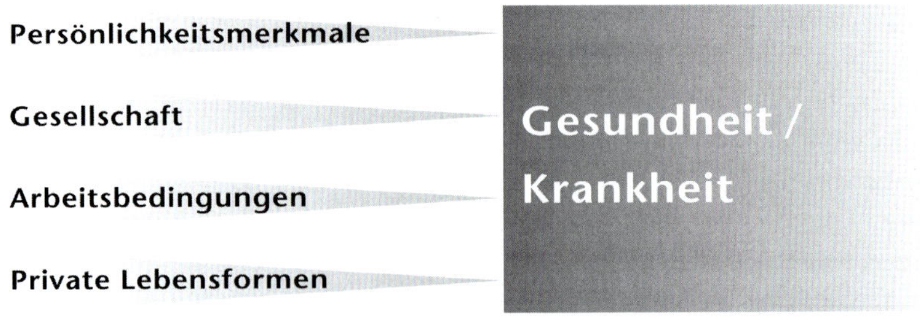

Solche Einflüsse sind z. B. Persönlichkeitsmerkmale (individuelle Verhaltensweisen, Vererbung, psychische Besonderheiten usw.), aber auch gesellschaftliche Faktoren (Armut, Arbeitslosigkeit, Bildung, familiäre Situation usw.), Arbeitsbedingungen (Arbeitsplatz, betriebliche Kommunikation usw.) und private Lebensformen (Familienstand, Familienkonstellation, Geschlechterrolle usw.) aber auch die Umwelt und ihr Zustand. Daher hat sich Gesundheitsförderung auch mit all diesen Dimensionen und Faktoren auseinanderzusetzen.

3.3.1 Persönlichkeitsmerkmale und Gesundheit

Die Einflussfaktoren auf Gesundheit und Krankheit der Bevölkerung lassen sich in drei Kategorien einteilen:

- Genetische **Dispositionen**, körperliche und psychische Konstitution, ethnische Zugehörigkeit, Behinderungen;
- Essgewohnheiten, körperliche Aktivität, psychische Spannungsregulation, Tabak- und Alkoholkonsum, Sexual- und Hygieneverhalten, Selbstvertrauen, Selbstwirksamkeitserwartung (siehe Kap. 7.1.3), Bewältigungskompetenzen, Vorsorgeverhalten – dies sind die sogenannten Verhaltensfaktoren;
- **sozioökonomischer Status**, Bildung, wirtschaftliche Verhältnisse, Arbeitsbedingungen, politische Stabilität, Migrationsstatus, Wohnverhältnisse, Verkehrssicherheit, Luft-, Wasser- und Bodenqualität, Hygienebedingungen, Freizeitangebote, Qualität der Versorgung (vgl. Hurrelmann/Richter 2013, S. 23 f.).

Diese drei Kategoriengruppen umreißen die Gesundheitschancen von Menschen; sie wirken nicht unabhängig voneinander, sondern beeinflussen sich gegenseitig.

Ob die Entstehung und der Verlauf von Krankheiten sowie **Pathogenität**, **Morbidität** und **Mortalität** mit Persönlichkeitsmerkmalen zusammenhängen und ob diese Persönlichkeitsmerkmale auch das Gesundheitsverhalten beeinflussen, ist eine Frage, die immer wieder gestellt wird. Sie bekommt eine große persönliche Bedeutung bei schweren körperlichen Erkrankungen, die immer Krisensituationen darstellen, und wirft für den Einzelnen viele, oft grundlegend wichtige, **existenzielle** Fragen auf. Im Vordergrund stehen dabei meist die Auseinandersetzung mit möglichen Risikofaktoren, mit ihrem Einfluss auf die Krankheitsursachen und den Krankheits- und Genesungsverlauf, aber auch die Frage, welchen Sinn das Leben hat.

Als **Krankheitsursachen** konnten durch diverse Untersuchungen vor allem folgende Faktoren gefunden werden:

- individuelle Verhaltensweisen
- Vererbung
- körperliche Besonderheiten
- psychische Besonderheiten
- Umweltfaktoren (vgl. Filipp/Aymanns 1997, S. 6 ff.)

Disposition
Anfälligkeit für Krankheiten

sozioökonomischer Status
eine Reihe von Lebensumständen wie (Aus-)Bildung (Schulabschluss), Beruf, Einkommen, kulturelle Aktivitäten, Wohnumgebung und Besitzverhältnisse

Pathogenität
Fähigkeit (von Erregern), krank zu machen

Morbidität
Krankheitshäufigkeit in Bezug auf eine bestimmte (Personen-)Gruppe

Mortalität
Sterblichkeitsrate

existenziell
lebenswichtig, grundlegend, von entscheidender Bedeutung

In empirischen Untersuchungen zeigen sich immer wieder signifikante Beziehungen zwischen Persönlichkeitsmerkmalen und Krankheiten. Das ist sicher ein interessantes Ergebnis. Es ist jedoch mit Vorsicht zu genießen, denn ein **statistisch signifikanter** (d. h. bedeutsamer) Zusammenhang beantwortet noch nicht die Frage, *warum* dieser Zusammenhang besteht, also die Frage der Kausalität. Das bedeutet: Es mag zwar einen rechnerischen Zusammenhang zwischen einzelnen Persönlichkeitsmerkmalen und bestimmten Krankheiten geben; ob die Persönlichkeitsmerkmale aber auch die *Ursache* für diese Krankheiten sind, ist damit noch keineswegs geklärt.

interindividuell
zwischen Einzelpersonen

Die Auseinandersetzung mit dem Zusammenhang zwischen Persönlichkeit, Krankheit und Gesundheit soll nicht zu voreiligen Schlüssen und Verallgemeinerungen führen. Sie soll eher die Bedeutung **interindividueller** Unterschiede für die primäre, sekundäre und tertiäre Prävention hervorheben.

Es gibt auch einige Modelle, die einen Zusammenhang zwischen Persönlichkeit, Krankheit und Gesundheit aufzeigen. Die meisten von ihnen stellen lediglich eine Verbindung zwischen Persönlichkeit und Krankheit fest; die Beziehungen zwischen Persönlichkeit und Gesundheit stehen (bzw. standen lange Zeit) im Hintergrund der Forschungen. Das kommt daher, dass schwere körperliche Erkrankungen Krisensituationen darstellen, die in besonderem Maß nach Erklärungen verlangen (vgl. Filipp/Aymanns 1997, S. 6).

Es gibt sehr **allgemeine Modelle**, die weder die Art der Erkrankung noch die wirksamen Persönlichkeitsmerkmale näher erläutern (dazu gehören z. B. unspezifische Modelle, die einen Zusammenhang zwischen psychologischem Stress und Krankheit behaupten). Zu ihnen zählen u. a.:

induzieren
hervorrufen, auslösen; persönlichkeitsinduziert = durch die Persönlichkeit hervorgerufen

Prädisposition
(im medizinischen Sinn) die Empfänglichkeit für eine Krankheit

- **das Modell der persönlichkeitsinduzierten physiologischen Hyperaktivität:** Bestimmte Persönlichkeiten neigen in Stresssituationen zu einer physiologischen Überaktivität, die Krankheiten verursachen kann (z. B. Rauchen in Stresssituationen, nicht still sitzen können, nicht einschlafen können etc.);
- **das Modell der konstitutionellen Prädispositionen:** Unter konstitutionellen Prädispositionen versteht man eine körperliche Anfälligkeit, eine allgemeine physische Schwäche oder eine Dysfunktion des Organsystems, die den Betreffenden für Krankheiten empfänglicher macht (z. B. Mineralstoffmangel, angeborene Immunschwäche);
- **das Modell des personenbedingten Risikoverhaltens:** Einige Persönlichkeitsmerkmale verursachen risikoreiches Verhalten, das besonders dazu geeignet ist, die Gesundheit zu gefährden (vgl. Schwenkmezger 1994, S. 46 ff.). Dazu gehören z. B. der Wunsch, immer zu gewinnen, fettreiche Ernährung, Bewegungsarmut, das Bedürfnis, es allen recht zu machen etc.

Neben diesen allgemeinen gibt es aber auch **spezifische Modelle**, die die Entstehung einer bestimmten Krankheit in Abhängigkeit von einer typischen Persönlichkeitskonstellation erklären (so z. B. die Hypothese vom Zusammenhang zwischen unterdrücktem Ärger und **Hypertonie**). Solche Modelle erlauben es zwar, wichtige Risiken zu erkennen, noch bevor eine Krankheit ausgebrochen ist, aber es lassen sich keine allgemeingültigen Regeln aus ihnen ableiten. Wenn jemand einen bestimmten Risikofaktor aufweist (z. B. seinen Ärger ständig unterdrückt), so bedeutet das nicht notwendigerweise, dass er z. B. an Hypertonie bzw. Herzinfarkt erkrankt. Er kann auch gesund bleiben. Darüber hinaus stehen gewisse Risikofaktoren nur mit gewissen Krankheiten in Zusammenhang, können also über die allgemeine Gesunderhaltung nichts aussagen (vgl. Schwenkmezger 1994, S. 46 ff.). Folgende Konzepte sollen als Beispiele für spezifische Modelle dienen:

Hypertonie
Bluthochdruck; Gegenteil von Hypotonie (= zu niedriger Blutdruck)

- 1. **Das Typ-A-Verhalten (Behavior Pattern)**: Dies ist ein spezifisches Modell, das aus der Gesundheitspsychologie stammt und den Zusammenhang zwischen Persönlichkeit und koronarer Herzkrankheit (KHK) aufzeigt. Das Persönlichkeitsmerkmal, um das es hier geht, ist das sogenannte „Typ-A-Verhaltensmuster". Aufgrund von empirischen Studien (Rosenman et al. 1975; Blumenthal et al. 1978; Frank et al. 1978) fand man heraus, dass für Patienten mittleren Alters mit KHK ein bestimmtes Verhaltensmuster typisch ist, das einen Risikofaktor darstellt.
  Typ-A-Eigenschaften sind:
  - **körperliche Komponente**: laute Stimme, Anspannung der Gesichtsmuskulatur, schnelles Sprechen;
  - **Einstellung**: Aggressivität, Feindseligkeit, Reizbarkeit, Hast, Ungeduld
  - **Motivation**: ausgeprägtes Leistungsstreben, Ehrgeiz, Konkurrenz und Rivalität, Erfolgsstreben, Wettbewerbsorientierung, Erledigen mehrerer Aufgaben zugleich;
  - **Verhalten**: aufmerksam, schnell, hyperaktiv, engagiert, chronisch unter Zeitdruck (vgl. Knoll/Scholz/Rieckmann 2005, S. 124 f.; zit. nach Friedmann/Rosenmann 1974).

  Nach neueren Untersuchungen stellen sich die Ergebnisse des Typ-A-Konzepts mittlerweile jedoch bei Weitem nicht mehr so eindeutig dar wie zuvor.
- 2. **Das Typ-B-Verhalten:** Typ B weist Typ-A-Eigenschaften nur in geringem Ausmaß auf.
- 3. **Das Typ-C-Verhalten (Cancer)**: Ähnlich wie bei den Beziehungen zwischen Typ-A-Verhalten und KHK wurde auch ein Zusammenhang zwischen der Entstehung von Krebserkrankungen und bestimmten Persönlichkeitsmerkmalen vermutet. Für diese Kombination von Persönlichkeitsmerkmalen wurde die Bezeichnung Typ-C-Verhalten gewählt (Morris/Greer 1980).
  Temoshok (1987) beschreibt die Typ-C-Eigenschaft als eine Neigung zur Unterdrückung negativer Emotionen, oftmals in Verbindung mit einem Mangel an Bewältigungskompetenzen. Typ-C-Menschen werden als ko-

operativ, ausgleichend, hilfsbereit, freundlich, wenig anspruchsvoll und geduldig beschrieben. Sie sind eher nachgiebig, geraten nicht so rasch in konfrontative Auseinandersetzungen und stellen daher so etwas wie das Gegenstück des Typ-A-Charakters dar (vgl. Schwenkmezger 1994, S. 48 ff.). Sie stellen eigene Bedürfnisse zugunsten anderer zurück. Um anderen Menschen nicht zur Last zu fallen, werden körperliche und psychische Reaktionen unterdrückt, was bei einer Chronifizierung dieses Verhaltens zu einer Immunsuppression führen kann.

Gegen diesen Zusammenhang gibt es jedoch Einwände, die vor allem die Untersuchungsmethoden betreffen. Insgesamt erscheint es aber plausibel, dass Persönlichkeitsmerkmale den Krankheitsverlauf mitbestimmen. So legen einige Ergebnisse nahe, dass bei „kämpferischen" Frauen Brustkrebs z. B. eher einen günstigen Verlauf nimmt als bei Frauen, die diese Krankheit ruhig hinnehmen bzw. ihre Gefühle unterdrücken (DiClemente/Temoshok 1985; Pettingale 1984). Auch eine Studie mit Krebspatienten von Hasenbring (1989) brachte Hinweise darauf, dass die Überzeugung, man könne den Krankheitsverlauf durch eigenes Zutun positiv beeinflussen, günstige Auswirkungen auf den Genesungsverlauf und die affektive Befindlichkeit hat (vgl. Filipp/Aymanns 1997, S. 11).

Die resiliente Persönlichkeit

In der Gesundheitspsychologie haben sich auch Zweige entwickelt, die sich – entsprechend einer salutogenetischen Sichtweise – mit personenbezogenen Schutzfaktoren beschäftigen. Hier wird die Frage gestellt, warum Personen, die ein hohes Risikoprofil aufweisen, quasi „immun" oder „resistent" gegenüber Krankheiten sind. Hier ist der Begriff Resilienz wichtig.

Der Grundgedanke stammt aus der Werkstoffkunde und beschreibt die Fähigkeit eines Stoffes, nach der Verformung durch Druck oder Zug in seine alte Form zurückzukehren. Er veranschaulicht, dass es Systeme gibt, die von außen und innen kommende Irritationen ausgleichen oder ertragen können, ohne dabei zugrunde zu gehen. (vgl. Wellensiek/Galuska 2014, S. 21)

Resilienz bedeutet

1. die „Wiederherstellung normaler Funktionsfähigkeit nach erlittenem Trauma" und
2. den „Erhalt der Funktionsfähigkeit trotz vorliegender beeinträchtigender Umstände". (Staudinger/Greve 2001, S. 101, zit. nach Knoll/Scholz/Rieckmann 2005, S. 134)
3. „Resilienz ist kein statischer Zustand, sondern ein Prozess, der von Dynamik und Wechselwirkung geprägt ist. Stehaufmenschen haben gelernt, diesen Prozess an entscheidenden Stellen konstruktiv zu beeinflussen." (Siegrist/Luitjens 2011, S. 39)

Darüber hinaus unterscheidet man zwei Ansätze:

a) Resilienz als Eigenschaft einer Einzelperson, d. h. **Resilienz als Personeneigenschaft**, und

b) Resilienz als Beziehung zwischen Person und Umwelt, d. h. **Resilienz als Person-Umwelt-Konstellation**.

Beim zweiten Ansatz, der Resilienz als Person-Umwelt-Konstellation, sind eben nicht nur Bewältigungsstrategien der einzelnen Persönlichkeit ausschlaggebend, sondern es werden auch Umweltfaktoren (das soziale Netz, die Schulbildung etc.) als entscheidende Einflussfaktoren angesehen (vgl. Knoll/Scholz/Rieckmann 2005, S. 134 ff.).

Aus der Bedeutung des englischen Wortes „resilience" (= Widerstandsfähigkeit, Spannkraft) wird auch der Inhalt des deutschen Begriffs Resilienz leicht verständlich: Es ist die **Fähigkeit, mit widrigen Umständen und belastenden Ereignissen und Lebensumständen gut und erfolgreich umzugehen** (vgl. Fröhlich-Gildhoff/Rönnau-Böse 2009, S. 9). Als Bild dazu wird u. a. auf das „Stehaufmännchen" hingewiesen, das – obwohl immer wieder aus dem Gleichgewicht gebracht – immer wieder „aufsteht" und in eine aufrechte Position kommt (vgl. Wellensiek 2012, S. 10).

Eine andere Definition besagt, dass Resilienz die „psychische Widerstandsfähigkeit gegenüber biologischen, psychologischen und psychosozialen Entwicklungsrisiken" ist (Wustmann 2004, S. 18). Diese Definition bezieht sowohl die Personeneigenschaften als auch die Person-Umwelt-Konstellation mit ein.

Eine der bekanntesten Resilienz-Studien ist die sogenannte „Kauai-Studie" von Werner und Smith. Dabei wurde über 40 Jahre hinweg die Entwicklung von ca. 700 Personen vom Kindesalter an wissenschaftlich begleitet. Diese Kinder wuchsen in unterschiedlichsten Verhältnissen auf, von einem behüteten und liebevollen Familienleben bis hin zu vielfach problematischen Entwicklungsbedingungen. Entgegen den allgemeinen Erwartungen wurde festgestellt, dass etwa ein Drittel der Risikokinder dennoch einen gelingenden Lebensweg beschritt. Folgende bedeutende Einflussfaktoren konnten erkannt werden:

- **angeborene individuelle Eigenschaften**;
- Fähigkeiten, die in der Auseinandersetzung mit der Umwelt **erworben** wurden;
- **umgebungsbezogene Faktoren** (vgl. Wellensiek 2012, S. 11).

Aus salutogenetischer Sicht muss es nun darum gehen, diese Faktoren zu analysieren: Während angeborene Faktoren nicht verändert werden können, sollen dort, wo es möglich ist, entsprechende Rahmenbedingungen geschaffen werden und soll die Entwicklung von Kompetenzen unterstützt werden, die Resilienz fördern. Karen Reivich und Andrew Shatté (2003) benennen sieben Faktoren, die helfen, Veränderungen angemessener bewältigen zu können: Optimismus, Akzeptanz, Lösungsorientierung, Opferrolle verlassen, Übernahme von Verantwortung, Netzwerkorientierung, Zukunftsplanung.

Kulturelle Merkmale als Einflussfaktoren bei Krebserkrankungen

Auch zur Frage, ob es Einflüsse auf den Krankheitsverlauf gibt, die kulturell bedingt sind (z. B. durch Religion oder Tradition), existieren Untersuchungen. Eine Stichprobe aus Israel (Baider/Sarell 1983), bei der arabische und westlich orientierte Krebspatientinnen verglichen wurden, brachte folgendes Ergebnis: Westlich orientierte Frauen schienen körperliche Vorgänge als kontrollierbarer zu empfinden als arabische Frauen. Sie versuchten auch, ihren Krankheitsverlauf aktiv zu beeinflussen. Arabische Frauen hingegen standen der Krankheit hilfloser gegenüber und nahmen ihren Verlauf eher als unkontrollierbar und unumkehrbar wahr (vgl. Filipp/Aymanns 1997, S. 11).

3.3.2 Gesellschaftliche Einflüsse auf die Gesundheit

Es besteht ein sehr enger Zusammenhang zwischen der **wirtschaftlichen und sozialen Lage** eines Menschen und seiner **Lebenserwartung** (vgl. dazu aus dem Human Development Programme der UN den HDI – Human Development Index –, der klar die Zusammenhänge etwa zwischen Ausbildung, Lebensstandard/Einkommen und Lebenserwartung herausstreicht und ein Ranking der Staaten erstellt. http://hdr.undp.org/en/content/human-development-index-hdi sowie http://hdr.undp.org/en/2015-report [beide Download vom 13.3.2017]). Das bedeutet, dass nicht alle wesentlichen Umstände, die unsere Gesundheit beeinflussen, vom Einzelnen verändert werden können, d. h. nicht alle Einflussfaktoren liegen vollständig im Verfügungsbereich der Individuen. Dazu Prof. Marmot vom University College London für Epidemiologie und Bevölkerungsgesundheit: „Die ungleiche Verteilung von Macht, Einkommen und Gütern erzeugt gesundheitliche Ungleichheit." (Marmot 2017, in: Gesunde Stadt, S. 11)

Soziale Ungleichheiten entstehen unter anderem durch unterschiedliche Arbeits- und Lebensbedingungen und spiegeln sich auch in ihnen wider. Diese Unterschiede werden im Einkommen, in der gesellschaftlichen Anerkennung, in Macht und Ansehen sichtbar; durch biologische Merkmale wie Hautfarbe, Geschlecht usw. werden sie begünstigt oder auch begründet.

Der **sozioökonomische Status** ist der wichtigste Faktor für die Gesundheit und das Gesundheitsverhalten. Darunter versteht man die Schul- und Berufsausbildung (also den Bildungsstatus), die finanziellen Ressourcen (den Einkommensstatus) und die berufliche Stellung (den Berufsstatus). Diese drei Komponenten werden auch als **meritokratische Triade** bezeichnet. Der Begriff „Meriten" geht auf das lateinische Wort *meritus* zurück, was „Verdienst" bedeutet. Die meritokratische Triade bezeichnet also die Verdienste eines Menschen. Je nach den Verdiensten, die ein Mensch erreicht hat (hier geht es um die Quantität dieser Verdienste oder Meriten, nicht um die Qualität), lassen sich die einzelnen Mitglieder der Gesellschaft unterschiedlichen sozialen Schichten zuordnen.

„Der gesellschaftliche Strukturwandel führt dazu, dass sich die Ausprägungen sozialer, politischer, finanzieller, beruflicher, gesundheitlicher und kultureller Ungleichheit verstärken." (Burzan 2011; Hradil 2005)

vulnerabel
empfindlich, verwundbar

Gesellschaftlich vulnerable **Bevölkerungsgruppen** sind v.a. Familien mit kleinen Kindern, Jugendliche mit schlechter Ausbildung, Arbeitslose (egal welcher Altersgruppe sie angehören), Menschen mit wenig Einkommen und Migranten (vgl. Burzan 2011, zit. nach Hurrelmann/Richter 2013, S. 29). Diese Gruppen haben an Versorgungs- und Unterstützungsleistungen kaum Anteil. Ihnen gegenüber stehen kinderlose Berufstätige, Menschen mit sehr guter Bildung (d.h. mit formal hohem Bildungsabschluss) und vermögende Menschen (vgl. Hurrelmann/Richter 2013, S. 29).

In den **nicht begünstigten, unteren sozialen Schichten** sind die Verbreitung von Krankheiten und die frühzeitige Sterblichkeit deutlich höher (d.h. es gibt Unterschiede zwischen Arbeiter- und Selbständigenfamilien). Erkrankungen wie z.B. Hypertonie (Bluthochdruck), Myokardinfarkte (Herzinfarkte) sowie schlechte Zahngesundheit, aber auch einige Krebsarten treffen häufiger Menschen mit niedrigem sozioökonomischem Status. Vielfach ist das Gesundheitsgefälle sozial bedingt; zum Beispiel hat ein Kind in Schweden derzeit eine Lebenserwartung von mehr als 80 Jahren, ein Kind in Sierra Leone darf nur erwarten, 50 Jahre alt zu werden. (vgl. Marmot 2017, in: Gesunde Stadt, S. 9)

Weiters ist auch die Selbsteinschätzung in Bezug auf Gesundheit in diesen Schichten schlecht; die Menschen haben ein eher niedriges Selbstwertgefühl, es herrschen ungünstige Wohn- und Freizeitsituationen, Versorgungsleistungen werden (zu) wenig in Anspruch genommen. Bei der Krebsfrüherkennung und den Gesundenuntersuchungen sind die Unterschiede allerdings nur schwach ausgeprägt – sozial Schwache nutzen diese genauso häufig wie „Bessergestellte" (vgl. Lampert et al. 2005, S. 49 f.).

Gesundheit ist ein bedeutungsvolles, nicht zu ersetzendes Gut: Viele Untersuchungsergebnisse zeigen jedoch, dass diejenigen, die sozial und ökonomisch besser gestellt sind, gesünder sind und auch eine höhere Lebenserwartung haben. Es gibt einen kontinuierlichen Zusammenhang zwischen sozialer und ökonomischer Stellung auf der einen Seite und Gesundheit auf der anderen Seite (vgl. Wolf 2003, S. 1 f.). Einige Bevölkerungsgruppen, die ein höheres Risiko haben, chronisch krank zu werden, verfügen gleichzeitig über die geringsten Möglichkeiten zur Selbsthilfe (vgl. dazu den Wiener Sozialbericht 2015 S. 197 ff., der für ganz spezielle Zielgruppen, die in Zusammenhang mit sozialen Benachteiligungen stehen, besondere Leistungen anführt). Unter diesem Aspekt können Gesundheit und Krankheit als Folge sozialer Ungleichheit verstanden werden (vgl. Kühn 1999, S. 207).

Im Modell nach Steinkamp (1999) werden Faktoren, die den Zusammenhang zwischen sozialer Ungleichheit und Gesundheit erklären, auf drei Ebenen zusammengefasst:

- **Makroebene** – die Struktur sozialer Ungleichheit;
- **Mesoebene** – Belastungen aus dem Bereich Arbeit und Familie;
- **Mikroebene** – Untergliederung in die drei Bereiche Persönlichkeit (Verhalten einer Person), Organismus und Outcomes (Lebenserwartung).

Klasse
gesellschaftliche Schicht (z. B. Akademiker, Arbeiter, Angestellte, Einwanderer)

Sozial benachteiligte und sehr arme Personen zählen zu den gefährdeten Gruppen. In den hochentwickelten Staaten Europas und Nordamerikas hat sich der Klassenunterschied zwar verändert, aber es sind auch neue Gesundheitsrisiken entstanden, die ebenso ungleich verteilt sind wie Armut und Wohlstand. Ärmere Bevölkerungsschichten z. B. leiden eher unter chronisch degenerativen und Infektionskrankheiten. Sozial schlechter gestellte Menschen gehen oft sehr belastenden Arbeiten nach, leben auf engstem Raum und wohnen meistens nicht im Grünen – was bedeutet, dass sie oft noch zusätzlich einer enormen Umweltbelastung ausgesetzt sind. Negativ wirken außerdem das oft geringe Selbstbewusstsein, wenig Bildung und nur schwach entwickelte Fähigkeiten zur Problem- und Konfliktlösung. Falsche oder mangelnde Ernährung und zu wenig Bewegung tun das Ihre dazu. Aufgrund der sozialen Benachteiligung kommt es außerdem häufig zu erhöhtem Drogenkonsum.

Auffallend ist darüber hinaus, dass Angehörige benachteiligter sozialer Schichten häufig an psychosomatischen, psychischen und depressiven Syndromen leiden. Die Ursache scheint darin zu liegen, dass es diesen Menschen besonders schwer fällt, auf ihre Ressourcen zurückzugreifen, um mit Belastungen fertigzuwerden. Personen aus sozialen Problembereichen können sich oft nicht gut ausdrücken und daher nur schlecht über ihre Probleme sprechen (d. h. sie verfügen über „mangelnde kommunikative Kompetenz“). Daher können sie psychische Belastungen oft nicht angemessen verarbeiten.

Je größer die Belastungen eines Menschen sind, umso wichtiger sind die persönlichen und sozialen Ressourcen, auf die er zurückgreifen kann. Wenn hohe Belastungen mit geringen Ressourcen einhergehen, ist eine Beeinträchtigung der Gesundheit wahrscheinlich.

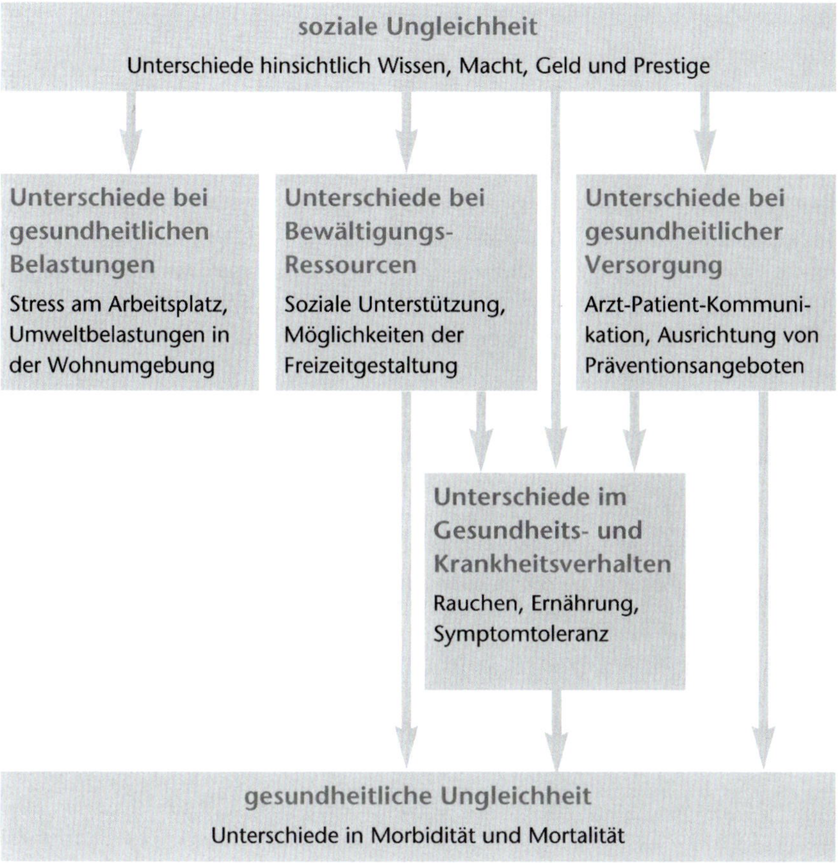

Abbildung 4
Der Zusammenhang von sozialer und gesundheitlicher Ungleichheit
(nach Hurrelmann 1999, S. 111)

Es ist also das **Verhältnis zwischen Belastungen und Ressourcen** (wobei auch „Resilienz" eine Form von Ressource ist), das darüber entscheidet, ob sich Krankheiten oder andere gesundheitliche Beeinträchtigungen tatsächlich einstellen. Unter den Ressourcen sind die sogenannten „**informellen Beziehungsnetzwerke**" (Familie, Freunde, Verwandte etc.) und die professionellen Dienste (Kindergärten, Pflegeeinrichtungen etc.) besonders wichtig (vgl. Fröhlich-Gildhoff/Rönnau-Böse 2009, S. 28 ff.). Nicht alle Menschen haben die gleiche Möglichkeit, auf sie zurückzugreifen. Das spielt für den Verlust der Gesundheit eine große Rolle (vgl. Schnabel/Hurrelmann 1999, S. 109 f.).

informell
nicht förmlich, auf Formen verzichtend; informelle Beziehungsnetzwerke = Beziehungen oder Kontakte ohne Formalitäten, d. h. meist persönliche Kontakte

Besonders gefährdet sind Bevölkerungsgruppen, die von der Sozialhilfe abhängig sind oder unter denen die Arbeitslosigkeit hoch ist. Der Mangel an Geld, Wissen und Prestige verstärkt die sozialen Ungleichheiten und führt zu Gesundheitsbelastungen (vgl. zu sozialen Ungleichheiten der Gesundheit Klemperer 2015, S. 226 ff.).

3.3.3 Arbeitsbedingungen, Finanzen und Gesundheit

Arbeit hat einen großen Einfluss auf die Gesundheit. Die berufliche Tätigkeit bestimmt die Höhe des Einkommens und beeinflusst daher auch das Selbstwertgefühl.

Der Zusammenhang zwischen **Arbeitsbedingungen** und Gesundheit liegt eigentlich auf der Hand: Die meisten Menschen verbringen ein Drittel des Tages an ihrem Arbeitsplatz. Es leuchtet ein, dass die Gesundheit leidet, wenn es dort zu Problemen und Belastungen kommt. Dies wurde durch viele empirische Studien belegt. Kornhauser führte in Detroit/USA eine Untersuchung an Arbeitern durch, in der es um physische Belastungen, Aufstiegschancen im Beruf, die Entfaltung persönlicher Fähigkeiten usw. ging. Unter ihnen korrelierten Selbstverwirklichung und Aufstiegschancen am stärksten mit persönlicher Zufriedenheit, geringen Fehlzeiten und guter gesundheitlicher Verfassung.

korrelieren
einander bedingen, gemeinsam auftreten, miteinander einhergehen

In Industriestaaten geht es im Regelfall nicht mehr so sehr um körperlich schwere Arbeiten (wie z. B. Bergwerksarbeit) oder Schadstoffbelastung und andere chemisch-physikalische Einflüsse, sondern eher um Probleme im kommunikativen Bereich, um die **Entfaltung des eigenen Potenzials** oder um Über- und Unterforderung (vgl. zur notwendigen Balance Zeyringer 2010 S. 47 ff.). Dies sind Dinge, die arbeitende Menschen sehr oft belasten. Ist z. B. die Entfaltung der eigenen Begabungen nicht möglich – was in vielen Arbeitsverhältnissen der Fall ist –, kann dies zu Beeinträchtigungen der Gesundheit führen. Der Gesundheit förderlich hingegen sind Selbstverwirklichung und Anerkennung. So wurde z. B. festgestellt, dass Menschen, die für ihre Leistung soziale und materielle Anerkennung erhalten, deutlich seltener erkranken (vgl. Schnabel/Hurrelmann 1999, S. 112). Auch die Fähigkeit, Konflikte auf verbaler Ebene, also mithilfe der Sprache zu lösen, ist für die Gesunderhaltung wichtig.

Arbeitsplatz, betriebliche Kommunikation und gesunde Persönlichkeitsentwicklung

Je niedriger der Grad an Selbstbestimmtheit, desto höher ist das Stresserleben eines Menschen.

Arbeitsplätze mit sehr hohen Anforderungen und wenig Mitspracherecht gelten hier als besonders risikoreich. Ebenso erweist sich ein schlechter Führungsstil mit wenig Anerkennung der individuellen Leistung als gesundheitsbelastend (Siegrist 2008, zit. nach Hurrelmann/Richter 2013, S. 45). Durch den raschen kommunikationstechnischen Fortschritt treten häufiger psychische Störungen der Gesundheit auf: Die elektronischen Innovationen verlangen permanentes Lernen und Reagieren, was bei manchen Menschen zu der Sorge führt, mit diesem Trend nicht kompetent umgehen (nicht mithalten) zu können. Diese Belastungen können sich in Angst, Depressionen oder Sucht niederschlagen (vgl. Blättner/Waller 2011, zit. nach Hurrelmann/Richter 2013, S. 45). Daher setzen sich immer mehr Forscher und Autoren mit dem Einfluss von guter Führung auf die

Gesundheit der in einem Betrieb arbeitenden Menschen auseinander und bieten Erkenntnisse, die zum beiderseitigen Nutzen (Arbeitgeber und Arbeitnehmer) angewendet werden können. (vgl. zum Führen und Geführtwerden Gündel/Glaser/Angerer 2014, S. 45 ff.)

Ebenso wie der Arbeitsplatz eine wichtige Ressource sein kann, kann er sich also auch zu einer großen Belastung entwickeln; noch stärker jedoch wirkt sich **Arbeitslosigkeit** auf die Gesundheit aus (vgl. zu den vielfältigen – nicht nur gesundheitlichen – Auswirkungen von Arbeitslosigkeit Jahoda/Lazarsfeld/Zeisel 1975, S. 37 ff.).

Der Verlust der Arbeitsstelle stellt eine große psychosoziale Belastung dar; es kann zur Beeinträchtigung des Selbstwertgefühls und zu sozialer Isolation kommen. Dies wird dann oft zur Ursache für das verstärkte Auftreten von Krankheiten und für persönlich risikoreiches Verhalten, wie hoher Nikotinkonsum, einseitige oder problematische Nahrungsaufnahme (mehr kohlenhydrathaltige Lebensmittel) und als Fazit davon Adipositas (Übergewicht) (Hurrelmann/Richter 2013, S. 46 f.).

Die Überzeugung, **Kontrolle** über sich selbst zu haben und die eigene Umwelt beeinflussen und mitgestalten zu können, ist von größter Bedeutung für die Aufrechterhaltung der Gesundheit. Das gilt auch im Hinblick auf den Arbeitsplatz. Der Abbau von Konflikten, die Förderung der Fähigkeit zur Problemlösung, der Kreativität und der Kompetenzen der einzelnen Mitarbeiter gehören zur Aufgabe von Betrieben und der in ihnen handelnden Verantwortlichen. Diese haben auch den Auftrag, dafür zu sorgen, dass der Beschäftigte im Einklang mit sich und seinen Fähigkeiten zu arbeiten und zu leben vermag. Die betriebliche Förderung von Gesundheit muss gewährleisten, dass sich der Betrieb im Gleichgewicht mit der Ressource Mensch befindet.

3.3.4 Migration und Gesundheit

Bei Migranten kommt es durch fehlende berufliche Integration und fehlende gesellschaftliche und kulturelle Integration sehr häufig zu Beeinflussungen des Gesundheitszustandes. Oft unterscheidet sich ihr Gesundheitszustand von dem der einheimischen Bevölkerung. Im Bereich der körperlichen Gesundheit verzeichnen Migranten oft eher bessere Werte, da in vielen Fällen junge Menschen auswandern; demgegenüber steht aber ein eindeutig schlechterer Gesundheitszustand im Bereich der Psyche und des Gesundheitsverhaltens. Man kann Verlust oder Verringerung des Selbstwertgefühls, psychosomatische Beeinträchtigungen und die geringere Inanspruchnahme von Gesundenuntersuchungen beobachten, wobei dies oft auch an mangelhafter Gesundheitskompetenz liegt (Hurrelmann/Richter 2013, S. 48 f.).

Integration
Eingliederung, harmonisches Zusammenwirken verschiedener Elemente, Herstellung eines Ganzen unter Einbeziehung seiner verschiedenen Teile

3.3.5 Private Lebensformen: Einfluss von Familienstand, Familienkonstellation und Geschlechterrolle

Die „altbewährte" Lebensform der Ehe scheint im Hinblick auf die Erhaltung der Gesundheit die beste Lebensform zu sein. Das belegen zumindest verschiedene Untersuchungen. Verheiratete Personen leben statistisch gesehen länger als ledige, geschiedene oder verwitwete Personen. In einer interessanten Studie zeigt sich auch, dass **verheiratete Männer** seltener an psychischen Erkrankungen leiden (vgl. Schnabel/Hurrelmann 1999, S. 115). Dieses Untersuchungsergebnis würde den Schluss nahelegen, dass dies auch für Frauen gilt. Leider ist dem aber nicht so. Vielmehr sind **verheiratete Frauen** häufig von psychischen oder psychosomatischen Beschwerden betroffen (Lademann/Kolip 2005, zit. nach Hurrelmann/Richter 2013, S. 50 f.). Dazu tragen verschiedene Faktoren bei, etwa die individuelle Lebensplanung oder einseitig verteilte Hausarbeit. Sie machen die gesundheitsfördernden Aspekte, die die Familie eigentlich bringen sollte oder könnte, anscheinend zunichte.

Auch bei **Kindern** sind Zusammenhänge zwischen Familie und Gesundheit in sehr vielen Untersuchungen belegt. So gibt es z. B. einen Zusammenhang zwischen Bildung, Einkommen und Berufstätigkeit der Eltern einerseits und Fehlgeburten, Säuglingssterblichkeit und Tod im späteren Kindesalter andererseits.

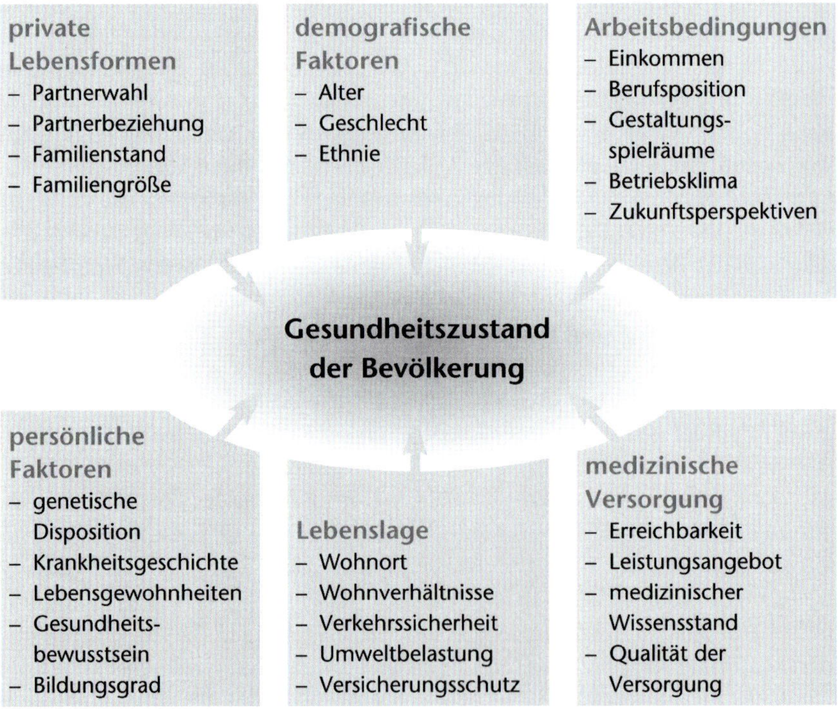

Abbildung 5
Bestimmungsfaktoren des Gesundheitszustandes der Bevölkerung
(nach Hurrelmann 1999, S. 109)

In Bezug auf Familienkonstellationen haben sich **Einelternfamilien** (vorwiegend mit Müttern) als Risikofaktor herausgestellt. Dies rührt jedoch nicht daher, dass alleinerziehende Mütter ihre Kinder etwa schlechter betreuen würden, sondern daher, dass sie vielen Belastungen ausgesetzt sind, die sie kompensieren müssen. Nach der Trennung kommen sehr viele Frauen in Versorgungsschwierigkeiten (Arbeit, finanzielle Mittel etc.).

Dazu kommen noch emotionale (Trennungsschmerz) und soziale Probleme. So entsteht aufseiten des oder der Erziehungsberechtigten Überforderung, insbesondere wenn sich in dieser schwierigen Zeit der Freundeskreis auflöst oder andere Sozialkontakte abreißen bzw. wenn öffentliche Einrichtungen wie z. B. Kindergarten, Hort usw. nicht mehr in Anspruch genommen werden können.

Werden in Familien ältere oder behinderte Personen gepflegt, hat auch dies Auswirkungen auf die Gesundheit. Die oft sehr aufwändige pflegerische Leistung, die psychisch, physisch und zeitlich enorm belastet, wird hauptsächlich von Frauen erbracht. Die Studien, aus denen diese Ergebnisse stammen, beziehen sich in erster Linie auf Deutschland, doch weil sich die sozialen Strukturen der beiden Länder so ähneln, kann man davon ausgehen, dass sie auch für Österreich gelten. Der Ausbau der **Hauskrankenpflege** ist daher besonders wichtig: Nur so können pflegende Menschen entlastet werden und ihre Möglichkeit zur Selbstbestimmung wiedererlangen – und auf diese Weise gesund werden oder bleiben (vgl. Schnabel/Hurrelmann 1999, S. 108 ff.).

Geschlechtszugehörigkeit

Gendermedizin ist ein neuer Ansatz in der medizinischen Forschung und beschäftigt sich nicht nur mit körperlichen Unterschieden zwischen Mann und Frau, sondern blickt auch auf Gesundheitsverhalten und Prävention sowie auf verschiedene Zugänge von Frauen und Männern zum Thema Vorsorge und Lebensstil.

„Gender
hängt eng zusammen mit einer biologistischen Betrachtungsweise, die alle, auch alle *gesellschaftlichen* Unterschiede zwischen Männern und Frauen, auf die unterschiedliche körperliche Beschaffenheit der Geschlechter zurückführt und daraus eine männliche und eine weibliche Natur ableitet." (Hammerl, in: Hochleitner 2009, S. 11)

Frauengesundheit war eines der zentralen Themen der Frauenbewegung in den 1960ern und 1970ern; es kam zur Rebellion gegen fast ausschließlich von Männern dominierte Medizin. (vgl. Wimmer-Puchinger, 2016, in: Gesundes Österreich, S. 8) Geschlechtszugehörigkeit als Gesundheitsfaktor muss immer im Zusammenhang mit den **gesellschaftlichen Rollenbildern** von Mann und Frau gesehen werden. Anhänger des Lebensweisenkonzepts postulieren, dass das „Kranksein" in Form von Abhängigkeit und Passivität in der Lebensführung den Frauen als geschlechtsspezifisches Rollenverständnis quasi anerzogen würde. Frauen würden die Krankenrolle eher annehmen, weil sie damit die gesellschaftlichen Erwartungen erfüllen. Männer würden gesellschaftlich gesehen eher zu tollkühnem, risikoreichem Verhalten ermutigt (was sich auch in Bezug auf Unfallzahlen und z. B. den Umgang mit Alkohol auswirken kann) (vgl. vgl. Naidoo/Wills 2003, S. 36 f.); beide Seiten haben mit der vorherrschenden gesellschaftlichen Geschlechterkonstruktion und den damit in Zusammenhang stehenden, längerfristig wirkenden, verinnerlichten Bildern von Mann und Frau zu tun. Dies hat Auswirkungen auf beide Geschlechter.

Neben solchen gesellschaftlichen Zuschreibungen, die sich im Rollenverständnis, in der Erziehung und der Lebensführung widerspiegeln, gibt es auch andere Einflussfaktoren auf Gesundheit, die mit dem Geschlecht zusammenhängen. So dürfte etwa die höhere Sterblichkeit von Männern eine **biologische Ursache** haben – im mittleren Alter scheinen die weiblichen Hormone eine Art Schutzfaktor zu sein. Zudem werden auch geschlechtsspezifische Verhaltensweisen für die unterschiedlichen Mortalitätsraten genannt, wie z. B. dass dem Körper weniger Aufmerksamkeit geschenkt wird oder dass ungesündere Ernährung und Leistungsstreben vorherrschen.

Helfferich (1993) und Klesse et al. (1992) beschreiben, dass Frauen im Vergleich zu Männern **differenziertere Gesundheitskonzepte** haben. Sie empfinden den Körper eher subjektiv und legen im Gegensatz zu Männern den Schwerpunkt eher auf die psychische Dimension. Frauengesundheit wird immer stärker zu einem internationalen Thema, weil es immer deutlicher wird, dass es nicht nur um das Auflisten von Geschlechtsunterschieden geht (Wiener Frauengesundheitsbericht, 2006). Frauen waren bis in die 1990er-Jahre aus gesundheitspolitischen Gründen von der Forschung ausgeschlossen. Dem wirkte eine große Fraueninitiative, die „Woman's-Health-Initiative" (siehe unter: http://www.nhlbi.nih.gov/whi), durch entsprechende Bewusstseinsbildung und die Initiierung von Forschungsprojekten entgegen.

Das Gesundheitshandeln von Frauen ist von größerer Bereitschaft geprägt, sich mehr mit persönlichen Gesundheitsfragen zu beschäftigen; Wechselwirkungen zwischen Körper und Seele, Gesundheitsbildung u. v. m. finden bei Frauen vielfach stärkere Beachtung. Auch leben Frauen zwar länger, sind aber zeit ihres Lebens mit ihrem persönlichen Gesundheitszustand unzufriedener und leiden viel mehr an psychischen und psychosomatischen Erkrankungen als Männer (vgl. Brieskorn-Zinke 2006, S. 63 f.). In Österreich wurde vom Bundesministerium für Arbeit, Soziales und Konsumentenschutz hinsichtlich der Männergesundheit im Jahr 2011 ein Männergesundheitsportal in Auftrag gegeben, das seit 2013 online ist und das Ziel verfolgt, den Usern leicht zugängliche und umfassende Informationen zum Thema „Männergesundheit" anzubieten. (vgl. GÖG, 2016, S. 47)

Interessanterweise belegen Studien aber auch, dass die Geschlechtszugehörigkeit zwar ein maßgeblicher Faktor, jedoch nie alleine ausschlaggebend ist, sondern stark mit anderen Faktoren wie z. B. der Schichtzugehörigkeit gekoppelt ist.

Verbrugge (1989) nennt fünf Ebenen, auf denen sich die Erklärungsansätze für die Geschlechtsunterschiede bei Morbidität und Mortalität einordnen lassen:

- **biologisch-genetische Faktoren** (Hormone);
- **Symptomwahrnehmung und Krankheitsverhalten** – Frauen und Männer berichten in je unterschiedlicher Art und Weise über ihre Gesundheit;
- **methodische Artefakte** – in Erhebungen, wo Haushalte eine Rolle spielen, wird der Haushalt oft schon durch die Erhebenden als Einheit angesehen, wodurch mehr Männer befragt werden als Frauen (was etwa in Fragen zum „Haushaltsvorstand" zum Ausdruck kommt);

methodischer Artefakt
eine Verfälschung von Messergebnissen bei der Datenerhebung, die auf methodische Mängel zurückzuführen ist

- **Erfahrungen mit dem Gesundheitssystem** – es bestehen unterschiedliche Arzt-Patient-Beziehungen, die einen Einfluss auf die gesundheitliche Lage und die Beurteilung von Gesundheit haben;
- **erworbene Risiken** – Unterschiede zwischen den Geschlechtern bezüglich Bewegung, Ernährung oder Umgang mit Stress.

Die einzelnen Faktoren, welche die Gesundheit von Frauen und Männern beeinflussen, sind sehr komplex und wirken wohl auch in wechselseitiger Abhängigkeit voneinander. Eine wichtige Fragestellung lautet aber: Warum verhalten sich Frauen hinsichtlich ihrer Gesundheit anders als Männer (Verbrugge 1989, S. 283)?

Im Vergleich der Geschlechter ist es sehr bemerkenswert, wie stark das Leben von Frauen von Flexibilität geprägt ist; sehr oft sind die ökonomische und die soziale Lage schlechter als beim männlichen Geschlecht (alleinerziehende Mütter, schlechte finanzielle Situation, Armut). Dies wirkt sich aber nicht so drastisch auf die Krankheitshäufigkeit aus. Anscheinend verfügen Frauen in schwierigen Situationen über gewisse Bewältigungskompetenzen und sind dadurch imstande, ihre Gesundheit länger zu erhalten (vgl. Hurrelmann/Richter 2013, S. 62). Mädchen und Frauen befinden sich heute in einer besseren Position als vor noch etwa 50 Jahren; jedoch hat sich nicht alles verbessert – der Druck, bestimmten Looks und bestimmten Schönheitsidealen genügen zu müssen, hat sich verlagert und verstärkt. Damit Mädchen und Frauen diesen „Idealen" nicht hinterherlaufen, sollten im Bereich der Persönlichkeitsentwicklung von Mädchen und jungen Frauen neue Bilder greifen: „Wir brauchen mehr Pippi Langstrumpfs, die stark, selbstbewusst und selbstbestimmt sind, und weniger Barbies, die sich vor allem schön machen, um Männern zu gefallen." (Wimmer-Puchinger, 2016, in: Gesundes Österreich, S. 10)

3.4 Gesundheitskompetenz

Die Bedeutung von Gesundheit hat sich in den letzten Jahren sehr verändert; Gesundheit wird nach Kickbusch (2006) immer mehr zu einer treibenden Kraft und auch einem wichtigen Zweig der Wirtschaft. Gesundheit durchdringt alle Bereiche unseres täglichen Lebens, was durchaus sowohl als Vorteil als auch als Nachteil angesehen werden kann.

Laut Thielo, Sommerhalder und Hahn (2012) wird das Konzept der Gesundheitskompetenz zwar diskutiert, kommt in der pflegewissenschaftlichen Literatur jedoch kaum vor. Sie untersuchten die theoretische Aufarbeitung dieses Konzepts u. a. auch aus Sicht von Expertinnen und Patientinnen. Der Kontakt zur Pflegeperson und die Möglichkeit, die gesundheitlichen Empfehlungen in die Lebenswelt des Patienten zu integrieren, wurden dabei als sehr bedeutend angesehen.

Der Einzelne kann sich zwar bewusst für seine Gesundheit entscheiden, aber das bringt durch ein Überangebot an „gesunden" Produkten und Dienstleistungen auch eine Informationsflut und oft genug Orientierungslosigkeit mit sich.

Maag (2007) beschreibt dieses Problem recht anschaulich am Beispiel des Lebensmittelsektors: „... im Supermarkt kann man inzwischen nicht mehr nur konventionelle Grundnahrungsmittel kaufen – z. B. Äpfel, Milch, Brot, Butter, Käse, Fleisch, Gemüse und Früchte –, sondern Nahrungsmittel, die einen speziellen gesundheitlichen Nutzen versprechen" (Maag 2007, S. 2). Die Vielfalt an Angeboten fordert von uns ständige Orientierung und Reflexion, um stets die richtigen Entscheidungen für unsere Gesundheit zu treffen.

Diese Auseinandersetzung verlangt, dass persönliche Handlungen, Entscheidungen, ihre Gründe und mögliche Folgen ständig überdacht werden müssen. Mit dieser **Entscheidungslast** umzugehen, ist manchmal sehr schwer, und Menschen mit speziellen kognitiven und emotionalen Fähigkeiten haben bessere Voraussetzungen, um sich dieser Herausforderung zu stellen. Diese Menschen zeigen Interesse, suchen nach Informationen und Wissen und besitzen die Fähigkeit, sich mit Gesundheitsinformationen auseinanderzusetzen, sie kritisch zu hinterfragen oder auch zielgerichtet nach der eigenen Bedürftigkeit zu verwenden (vgl. Maag 2007, S. 5 f.).

Gesundheitskompetenz ist ein relativ neues wissenschaftliches Konzept. In der pflegerischen Literatur wird es erst in der jüngeren Vergangenheit beschrieben (vgl. Speros 2005; Ricka et al. 2007). Gesundheitskompetenz leitet sich vom englischen Begriff „Health Literacy" ab. Ursprünglich wurde er als „Gesundheits-Alphabetisierung" übersetzt und umfasste Grundfertigkeiten wie Lesen, rechnerische Fähigkeiten und das Verarbeiten und Verstehen von gesundheitsrelevanten Informationen. Die WHO hat diesen Begriff um die Fähigkeit erweitert, aktiv und konstruktiv mit Gesundheitsinformationen umzugehen.

Menschen erwerben Gesundheitskompetenz im Laufe ihres Lebens; die konkrete Ausprägung dieser Kompetenz ist eng mit den Bedingungen verknüpft, unter denen sie heranwachsen und leben. Gesundheitserziehung in der Familie und Gesundheitsbildungsangebote in Schulen und in Betrieben sind wesentlich an der Ausbildung und Verbesserung von Gesundheitskompetenz beteiligt (Sommerhalder/Abel 2007, S. 8). Neben Alltagswissen ist spezifisches Wissen, wie etwa Wissen um Einflussfaktoren auf die Gesundheit und ihre Veränderung, Teil der wissensbasierten Gesundheitskompetenz.

3.4.1 Definitionen von Gesundheitskompetenz

„Health literacy represents the cognitive and social skills which determine the motivation and ability of individuals to gain access to, understand and use information in ways which promote and maintain good health."
(WHO 1998, S. 10).

Gesundheitskompetenz beschreibt die auf Wissen basierende Kompetenz, ein gesundheitsförderliches Leben zu führen. Sie umfasst alltagspraktisches Wissen im Umgang mit Gesundheit und Krankheit, mit dem eigenen Körper und mit gesundheitsprägenden sozialen Lebensbedingungen.

(vgl. Abel/Bruhin 2003, S. 129)

„Gesundheitskompetenz ermächtigt Personen zur Selbstbestimmung und zur Übernahme von Gestaltungs- und Entscheidungsfreiheit bezüglich ihrer Gesundheit. Sie verbessert die Fähigkeit, Gesundheitsinformationen zu finden, zu verstehen und Verantwortung für die eigene Gesundheit zu übernehmen." (Kickbusch/Maag 2005, zit. nach Maag 2007, S. 8)

Ziel verbesserter Gesundheitskompetenz ist, dass Menschen ihre Lebensbedingungen verstehen und die Zuversicht entwickeln, sie beeinflussen zu können. Die Gesundheitskompetenz zu verstärken, kann als Teil von **Empowerment-Prozessen** (siehe Kap. 5.1.1) angesehen werden (Sommerhalder/Abel 2007, S. 5). Durch höhere Gesundheitskompetenz können Empowerment-Prozesse vorangetrieben werden, indem sich Menschen beispielsweise auf gesellschaftlicher Ebene für Gesundheitsanliegen engagieren.

Die Definitionen machen deutlich, dass Gesundheitskompetenz in engem Zusammenhang mit sozioökonomischen und gesellschaftlichen Faktoren steht, wie etwa Bildung oder Einkommen, und dass auch eine wechselseitige Beeinflussung stattfindet.

Kickbusch (2006) beschreibt fünf Bereiche von Gesundheitskompetenz: Sie beziehen sich auf die persönliche Gesundheit, die Orientierung im Gesundheitssystem, das Konsumverhalten, die Arbeitswelt und die Gesundheitspolitik.

Kompetenz für persönliche Gesundheit verlangt Grundkenntnisse in Bezug auf Gesundheit, nämlich Wissen um und Anwendung von gesundheitsförderlichen Verhaltensweisen, Selbstpflege, Betreuung der Familie oder Maßnahmen zur Ersten Hilfe. **Kompetenzen zur Orientierung im Gesundheitssystem** umfassen die Fähigkeit, sich im Gesundheitssystem zurechtzufinden und gegenüber den Gesundheitsberufen als kompetenter Partner aufzutreten. **Gesundheitskompetente Konsumenten** sind in der Lage, Entscheidungen hinsichtlich Konsum und Dienstleistungen unter gesundheitlichen Gesichtspunkten zu treffen. In der **Arbeitswelt** sind sie fähig, sich selbst vor Gesundheitsschädigungen zu schützen und für Sicherheit und gesundheitsfördernde Arbeitsbedingungen einzutreten. Der Aspekt der **Gesundheitspolitik** schließlich betrifft informiertes gesundheitspolitisches Handeln, wie die Mitarbeit in Patientenorganisationen oder die Stellungnahme zu Gesundheitsfragen (vgl. Kickbusch 2006, S. 70 f.).

Grundsätzlich stärkt Gesundheitskompetenz die Fähigkeit, gesundheitsbezogene Entscheidungen zu treffen, Gesundheitsinformationen zu finden, zu verstehen und in Handlungen umzusetzen.

Nach Nutbeam können die funktionale, die interaktive und die kritische Gesundheitskompetenz unterschieden werden (vgl. Nutbeam 2000, S. 263 f.). Die **funktionale Ebene** beinhaltet Grundkompetenzen im Lesen und Schreiben, die es einer Person ermöglichen, einfache Informationen über Gesundheit zu verstehen. Mit funktionaler Grundkompetenz lassen sich daher Informationen über gesunde Lebensmittel oder mediale Botschaften zur Prävention erfassen. Auch das Verstehen von Anordnungen zur Einnahme eines Medikamentes, das Lesen eines Beipacktextes oder das Finden eines Arztes im Telefonbuch werden dieser Ebene zugeordnet.

Auf der **interaktiven Ebene** werden fortgeschrittene soziale und kognitive Fertigkeiten beschrieben. Sie ermöglichen es einer Person, gesundheitsrelevante Informationen auszuwählen und auch aktiv zu nutzen.

Zielgruppe
ein bestimmter Teil der Gesamtbevölkerung, über den man etwas wissen möchte, dessen Verhalten oder Überzeugung man verändern möchte oder dem man Informationen vermitteln will

Personen aus den Zielgruppen können aber auch zur Mitarbeit in Projekten herangezogen werden und die Botschaften dieser Projekte in ihrem Umfeld vermitteln (vgl. Duetz/Abel 2004, S. 32). Diese **kritische Gesundheitskompetenz** umfasst fortgeschrittene kognitive und soziale Fertigkeiten, die für die kritische Analyse von Informationen eingesetzt werden können. Sie geht mit Empowerment-Prozessen einher, die Menschen befähigen, eine Wahl zwischen verschiedenen Möglichkeiten zu treffen. Sie sind dabei in der Lage, das Risiko sowie Vor- und Nachteile von verschiedenen Optionen abzuwägen und die gewählte Maßnahme an ihre Alltagsbedingungen anzupassen. Auch die Bereitschaft, Empfehlungen zu befolgen und sich entgegenkommend zu verhalten, ist ein Aspekt kritischer Gesundheitskompetenz.

Personen mit **ausgeprägter Gesundheitskompetenz** sind in der Lage, mit den Akteuren des Gesundheitssystems in Kontakt zu treten, ihre Bedürfnisse zu artikulieren und ihren Standpunkt in Entscheidungsprozessen einzubringen. Fehlen Basisfertigkeiten wie Lesen und Rechnen, haben Menschen deutlich schlechtere Chancen, ein gesundes Leben zu führen. Auch ältere Menschen, Menschen mit niedrigem Einkommen, niedrigem Bildungsgrad, Arbeitslose und Personen, die die Sprache des Gesundheitsversorgers nicht sprechen, werden als Risikogruppen für eingeschränkte Gesundheitskompetenz beschrieben (vgl. Weiss 2003, S. 14).

Menschen mit **geringer Gesundheitskompetenz** sind häufiger krank und können Krankheiten weniger gut bewältigen. Man kann auch davon ausgehen, dass kranke Menschen mit hoher Gesundheitskompetenz früher gesund werden und nachhaltiger gesund bleiben (Stutz Steiger/Spycher 2006, S. 14). Unzureichende Gesundheitskompetenz steht weiters in Zusammenhang mit einem schlechteren Gesundheitszustand und einer häufigeren oder inadäquaten Nutzung des Gesundheitssystems (vgl. Baker et al. 2004, S. 218). Andere Autoren verbinden damit eine (zweifach) erhöhte vorzeitige Mortalität (vgl. Sudore et al. 2006, S. 806). „Für Deutschland kann aufgrund einer Studie der AOK (Gesundheitskasse) aus dem Jahr 2014 zum Thema ‚Health Literacy', die sich eines validierten EU-Messinstruments bediente, gesagt werden, dass 7 % der Versicherten eine ausgezeichnete Gesundheitskompetenz haben, 33,5 % eine ausreichende,

45 % aber schon über eine problematische Gesundheitskompetenz verfügen und 14,5 % eine unzureichende Gesundheitskompetenz aufweisen." (vgl. Journal für Gesundheitsförderung 2015, S. 11)

Mit Patientenkompetenz wird eine Form von Gesundheitskompetenz beschrieben, die notwendig ist, um spezifische Anforderungen in Zusammenhang mit Krankheit zu bewältigen. Sie beschreibt, wie Menschen in der Lage sind, ihre Rolle als Patient wahrzunehmen und die Angebote des Gesundheitssystems sinnvoll zu nutzen (Sommerhalder/Abel 2007, S. 6).

Bei der Bewältigung chronischer Krankheiten befähigt Patientenkompetenz Menschen, unter neuen und sich ändernden gesundheitsbezogenen Umständen passend zu agieren und Gesundheitsentscheidungen zu treffen, indem sie von kognitiven und sozialen Fähigkeiten Gebrauch machen (vgl. Speros 2005, S. 633). In Entscheidungsprozessen, die bei der Bewältigung chronischer Krankheiten notwendig sind, sind die betroffenen Menschen in der Lage, eigene Bedürfnisse und Ziele zu berücksichtigen und personale und soziale Ressourcen zu nutzen (Weis/Giesler 2004, S. 133 f.). Neben den persönlichen Fähigkeiten sind die im Gesundheitssystem zur Verfügung stehenden Ressourcen bedeutsam für die Gesundheitskompetenz des Patienten (vgl. Wang/Schmid 2007, S. 3).

3.4.2 Die Bedeutung der Gesundheitskompetenz für die professionelle Pflege

Gesundheitskompetenz ist eine Voraussetzung dafür, dass selbstpflegerische, therapeutische, gesundheitsfördernde oder präventive Maßnahmen verstanden und umgesetzt werden (vgl. Stutz Steiger/Spycher 2006, S. 16). Die Ausprägung der Gesundheitskompetenz steht in enger Verbindung mit dem **Bildungsgrad**. Bildung kann von Pflegenden nicht direkt beeinflusst werden. Es liegt aber an den Pflegenden, zu verhindern, dass der Patient durch mangelnde Kompetenz Schaden erleidet. Sinnvolle pflegerische Interventionen orientieren sich am Wissen, an den Erfahrungen und den Problemen des betroffenen Menschen, sie beziehen seine Sicht bei der Formulierung der Probleme und der Suche nach Lösungen ein (vgl. Döhner 2001, S. 52 f.).

Intervention
Maßnahme, Einflussnahme

Gesundheitskompetenz wurde auch in der Arbeitsgruppe zu den österreichischen Rahmen-Gesundheitszielen (Bundesministerium für Gesundheit) thematisiert. Diese Arbeitsgruppe definierte drei übergeordnete Zielsetzungen im Zusammenhang mit dem Thema Gesundheitskompetenz:

- das Gesundheitssystem gesundheitskompetenter machen – gesundheitskompetente Sozialversicherungen, Krankenhäuser und Gesundheitseinrichtungen, Weiterentwicklung der Kommunikationskompetenz der Gesundheitsberufe, Erhöhung der Beteiligung der Bevölkerung an Gesundheitsfragen;

- Stärkung von Gesundheitskompetenz (mit Blick auf vulnerable Gruppen) – Verbesserung der Gesundheitskompetenz von MigrantInnen durch settingorientierte Programme, Gesundheit als Thema in der Erwachsenenbildung, im Schulbereich Umgang mit Schülerinnen und Schülern mit gesundheitlichen Beeinträchtigungen;
- Gesundheitskompetenz im Dienstleistungs- und Produktionssektor – Themenpartnerschaften mit Unternehmen (vgl. Bericht der Arbeitsgruppe Gesundheitskompetenz, Bundesministerium für Gesundheit 2013, S. 5).

Pflegerische Maßnahmen zur Verbesserung von Gesundheitskompetenz

edukativ
die Erziehung oder die Bildung betreffend

Pflegende können durch edukative **Maßnahmen** wie Information, Patientenschulung und Beratung die gesundheitsbezogene Kompetenz der Menschen verbessern, unabhängig von deren Gesundheitszustand und Alter. Ihre Kompetenz kann verbessert werden, wenn Information und Unterstützung der Menschen an den Grad ihrer Gesundheitskompetenz angepasst sind. Das bewirkt auch, dass die nachteiligen Auswirkungen eines schlechteren Bildungsniveaus und sozialer Ungleichheiten auf die Gesundheit gemildert werden (vgl. Duetz/Abel 2004, S. 35).

Speros (2005, S. 638) empfiehlt Pflegenden im Umgang mit Risikogruppen, bei gesundheitsbezogenen Informationen die Sprache an jene der Patienten anzupassen und keine medizinischen Fachausdrücke zu verwenden. Transkulturelle Kompetenz von Pflegenden und muttersprachliche Informationen unterstützen die Gesundheitskompetenz und die Handlungsfähigkeit von Migranten und Migrantinnen. Der Umfang der Informationen, die in einer Pflegesituation gegeben werden, soll begrenzt sein und sprachliche Ausführungen sollten durch Abbildungen oder andere visuelle Medien unterstützt werden. Ein Klima des Vertrauens und der Wertschätzung hilft dem Patienten, mitzuteilen, dass er etwas nicht verstanden hat. Dies verhindert gesundheitliche Schäden, die auf Missverständnissen beruhen, z. B. wenn Medikamente falsch eingenommen wurden.

Mit dem Konzept Gesundheitskompetenz werden Basiskompetenzen beschrieben, die Menschen Entscheidungen für ein gesundes Leben ermöglichen. Das Ausmaß der Gesundheitskompetenz hat Auswirkungen darauf, ob eine angemessene Selbstpflege möglich ist. Für die Definition von Gesundheitspflege bedeutet das, dass pflegerische Angebote an die Gesundheitskompetenz der Menschen angepasst werden müssen. Das setzt voraus, dass Pflegende in der Lage sind, die Gesundheitskompetenz von Patienten einzuschätzen und ihr Angebot entsprechend anzupassen. Damit können sie gleichzeitig die Gesundheitskompetenz und die Gesundheit der Patienten verbessern.

Zum Wiederholen – Kapitel 3

Gesundheitsdefinitionen

physische Gesundheit

psychische Gesundheit

emotionale Gesundheit

soziale Gesundheit

seelische (spirituelle) Gesundheit

gesellschaftliche Gesundheit

Expertendefinition

Laiendefinition

positive und negative Gesundheitsvorstellungen

soziologische Definition von Gesundheit

psychologische Definition von Gesundheit

Einflussfaktoren

Persönlichkeitsmerkmale

Gesellschaft

Arbeitsbedingungen

private Lebensformen

Gesundheitskompetenz

Wechselwirkung

Zum Üben – Teil II

1. Woher leitet sich der Begriff „Gesundheit" ab und was bedeutet er?
2. Welche Dimensionen beinhaltet der Begriff „Gesundheit"? Beschreiben Sie diese kurz!
3. Wie beschreiben Laien Gesundheit und welche zwei Ansätze sind in diesen Vorstellungen zu finden? Erklären Sie die beiden Ansätze anhand von Beispielen.
4. Welche Unterschiede zwischen Laien und Experten bezüglich der Definition von Gesundheit gibt es?
5. Welche Gesundheitsbegriffe werden aus soziologischer Sicht unterschieden? Erläutern Sie die Konzepte von Herzlich (1973) und D'Houtaud (1978)!
6. Welche unterschiedlichen Umgangsformen mit Gesundheit werden in der Psychologie unterschieden? Erläutern Sie die Klassifikation von Mussmann et al. (1993)!
7. Welchen Einfluss haben Persönlichkeitsmerkmale auf die Gesundheit?
8. Welche Bestimmungsfaktoren des Gesundheitszustandes gibt es? Erläutern Sie diese anhand von Beispielen!
9. Welchen Einfluss haben Arbeitsbedingungen auf die Gesundheit?
10. Welchen Einfluss haben private Lebensformen auf die Gesundheit?
11. Was versteht man unter dem Begriff Gesundheitskompetenz und inwiefern nimmt diese Einfluss auf die Gesundheit?

Teil III Prävention und Gesundheitsförderung

Nach dem Studium dieses Abschnitts sollten Sie ...

... die Begriffe „Prävention“ und Gesundheitsförderung kennen, die Unterschiede erklären und die Vor- und Nachteile diskutieren können.

... wissen, wie man Präventionsmaßnahmen klassifizieren kann.

... den Unterschied zwischen primärer, sekundärer und tertiärer Prävention kennen und anhand von Beispielen erklären können.

... wissen, was die Begriffe „Verhaltensprävention“ und „Verhältnisprävention“ bedeuten.

... den Unterschied zwischen Gesundheitsaufklärung, Gesundheitsberatung, Gesundheitserziehung und Gesundheitsbildung erklären können.

... den ganzheitlichen Ansatz von Gesundheitsförderung verstehen und mithilfe des Konzepts „Empowerment“ erklären können.

... am Beispiel „Schule“ die Unterschiede zwischen Gesundheitserziehung und Gesundheitsförderung erklären können.

In unserem Sprachgebrauch werden die beiden Begriffe „Prävention“ und „Gesundheitsförderung“ oft gleichgesetzt oder miteinander vermischt. Umso wichtiger ist es, dass Pflegepersonen den Unterschied kennen, denn sie haben tagtäglich sowohl mit Gesundheitsförderung als auch mit Prävention zu tun.

Gesundheitsförderung ist ein Ansatz, der alte Gewohnheiten überwindet – Gewohnheiten, die sich im Sinne der **Prävention** auf die Vermeidung von Risikofaktoren und die Abschirmung von Lebensrisiken beschränken und mit einer sehr negativ besetzten Begrifflichkeit verbunden sind. Die Gesundheitsförderung hingegen stellt etwas Positives – die Gesundheit – in den Mittelpunkt all ihrer Bemühungen. Der Begriff „Förderung“ beinhaltet einen weiteren positiven Aspekt, nämlich den Ansatz der Unterstützung. Die wachsende Bedeutung des positiven Ansatzes der Gesundheitsförderung bringt daher einen **Paradigmenwechsel** mit sich. Damit steht die Frage, wie man die eigene Gesundheit erhalten kann, stärker im Vordergrund als die Frage, wie man Krankheiten vermeidet.

Um den Unterschied zwischen Prävention und Gesundheitsförderung zu verstehen, werden die beiden Bereiche im Folgenden näher erörtert.

Paradigma
Beispiel, beispielhafte Struktur, Muster. Ein Paradigma bezeichnet auch die gerade gängige Auffassung innerhalb einer Wissenschaft. Diese Auffassung kann sich im Lauf der Zeit ändern. Eine solche Veränderung nennt man Paradigmenwechsel.

4 Prävention

Der Begriff „Krankheitsprävention" entwickelte sich in der Sozialmedizin des 19. Jahrhunderts im Zusammenhang mit Fragen der Hygiene und Volksgesundheit. Die Vermeidung von Krankheiten ist das Hauptanliegen der Prävention. Durch sie soll die Verbreitung und Häufigkeit von Krankheiten reduziert werden; damit ist die Nähe zur Medizin gegeben.

Krankheitsprävention und Gesundheitsförderung können als Interventionsformen angesehen werden. Die Intervention besteht bei der Prävention im Abwenden von Krankheiten und setzt damit pathogenetische Kenntnisse voraus – also Wissen über die Entstehung, Verbreitung, die Symptomatiken und Verläufe von Erkrankungen (vgl. Hurrelmann/Klotz/Haisch 2004, S. 11 f.).

Prävention

„prae" (lat.) = vor; „venire" (lat.) = kommen. „Praevenire" heißt also „vorher kommen", „davor kommen". Das passendste deutsche Wort ist „zuvorkommen".

Das Wort „**Prävention**" bedeutet im ursprünglichen Sinn „zuvorkommen". Im Zusammenhang mit Gesundheit meint es daher, „einer Erkrankung zuvorzukommen".

Unter „Krankheitsprävention" versteht man all jene Maßnahmen, die das Auftreten bestimmter Krankheiten verhindern sollen.

Ein gutes Mittel, um Krankheiten zu verhindern, ist die **Beseitigung von Risikofaktoren**. Ein Ziel von Prävention ist es daher, die Entstehung von Krankheiten zu vermeiden, indem man Risikofaktoren ausschaltet.

Der ideale Zeitpunkt für präventive Maßnahmen orientiert sich daran, wann und wie sich die sogenannten Risikofaktoren entfalten und wie sie wirken. Diese Risikofaktoren können in drei Gruppen unterteilt werden:

1. genetische, physiologische und psychische Dispositionen;
2. behaviorale Dispositionen, Verhalten;
3. regionale, umweltbezogene Dispositionen.

Präventionsmaßnahmen beruhen auf statistischen Berechnungen großer Populationen bzw. einer Vielzahl von Fällen, genauer auf einer sogenannten Wahrscheinlichkeitsbasis; nach dem heutigen Stand empirischer Forschung ist aber keine exakte (d. h. auf ein Individuum bezogene) Wahrscheinlichkeitsaussage möglich, wenn es darum geht, Risikofaktoren herauszufinden. Das macht es manchmal sehr schwer, Menschen davon zu überzeugen, gewisse Verhaltensweisen aufzugeben, denn es gibt umgekehrt sehr viele Menschen, die ihr ganzes Leben lang mit Risikofaktoren leben und sich noch im hohen Alter augenscheinlich bester Gesundheit erfreuen.

Wie oben bereits erwähnt, verlangt Prävention Fachwissen über Erkrankungen sowie deren Ursachen und Auswirkungen – vielen Krankheiten liegen komplexe Auslöser zugrunde. Viele Risikofaktoren, wie z. B. Übergewicht, haben auch multiple Auswirkungen, d. h. sie sind nicht nur Auslöser für eine Erkrankung, sondern für ein ganzes Krankheitsspektrum (vgl. Hurrelmann/Klotz/Haisch 2004, S. 12 f.). Insofern sind hier direkte Ursache-Wirkungs-Beziehungen nicht eindeutig festzumachen.

Damit die Entstehung von Krankheiten vermieden werden kann und Präventionsmaßnahmen wirksam durchgeführt werden können, müssen verschiedene Berufsgruppen und Organisationen zusammenarbeiten: Pflegekräfte, Mediziner, Soziologen, Psychologen, Pädagogen, Sport- und Ernährungswissenschaftler u. v. a.

4.1 Formen von Präventionsmaßnahmen

Präventive Maßnahmen können nach verschiedenen Gesichtspunkten klassifiziert werden. Man unterscheidet Präventionsmaßnahmen

- nach dem **Zeitpunkt**,
- nach dem **Ziel** oder
- nach der **Methode**, die angewendet wird.

Innerhalb dieser Einteilung kann man weitere Differenzierungen treffen.

klassifizieren
einteilen, sortieren, ordnen, in Gruppen oder Klassen einteilen

Differenzierung
Unterscheidung, Abstufung, Aufgliederung

Einteilung der Präventionsmaßnahmen		
nach dem Zeitpunkt	**nach dem Ziel**	**nach der Methode**
primäre Prävention	Verhaltensprävention	Gesundheitsaufklärung
sekundäre Prävention	Verhältnisprävention	Gesundheitsberatung
tertiäre Prävention		Gesundheitserziehung
		Gesundheitsbildung

Tabelle 1
Einteilung der Präventionsmaßnahmen

4.1.1 Die Unterscheidung nach dem Zeitpunkt

In Bezug auf den Zeitpunkt unterscheidet man primäre, sekundäre und tertiäre Prävention.

Primäre Prävention setzt ein, noch bevor Anzeichen für eine Krankheit zu sehen sind. Unter primärer Prävention versteht man daher Maßnahmen, die das Auftreten einer Krankheit verhindern sollen.

Primäre Prävention ist oft unspezifisch und kann die gesamte noch gesunde Bevölkerung ansprechen. Beispiele dafür sind etwa Aufklärung über gesunde Ernährung, über die Bedeutung von Bewegung oder über die Folgen des Nikotinkonsums, um zu verhindern, dass z. B. Jugendliche zur Zigarette greifen. Ein weiteres Beispiel ist die Durchführung von Schutzimpfungen.

Primärprävention umfasst die Vermeidung exogener Schädigungen (d. h. Schädigungen durch Einflüsse von außen) oder die Verhinderung eines personengebundenen Risikos (Rauchen, Trinken, ungesunde Ernährung, Stress etc.).

exogen
von außen verursacht; von „exo" (griech.) = von außen kommend; „genes" (griech.) = verursachend

Screening
(engl.) = Überprüfung. Screening-Programme = groß angelegte Untersuchungen bestimmter Bevölkerungsgruppen, z. B. großflächige Durchführung von Mammografien an bestimmten Gruppen von Frauen zur Brustkrebsvorsorge

Sekundäre Prävention setzt ein, wenn bereits Anzeichen einer Erkrankung vorliegen. Um Krankheiten bereits im Frühstadium zu erkennen, wurden spezielle Instrumente, sogenannte „**Screeningprogramme**", entwickelt. Ziel der sekundären Prävention ist also die Früherkennung von Krankheiten und die Verhinderung ihres Fortschreitens. Sie umfasst daher alle Maßnahmen, mit deren Hilfe man symptomlose Frühstadien von Krankheiten erkennen kann. Eine solche Maßnahme ist z. B. die Gesundenuntersuchung. In Österreich etwa haben im Jahr 2013 ca. 1,1 Millionen Menschen eine Vorsorgeuntersuchung durchlaufen.

Tertiäre Prävention setzt erst dann ein, wenn eine Krankheit bereits ausgebrochen ist. Ihr Ziel ist es, die Verschlimmerung einer bereits vorhandenen Erkrankung hintanzuhalten oder zu vermindern. Tertiäre Prävention will also Folgeschäden oder das Wiederauftreten einer Erkrankung verhindern. In vielen Fällen spricht man auch von Rückfallverhütung. Eine tertiäre Präventionsmaßnahme ist z. B. die Beratung von Diabetikern, wie sie ihre Diät am besten einhalten können. Dadurch versucht man Folgeschäden, wie z. B. eine Schädigung der Gefäße durch hohen Blutzuckerspiegel, zu vermeiden.

Formen der Prävention			
	Primärprävention	**Sekundärprävention**	**Tertiärprävention**
Zeitpunkt der Intervention	vor Eintreten einer Krankheit	im Frühstadium einer Krankheit	nach Manifestation, Akutbehandlung
Ziel der Intervention	Verringerung der **Inzidenz**	Eindämmung der Progredienz oder Chronifizierung	Verhinderung von Folgeschäden
Adressaten	Gesunde	Gesunde mit versteckten Symptomatiken	Patienten mit chronischen Erkrankungen/ Rehabilitation

Tabelle 2
Formen der Prävention
(nach Hurrelmann/Klotz/Haisch 2004, S. 33)

Inzidenz
Häufigkeit von Neuerkrankungen

4.1.2 Die Unterscheidung nach dem Ziel

In Bezug auf das Ziel von Prävention unterscheidet man zwischen *Verhaltens*prävention und *Verhältnis*prävention.

Unter **verhaltenspräventiven Maßnahmen** versteht man einerseits Strategien, durch die gesundheitsfördernde Verhaltensweisen (z. B. gesunde Ernährung, Bewegung) verstärkt werden sollen, andererseits Strategien, durch die gesundheitsriskante Verhaltensweisen (z. B. falsche Ernährung, Rauchen, Alkohol) vermieden oder verändert werden sollen.

Verhaltenspräventive Maßnahmen bestehen in der **Gesundheitsaufklärung, Beratung und Information**. Auf diese Weise will man das Wissen über Gesundheitsrisiken vermehren und die Aufmerksamkeit in Bezug auf Gesundheit steigern. Erfolgt dann noch eine Unterstützung im Sinne der Gesundheitserziehung, so ist eine Verhaltensänderung möglich. Darüber hinaus gibt es verhaltenstheoretische Programme, welche zu Veränderungen im Verhalten führen sollen, z. B. zur Raucherentwöhnung oder Ernährungsumstellung.

Man muss sich an dieser Stelle jedoch die Frage stellen, inwiefern Verhaltensprävention in den letzten Jahren zu Erfolgen geführt hat. Hat sich das Suchtverhalten der Bevölkerung (Nikotin, Alkohol) durch diese Aufklärungsmaßnahmen drastisch verändert? Oder bedarf es weiterer Schritte? Häufig spricht man von Reizüberflutung, d. h. dass zu viele, sich überschneidende oder auch einander widersprechende, Informationen in die Bevölkerung gelangen. Verschiedene Informationen wie z. B. die auszugsweise Veröffentlichung von Studien, deren Ergebnisse man jedoch immer im Gesamtzusammenhang sehen muss, führen oft zu Verunsicherungen. So benötigt man etwa zur Suche nach Informationen im Internet oder beim Erfassen und Deuten von gesundheitsbezogenen Informationen aus dem Netz natürlich entsprechende Kompetenzen, um diese sachgemäß beurteilen und angemessen auf die je eigene Situation beziehen zu können. In der Folge kann die Überflutung mit Informationen und Hinweisen, wie man sich zu verhalten hat, dem ursprünglichen präventiven Ziel schaden und einen gegenteiligen Effekt auslösen, nämlich die Bevölkerung passiv und gleichgültig machen. Jedem von uns sind Aussagen bekannt wie „Dies sollte man vermeiden, und jenes darf man auch nicht …", woran sich häufig die Frage knüpft: „Was ist denn dann eigentlich wirklich gesund?" Oft werden Aufklärungskampagnen nur von hoch motivierten und sehr selbstbestimmten Personen angenommen und zeigen bei diesen auch eine länger anhaltende positive Wirkung. Bei den Risikogruppen erzielen Aufklärungskampagnen jedoch vielfach keine oder keine positiven Folgen.

Verhaltenspräventive Maßnahmen richten sich an die gesamte Bevölkerung. Die Methode dieser Prävention ist eindeutig die flächendeckende Aufklärung. Um mit Verhaltensprävention erfolgreich zu sein, scheint aber das vermehrte Miteinbeziehen von Verhältnisprävention erforderlich zu sein.

Das Ziel der Verhältnisprävention ist die Kontrolle und Reduzierung bzw. Beseitigung von Gesundheitsrisiken, die durch die Umwelt- und Lebensbedingungen entstehen.

Verhältnispräventive Maßnahmen möchten äußere gesundheitsschädigende Einflüsse verändern, zielen also z. B. auf die Reinhaltung des Wassers oder auf die Verschärfung von Lebensmittelgesetzen ab. Diese Maßnahmen sind vor allem politischer und rechtlicher Natur und können in den meisten Fällen nur durch den Staat eingeleitet werden. Sie werden auch in den Einzelzielen der WHO genannt: z. B. Abbau der sozial bedingten gesundheitlichen Unterschiede, Bekämpfung der Luft- und Wasserverschmutzung, Umweltschutz, Müllvermeidung oder Lebensmittelsicherheit.

In den meisten Fällen kommt es erst nach der Aufdeckung von Gesundheitsschäden, die durch Umweltfaktoren verursacht wurden, zu einer Diskussion dieses Themas auf politischer Ebene, die dann manchmal zur Verabschiedung entsprechender Gesetze führt. Damit jedoch die verhältnispräventiven Maßnahmen, die in diesen Gesetzen festgeschrieben sind, auch tatsächlich wirksam werden, muss ständig an der Einhaltung und Verbesserung dieser Gesetze gearbeitet werden.

Verhaltens- und Verhältnisprävention rücken also jeweils unterschiedliche Ursachen und daher auch verschiedene Maßnahmen in den Mittelpunkt. Prävention ist heute meistens noch verhaltensorientiert, doch verhältnisbezogene Bedingungen und Einflussfaktoren werden zunehmend berücksichtigt.

Beispiel

Verhaltens- und Verhältnisprävention am Beispiel des Rauchens

Verhaltensprävention
Raucherkampagnen, Plakate, Veranstaltungen, Internetplattformen, Informationsbroschüren

Verhältnisprävention
Verbot des Tabakverkaufs an Kinder, Anbringen von Gesundheitswarnungen auf Zigarettenpackungen, Einschränkung des Rauchens an öffentlichen Plätzen, in Restaurants und Flugzeugen, Schaffung von rauchfreien Zonen

Gesundheitsverhalten und Verhältnisse beeinflussen sich gegenseitig. In der Verhaltensprävention müssen daher immer die kulturellen, sozialen, strukturellen und politischen Zusammenhänge, in welche die Menschen eingebunden sind, berücksichtigt werden. Daher sind Kombinationen von Maßnahmen der Verhaltens- und Verhältnisprävention sinnvoll (vgl. Lehmann 2003, S. 238 f.)

4.1.3 Die Unterscheidung nach der Methode

Zur Durchführung präventiver Maßnahmen können unterschiedliche Methoden eingesetzt werden. Man unterscheidet dabei zwischen Gesundheitsaufklärung, Gesundheitsberatung, Gesundheitserziehung und Gesundheitsbildung.

Gesundheitsaufklärung und Gesundheitsberatung

Unter **Gesundheitsaufklärung** versteht man Informationen über gesundheitliche Themen in Form von Massenkommunikation, meist durch Massenmedien. **Gesundheitsberatung** möchte ebenso Gesundheitsinformation vermitteln, tut dies jedoch in Form von Gesprächen (z. B. Einzel- oder Gruppenberatung).

Gesundheitsaufklärung und Gesundheitsberatung sind einander in gewisser Weise ähnlich: Bei beiden Begriffen handelt es sich um Methoden der Informationsvermittlung, die sich jedoch unterschiedlicher Mittel bedienen. Wesentlich ist, dass beide Methoden beim Zuhörer Motivation erzeugen wollen.

Gesundheitsaufklärung und Gesundheitsberatung versuchen also – oft mithilfe von (Massen-)Medien – Informationen über Gesundheit zu vermitteln. Je nach Zeitalter variieren hier die Darstellungsformen, die Themen und auch die Ratschläge. Grundsätzlich herrscht die Meinung vor, dass Informationen eindeutig und verständlich vermittelt werden sollen.

Dies ist sicher richtig, jedoch in einer Gesellschaft, in der Meinungsfreiheit herrscht, nur in den seltensten Fällen möglich. Zu jeder Meinung existieren immer auch Gegenpositionen, und weder vertreten Gesundheitswissenschaftler immer einhellig die gleiche Meinung noch sind ihre Botschaften immer eindeutig.

Gesundheitsaufklärung und Gesundheitsberatung versuchen also, **Motivation** für gesundheitsförderndes Verhalten zu erzeugen. Auf welche Weise geschieht das aber? Erzeugt z. B. die regelmäßige Wiederholung einer bestimmten Information bereits Motivation oder gar das gewünschte Verhalten? Oder ruft Wiederholung eher Langeweile hervor (vgl. Blättner 1997, S. 119)? Um all diese Fragen zu beantworten, müssen wir uns den Begriff „Motivation“ genauer ansehen.

Nach Reschke (1990) können drei Arten von Motivation unterschieden werden:

- Motivation durch Angst;
- Motivation durch Modelllernen;
- Motivation durch Sachinformation.

Obwohl manchmal immer noch mit **Angst** gearbeitet wird, ist nachgewiesen, dass man mithilfe von Angst keine Motivation für gesünderes Verhalten erzielen kann. Im Gegenteil – man verursacht bei der betreffenden Person eher unbewusste Schuldgefühle, ein anhaltend schlechtes Gewissen – und dadurch Stress, der sich nicht gesundheitsfördernd auswirkt.

Das **Modelllernen**, welches in Abschnitt V beschrieben wird, ist hingegen eine wirksame Methode zur Erzeugung von Motivation und hat seinen Stellenwert in der Gesundheitsförderung. Seine Wirksamkeit zeigt sich leider auch an unerwünschten Effekten: Der in der Werbung und den Medien als Modell oft propagierte Lebensstil (Alkohol, Zigaretten, Schlankheitswahn etc.) verstärkt ungesundes Verhalten. Ungesunde Lebensweisen werden hier als Symbol eines modernen und erstrebenswerten Lebens verkauft.

Motivation durch **Sachinformation** erfolgt in Form von Filmen, Broschüren oder Postern, aber auch Informationsveranstaltungen, Diskussionen, Netzwerkveranstaltungen; weiters werden gesundheitsspezifische Themen auch in Presse, Rundfunk und Fernsehen sowie im Internet behandelt.

Folgt man verschiedenen Kommunikationstheorien (wie z. B. der nach Luhmann 1987), so zeigt sich, dass Aufklärung sich eher im sozialen als im psychischen Bereich auswirkt. Das bedeutet: Erfolgreiche Aufklärung verändert die Bewertung von gesundheitsbewusstem Verhalten in der Gesellschaft. Sie muss jedoch nicht das Nachdenken des Einzelnen über sein gesundheitliches Verhalten zur Folge haben. Aufklärung muss also nicht zwangsläufig eine Wirkung auf den Einzelnen haben; sie verändert eher die Ansichten und Tendenzen der Gesellschaft. Ein Beispiel dafür ist das Thema „gesundheitsbewusste Ernährung“. Unter anderem durch die anhaltende öffentliche Diskussion dieser Frage, die nachdrückliche Empfehlung fettarmer Kost, die Betonung der Bedeutung von Vitaminen, Mineralstoffen und Spurenelementen kam es zur Entwicklung neuer, gesundheitsbewusster Produkte, stieg die Zahl der vegetarischen Restaurants, gewann die naturnahe Fleischproduktion an Bedeutung, wurde der „biologische Fruchtanbau“ ein geflügeltes Wort. All dies geschieht, ohne dass der Einzelne dazu gezwungen ist, die neuen Produkte und Möglichkeiten für sich in Anspruch zu nehmen bzw. für sich persönlich als notwendig anzusehen.

Eine andere Möglichkeit der Aufklärung sind **gesetzliche Vorschriften**. Auch sie sagen etwas darüber aus, ob ein Verhalten gesundheitsschädlich ist oder nicht. Ein Beispiel dafür ist die Prohibition, das staatliche Verbot von Alkohol, wie es z. B. in den USA praktiziert wurde. Die **Prohibition** hat nicht zum Verzicht auf Alkohol geführt, ebenso wie das gesetzliche Drogenverbot nicht verhindert, dass es nach wie vor Drogenkonsum und Drogentote gibt (vgl. Blättner 1997, S. 120).

Prohibition
Das englische Wort „Prohibition“ kommt von „prohibere“ (lat.) = jemanden hindern an oder fernhalten von etwas, jemanden von etwas abhalten. „Prohibitio“ (lat.) = Verbot. Hier bedeutet Prohibition ein staatliches Alkoholverbot, wie es z. B. in den USA von 1920 bis 1933, vereinzelt sogar noch bis 1966, in Kraft gewesen ist.

Gesundheitserziehung und Gesundheitsbildung

Gesundheitserziehung bezieht sich – wie schon das darin enthaltene Wort „Erziehung“ erkennen lässt – hauptsächlich auf **Kinder und Jugendliche**.

Sie findet z. B. in Kindergärten oder Schulen statt und bildet dort meist einen fixen Bestandteil der Lehrpläne. Der Gesundheitserziehung liegt die Vorstellung zugrunde, dass man objektiv feststellen kann, was ein Mensch zu tun hat, um gesund zu bleiben. Gesundheitserziehung möchte also Verhalten vermeiden, das Gesundheitsrisiken birgt.

Eines der Hauptprobleme der Gesundheitserziehung ist die zumeist mangelnde Einsicht und Mitarbeit, die fehlende **Compliance** derer, die „erzogen“ werden (sollen). Weitere Probleme und auch Kritikpunkte sind, dass Gesundheitserziehung krankheitsorientiert ist, ein **mechanistisches** Menschenbild vertritt und in keiner Weise die persönliche Biografie des Einzelnen berücksichtigt.

compliance
(engl.) = Einverständnis, Einwilligung, Befolgung, Willfährigkeit. Gemeint ist hier die Mitarbeit einer Person an einem Prozess.

mechanistisch
nur mechanische Ursachen anerkennend

Gesundheitsbildung hingegen spricht eine andere Zielgruppe an, nämlich die der **Erwachsenen**. Dementsprechend findet sie im Regelfall an Institutionen der Erwachsenenbildung statt.

Alltagskompetenz
Fähigkeit(en) zur Bewältigung des täglichen Lebens

Zusammenfassend kann man sagen: Gesundheitsbildung und -erziehung schaffen die Möglichkeit, sich bewusst mit der Gesundheitsproblematik auseinanderzusetzen und dabei etwas zu lernen. Ziel ist **Wissensvermehrung**, die zur Entwicklung von Alltagskompetenzen führen soll.

4.2 Kritik am Konzept der Prävention

Das Konzept der Prävention hat vor allem in jüngerer Zeit immer wieder Anlass zu Kritik gegeben. Dies hat verschiedene Gründe: Zunächst kann der Appellcharakter von Prävention in lerntheoretischer Hinsicht problematisch sein, denn jedes Individuum ist in gesellschaftliche Verhältnisse eingebettet und sein Verhalten wird von diesen Verhältnissen zumindest beeinflusst. Und nicht zuletzt unternimmt Prävention einen Blick in die Zukunft und macht Aussagen über sie – wohl wissend, dass die Zukunft (insbesondere eine konkrete Zukunft) unserem Zugriff aus prinzipiellen Gründen entzogen ist (vgl. Dürr 2011, S. 23).

Vereinfacht gesagt, basiert Prävention auf dem Grundgedanken: „Ich sage dir, was du vermeiden sollst, und du vermeidest es!" Prävention baut also darauf, dass Menschen ihr Verhalten überdenken und gegebenenfalls ändern, wenn man ihnen sagt, was sie richtig und was sie falsch machen. Der „erhobene Zeigefinger", das Predigen, die immer wiederkehrende Information darüber, was der Gesundheit schadet, hat sich in der Praxis aber nicht als zielführend erwiesen. Viele Patienten, überhäuft mit Hinweisen und Verboten, haben die gesundheitsschädigende Wirkung ihres Verhaltens kognitiv meist verstanden. Kognitives Verhalten allein führt jedoch noch nicht zur gewünschten Verhaltensänderung. Ein Grund dafür ist, dass Verhaltensweisen meistens eng mit dem Lebensstil verknüpft sind, der wiederum gesellschaftlich und kulturell geprägt ist und nicht nach Belieben verändert werden kann. Verhaltensweisen sind nicht einfach austauschbar. Sie stehen miteinander in Zusammenhang und bilden oft ein eigenes, sinnvolles Muster. Daher wäre es z. B. wichtig, nicht nur eine Verhaltensänderung zu verlangen, sondern andere **(gesündere) Verhaltensmuster** aufzuzeigen, die zum Lebensstil der betreffenden Person passen. Sehr oft haben gesundheitsschädigende Verhaltensweisen ja auch eine spezielle Funktion. Sie helfen z. B. bei Belastung und Überforderung, sind also in gewisser Hinsicht nützlich, während sie in anderer Hinsicht – nämlich in Bezug auf die Gesundheit – schädlich sind.

Auch **gesellschaftliche Normen** beeinflussen das individuelle Handeln. Gesundheitsschädigendes Verhalten wie etwa das Rauchen ist z. B. nicht nur gesellschaftlich akzeptiert, es bekommt (u. a. durch die Medien) sogar ein positives Image. (Rauchen etwa wurde in der Werbung vielfach mit Abenteuer und „Coolness" verbunden, Filmhelden meistern schwierige Situationen nur mit der obligatorischen Zigarette, wenngleich sich die inhaltlichen Pointierungen z. T. insofern verändert haben, als nunmehr ein Exklusivitätsgedanke – man denke nur an das Zigarrenrauchen, die Zigarrenklubs – hinzutritt, usw.)

Ein weiterer Kritikpunkt ist, dass Prävention – auch wenn man den Schwerpunkt auf primäre Prävention legt – immer ein **negativer und krankheitsorientierter** Ansatz bleibt. Auch Verhaltensprävention, die ja am Menschen orientiert ist, entgeht dieser Kritik nicht, denn auch ihr liegt eine eingeschränkte Sichtweise zugrunde: Sie berücksichtigt keine individuellen Komponenten und fördert nicht die Kompetenz des Einzelnen (vgl. Hurrelmann 1999, S. 29 ff.).

Zur Abrundung sei an dieser Stelle auf ein Paradoxon hingewiesen, das dem Begriff von Prävention als „Zuvorkommenheit" grundsätzlich innewohnt: Dahinter steht das durchaus alltagstaugliche Konzept einer „weisen Voraussicht". Die daraus resultierenden Handlungen haben aber das Ziel, „... einer Zukunft zuvorzukommen, die, wenn man ihr nicht zuvorkäme, anders und schlechter ausfiele, als wenn man ihr zuvorgekommen wäre" (Fuchs 2008, zit. nach Saake/Vogd 2008, S. 1).

Das mutet insofern problematisch an, als einzelne Ereignisse, die in der Zukunft möglich scheinen und somit in der Zukunft Realität werden könnten, Finalursache ihrer Verhinderung werden. Eine Finalursache bezeichnet den Grund, warum eine Handlung ausgeführt wird. Es läuft hier also letztlich darauf hinaus, dass es in der Zukunft eine Ursache für eine Handlung gibt (geben könnte), die es aber nicht geben soll. Da klar ist, dass keiner Zukunft irgendeine Realität unterstellt werden kann, stellt sich die Frage, wie denn empirisch belegt werden könnte, dass eine nicht existierende Zukunft eingetroffen ist. (Fuchs 2008, zit. nach Saake/Vogd 2008, S. 2)

5 Gesundheitsförderung

"Health is a positive concept emphasizing social and personal resources as well as physical capacities. Therefore, health promotion is not just the responsibility of the health sector, but goes beyond healthy life-styles to well-being." (WHO 1986)

Gesundheitsförderung umfasst sämtliche vorbeugenden Handlungen und Maßnahmen, die die Lebensbedingungen und Lebensweisen, die für die Gesundheit von Bedeutung sind, beeinflussen. Dies ist ein sehr breiter Ansatz, der medizinische wie auch hygienische, psychische, kulturelle, soziale, wirtschaftliche und ökologische Bereiche betrifft.

Die Weltgesundheitsorganisation (WHO) hat seit der **Konferenz von Alma-Ata** (Kasachstan) im Jahr 1978 in mehreren Anläufen versucht, ein Programm zu entwickeln, das zu neuen gesundheitspolitischen Konzepten in den Industriestaaten und den Entwicklungsländern führen sollte. Ausgangspunkt dabei war die Frage, mit welchen Maßnahmen und Mitteln die Gesundheit der Menschen durch strukturelle und politische **Initiativen** einerseits und durch persönliche Unterstützung andererseits gefördert werden kann (vgl. Laaser/Hurrelmann 1998, S. 395 f.).

Initiative
erste Anregung zu einer Handlung

In der Ottawa-Charta der WHO zur Gesundheitsförderung wird dieser Begriff erstmals beschrieben. Gesundheitsförderung – so führt die Charta aus – ist ein Prozess, in dessen Zentrum Menschen stehen, die in hohem Maße selbstbestimmt über ihre Gesundheit verfügen. Um aber diese Selbstbestimmung leben zu können, müssen sie zuallererst ein Verständnis für Gesundheit entwickeln. Sowohl der Einzelne wie auch Gruppen und Gesellschaften müssen lernen, ihre Gesundheit – und dazu gehören auch ihre Wünsche und Hoffnungen – wahrzunehmen, um ein eigenes, persönliches Gesundheitsverständnis zu entwickeln. Auf diese Weise soll Gesundheit zu einem Teil des täglichen Lebens werden.

Aus dieser Umschreibung von Gesundheitsförderung ergeben sich drei Punkte, die wichtig sind und die man sich vor Augen halten sollte:

- Aus diesem Verständnis von Gesundheitsförderung erwächst die Aufgabe, den Menschen beizubringen, wie sie gesund bleiben können – d.h. ihnen **Kompetenzen zur Erhaltung ihrer Gesundheit** zu vermitteln.
- Ein weiterer zentraler Punkt der Ottawa-Charta ist das Verständnis des individuellen Verhaltens: Gesundheitsförderung versteht das persönliche Verhalten des Einzelnen immer auch als **soziales Verhalten**, d.h. das Verhalten des Einzelnen hängt nicht nur von ihm selbst ab, sondern wird auch von der Gesellschaft beeinflusst.
- Da das Gesundheitsverhalten so eng mit dem ganzen Lebensstil eines Menschen verknüpft ist, ist es notwendig, sich mit diesem zu beschäftigen. Die WHO hat daher ein **„Lebensweisenkonzept"** entworfen, das sich mit den wesentlichen Fragen des „alltäglichen" Lebens beschäftigt. Dazu zählen Bereiche wie Haushaltsführung, Verhalten am Arbeitsplatz, Konsum- und Freizeitverhalten, die Gestaltung sozialer Kontakte, Kindererziehung, Ernährung, Gesundheits- und Altersvorsorge, laienmedizinische Krankheitsbehandlung, Formen von Trauer und Abschied, Bedeutung und Ausdruck von Symbolen der Zugehörigkeit (z.B. Kleidung, Einrichtung etc.) oder die Formen der Inanspruchnahme sozialstaatlicher Leistungen. Wie ein Mensch die angeführten Lebensbereiche handhabt und wie er sich in ihnen verhält, ist Ausdruck einer **soziokulturell** gewachsenen, individuellen und gleichbleibenden Lebensweise. Diese weiterbestehende Lebensweise, die man über Jahre und Jahrzehnte hinweg beibehält, vermittelt Stabilität, Vorhersehbarkeit und Sicherheit im Alltag. Aufgrund all dieser Vorteile leistet sie Widerstand gegenüber Veränderungen. Sie ist stark in der Gefühlswelt des Menschen verankert, weil sie sich über gemeinsam geteilte Werte, Normen, Sprachformen etc. ausdrückt. Veränderungen des Lebensstils, der persönlichen Lebensweise, sind daher häufig mit gesellschaftlichen Veränderungen verbunden – d.h. man verändert seine Lebensweise häufig nur dann, wenn die Umwelt bzw. die Gesellschaft sich ändert. Dieser tief greifenden Zusammenhänge muss man sich bewusst sein, wenn man versucht, das gesundheitsschädliche Verhalten eines Menschen zu beeinflussen (vgl. Hurrelmann 1999, S. 33).

soziokulturell
Zusammensetzung aus „sozial" und „kulturell". Sozial (lat.) = gesellschaftlich, die Gemeinschaft oder Gesellschaft betreffend. Soziokulturell bedeutet daher „die Gesellschaft und ihre Wertesysteme betreffend".

5.1 Ansätze und Methoden der Gesundheitsförderung

Gesundheitsförderung muss gleichzeitig **partizipatorisch und ganzheitlich** gesehen werden:

ganzheitlich
auf eine Ganzheit bezogen, über einzelne Fächer o. Ä. hinausgreifend

partizipieren
Anteil haben, teilnehmen

- Der ganzheitliche **Ansatz** versteht Gesundheit als Teil der gesamten Umwelt des Menschen, als Teil seiner Lebensbedingungen. Er hebt den Gegensatz zwischen (menschlichem) Verhalten und Verhältnissen (Lebensumwelt) auf.
- Der partizipatorische **Ansatz** muss etwas ausführlicher beschrieben werden: Gesundheitsförderung möchte die Menschen dabei unterstützen, Selbstbestimmung über ihre Gesundheit zu erlangen. Ihr Ziel ist es, den Menschen beizubringen, wie sie die Bedingungen für eine gesunde Lebensumwelt selbst schaffen können. Dazu gehört auch, Verantwortung für die eigene Gesundheit zu übernehmen und diesbezüglich Entscheidungen zu fällen. Genau dazu möchte Gesundheitsförderung befähigen. Um dieses Ziel zu erreichen, darf sie aber nicht die Aufgabe einer Berufsgruppe bleiben, sondern muss die Aufgabe vieler Berufsgruppen werden – Berufsgruppen, die nicht nur im Gesundheitssektor, sondern auch im Bildungsbereich und in sozialen Einrichtungen sowie in der Wirtschaft tätig sind.

Der Paradigmenwechsel im Bereich der Gesundheit vollzieht sich anhand der Selbstbestimmung. Die Selbstbestimmung des Einzelnen ist ein zentrales Anliegen der Gesundheitsförderung.

Diese Entwicklung bringt es mit sich, dass Gesundheitsförderung zu einer eigenen akademischen Qualifikation geworden ist, deren Grundlage die Forschung ist. Dies birgt aber wiederum eine Gefahr – und zwar die, dass das Wissen über Gesundheit nur mehr Experten vorbehalten ist. Gesundheitsförderung muss jedoch jeden Einzelnen zur **Selbstbestimmung** über seine eigene Gesundheit befähigen. Das bedeutet, dass nicht mehr der Gesundheitsexperte, sondern der Einzelne selbst der wahre Experte für seine Gesundheit ist. Das heißt nicht, dass es keine Fachleute geben soll. Entscheidend ist nur, dass das Wissen nicht bei den akademisch qualifizierten Gesundheitsfachleuten bleiben darf, sondern an Personen weitergegeben werden muss, die dem Einzelnen dabei helfen, zum Experten für seine eigene Gesundheit zu werden und Verantwortung für sie zu übernehmen. Am Schluss – und dies ist das Ziel der Gesundheitsförderung – müssen Wissen und Expertentum beim Einzelnen liegen (vgl. Ewles/Simnett 1999, S. 47).

Damit dieser Prozess in Gang kommt und das Wissen am Ende tatsächlich zum einzelnen Menschen gelangt, muss dieser als eigenständige Person wahrgenommen werden, mit all seinen Bedürfnissen und seiner Persönlichkeit. Diese „**Subjektorientierung**" ist sehr wichtig, um den Alltag des Einzelnen genau kennenzulernen und ihm zu zeigen, wie er mit seinem täglichen Verhalten auf seine Gesundheit einwirkt.

Berücksichtigt man diese Faktoren, so entsteht eine „partizipative“ Praxis. Das bedeutet, dass man an der Lebensweise des Einzelnen teilnimmt in dem Sinne, dass man sie berücksichtigt und respektiert. Nicht der Gesundheitsexperte bestimmt dann das Leben des Menschen und plant es neu, sondern er respektiert die Lebenswelt seines **Klienten** und bindet die professionelle Praxis in diese Lebenswelt ein.

Klient
Auftraggeber; Kunde bestimmter, meist freiberuflich tätiger Berufsgruppen (Anwälte, Psychotherapeuten ...); eine Bezeichnung für Menschen, die eine bestimmte Leistung in Anspruch nehmen, z. B. Hauskrankenpflege. Das Wort kommt von „cliens“ (lat.) = der Hörige, Schützling, Gehilfe

Die persönlichen, laienhaften Gesundheitskonzepte, die der Einzelne sich im Laufe seines Lebens zurechtgelegt hat, erhalten auf diese Weise einen zentralen Stellenwert. Ziel der Gesundheitsförderung ist also weder die unmittelbare Heilung von körperlichen oder psychischen Störungen noch die unmittelbare Veränderung der Persönlichkeitsstrukturen oder Lebenswelten. Vorrangiges Ziel ist vielmehr die Stärkung und Entfaltung gesund machender Aktivitäten und Ressourcen. Die Heilung von Krankheiten und die Veränderung des Lebensstils sind eine Folge dieser Stärkung der Ressourcen (Faltermaier et al. 1998, S. 197 ff.). Die Anliegen der Gesundheitsförderung sind Befähigung und Unterstützung der Menschen, damit sie verantwortungsvoll mit ihrer Gesundheit umgehen können. Dies wird mit dem Begriff **Empowerment** umschrieben.

Gesundheitsförderung und Prävention sind also grundlegende Strategien zur Verbesserung und Erhaltung der Gesundheit. Prävention als herkömmliches Konzept stützt sich auf Reduktion bzw. Vermeidung von Risikofaktoren. Gesundheitsförderung ist eine neue Entwicklung und stützt sich auf die Erhaltung von Gesundheitsressourcen und die Stärkung von Handlungskompetenz.

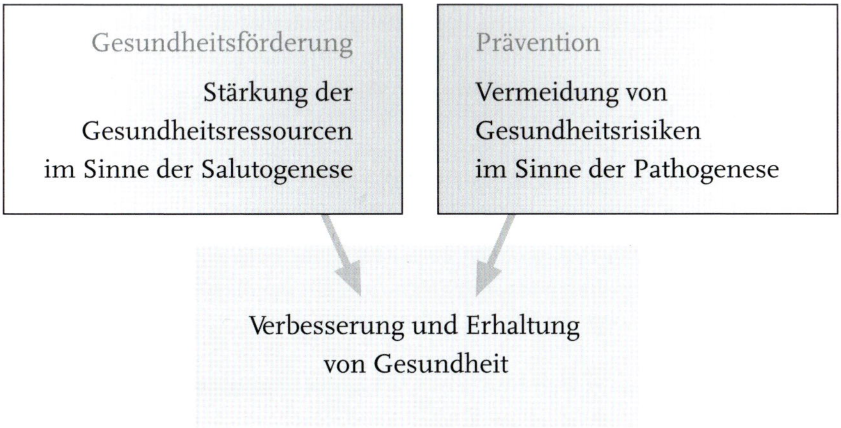

Abbildung 6
Gesundheitsförderung und Prävention als grundlegende Strategie zur Erlangung von Gesundheit

5.1.1 Das Konzept des „Empowerment“

Empowerment
(engl.) = Ermächtigung, Befähigung (von „to empower“ = ermächtigen, befähigen)

Das Konzept des „**Empowerment**“ stammt aus den USA und wurde dort im Zusammenhang mit der Bürgerrechtsbewegung der Afroamerikaner und der Frauenbewegung des 20. Jahrhunderts kreiert. Es ist für die Arbeit mit und für Gesundheit von besonderer Bedeutung. In der Gesundheitsförderung wurde der Begriff in den 1980er-Jahren in Anlehnung an die WHO-Definition von Gesundheitsförderung eingeführt.

Da Gesundheitsförderung die Befähigung zur Selbstbestimmung und autonomen Lebensführung betont, nimmt Empowerment hier einen wesentlichen Stellenwert ein.

Empowerment ist ein Prozess, durch den Menschen, Organisationen, Gemeinschaften oder Gesellschaften in die Lage versetzt werden, Kontrolle über ihr Leben und ihre Lebensbedingungen auszuüben und ihre Ziele zu erreichen.

Ein Teil der Schwierigkeit, den Begriff „Empowerment" zu definieren, liegt darin, dass er bei verschiedenen Menschen in ihren verschiedenen Lebenssituationen und Beziehungen unterschiedlich in Erscheinung tritt. So spielt Empowerment nicht nur in der Gesundheitsförderung, sondern auch in der Selbsthilfe, der Psychiatrie, der Jugendhilfe, der Organisationsentwicklung oder allgemein in der Abschaffung diskriminierender Lebensbedingungen eine wichtige Rolle. Durch den bislang vertretenen pathogenetischen Ansatz fehlt es zudem an positiven Definitionen, die nicht von einer „Sprache der Hilfsbedürftigkeit, der Schwächen und der Defizite" (Stark 2003, S. 29) gekennzeichnet sind. Der Begriff „Empowerment" wird daher häufig über das positive Gegenteil erschlossen.

Psychiatrie
ein Teilgebiet der Medizin, das sich mit der Erkennung sowie Behandlung von seelischen Störungen und Geisteskrankheiten beschäftigt

Defizit
Mangel

Allgemein gesagt, ist Empowerment eine **Strategie, die Menschen in verschiedenen Situationen ihre Stärken zugänglich machen soll**. Gesundheitsförderung, indem sie Empowerment anwendet, verfolgt zwei Ziele: 1. das Anbieten und Zuliefern von Ressourcen für den Einzelnen und 2. das Vorantreiben von Solidarität und die Förderung einer Politik bürgerschaftlicher Teilhabe (vgl. www.empowerment.de).

Solidarität
Gemeinsinn, Gefühl der Zusammengehörigkeit

„Empowerment zielt darauf ab, dass Menschen die Fähigkeit entwickeln und verbessern, ihre soziale Lebenswelt und ihr Leben selbst zu gestalten und sich nicht gestalten zu lassen. GesundheitsförderInnen sollen durch ihre Arbeit dazu beitragen, alle Bedingungen zu schaffen, die eine ‚Bemächtigung' der Betroffenen fördern und es ihnen ermöglichen, ein eigenverantwortliches und selbstbestimmtes Leben zu führen." (Stark 2003, S. 28)

Empowerment bewegt sich und wirkt auf unterschiedlichen Ebenen:

- auf **individueller Ebene**: indem man Menschen stärkt, Ressourcen erkennt und fördert; Menschen erleben sich dann nicht mehr als hilflos, sondern empfinden sich als Akteure;
- auf der **Ebene der Organisation**: Entscheidungen z. B. in Schulen werden gemeinsam getroffen: alle Betroffenen werden als Gestalter eingebunden;
- auf **struktureller Ebene**: durch die Schaffung von Rahmenbedingungen für Entscheidungen und ihre Durchführung (vgl. Herringer 2002).

Empowerment zeichnet sich durch die Abkehr vom Blickwinkel des Defizits aus, d. h. durch

- Vertrauen in die Stärken des Einzelnen, die es auch ermöglichen, kritische Situationen zu meistern;
- selbstbestimmte Lebensweise, Selbstverantwortung und Achtung vor der eventuell anderen Lebensweise;
- Zukunftsorientiertheit – kein Verharren im Rückblick.

In zahlreichen Studien hat man herausgefunden, dass die Fähigkeiten bzw. Möglichkeiten eines Menschen, das **eigene Leben selbst zu kontrollieren**, eine wesentliche Voraussetzung für körperliches und seelisches Wohlbefinden sind. Das entspricht dem salutogenetischen Ansatz.

Empowerment-Prozesse brauchen gewisse Rahmenbedingungen und können durch die Auseinandersetzung mit folgenden Fragestellungen gefördert werden:

- Unter welchen Bedingungen können Menschen ihre eigenen Ressourcen entdecken?
- Was trägt dazu bei, dass Menschen aktiv werden?
- Wie können Professionelle die Selbstorganisation unterstützen und fördern?
- Welche Auswirkungen haben solche Erfahrungen auf Menschen und Organisationen? (vgl. Stark 2003, S. 29)

Empowerment kann in der Gesundheitsförderung auf verschiedenen Ebenen gefördert werden, z. B. durch

- die Bereitstellung von Räumen, finanziellen Mitteln etc. und Beratung, um die Gemeinschaft und die Handlungsfähigkeit von Einzelpersonen, Gruppen oder Strukturen zu fördern; (vgl. beispielhaft Duflo 2013, S. 63 ff.)
- die Herstellung von Verbindungen zwischen den Ressourcen auf den verschiedenen Ebenen (Einzelperson, Gruppe, Strukturen).

Beispiel

Empowerment in der Stadtteilarbeit – ein Fallbeispiel aus den USA
(vgl. Stark 2003, S. 29 f.)

In einem Projekt, das sich an multi**ethnisch** bevölkerte Stadtteile in zwei Großstädten der USA (Baltimore und Milwaukee) richtete, wurde der Ansatz des Empowerment genutzt, um die Stärken der Gemeinschaft und die Kompetenzen der Bewohner zur Grundlage ihres Handelns zu machen (vgl. Biegel 1984). Dabei ging man von zwei Grundlagen des Empowerment aus:

- Möglichkeiten und Fähigkeiten, die bereits vor Ort vorhanden sind, müssen erkannt und genutzt werden;
- das Engagement bzw. der Einsatz der Einwohner muss als nützlich und erfolgreich erlebt werden können, die Ressourcen müssen gleich verteilt sein.

ethnisch
einer sprachlich und kulturell einheitlichen Volksgruppe angehörend; die Kultur einer Volksgruppe betreffend

Dies wurde in der Stadtteilarbeit auf folgende Weise konkret umgesetzt:

- Durch die Befragung von zentralen Personen und Meinungsführern dieser Stadtteile wurden soziale Probleme herausgefunden und es wurde nach Lösungen dafür gesucht;
- der Zugang zu Ressourcen und professionellen Beratungsdiensten wurde für die Bewohner erleichtert, umgekehrt konnte von den Einrichtungen erstmals Kontakt zu schwer erreichbaren Zielgruppen hergestellt werden. Es wurde erreicht, dass die Bevölkerung diese Dienste akzeptierte und diese ihr Fachwissen zur Verfügung stellen konnten;
- der Zugang zu sozialen Ressourcen (z. B. Selbsthilfegruppen, Kommunikationsworkshops für Familien), aber auch zu anderen Unterstützungsformen für die Bewohner wurde verstärkt.

Die Ergebnisse dieses Empowermentkonzepts waren folgende:

Stigmatisierung
Anprangerung, Brandmarkung; Zuordnung bestimmter, von der Gesellschaft als negativ bewerteter Merkmale

- Durch diesen Ansatz konnten Menschen erreicht werden, die Unterstützung brauchen, sich allerdings aus Angst vor **Stigmatisierung** nicht von psychosozialen Diensten helfen lassen wollen.
- Der Schwerpunkt lag auf der Nutzung von Stärken und Kompetenzen, z. B. von bereits vorhandenen Unterstützungssystemen. Selbstwertgefühl, Kompetenzen und Kraft wurden bestätigt und verstärkt.
- Das Stadtteilempowerment bezog das Wissen der BewohnerInnen mit ein, denn sie konnten Auskunft darüber geben, was dort funktionierte und was nicht.
- Durch die Herstellung von Zusammenhängen zwischen den Unterstützungssystemen der Bürger und den psychosozialen Diensten konnte professionelle Hilfe dort angeboten werden, wo sie nötig schien.

Setting
ein bestimmtes Umfeld, Lebensraum

Ein weiteres Konzept zur Gesundheitsförderung ist der „**Setting-Ansatz**“, wo sich gesundheitsunterstützende Maßnahmen nicht an den einzelnen Menschen und sein Verhalten, sondern an das soziale System, den Lebensalltag des Menschen, richten. Dieser Ansatz wird in Kap. 9.6 ausführlich besprochen.

5.2 Gesundheitserziehung versus Gesundheitsförderung

Um den Unterschied zwischen Gesundheitsförderung und Prävention deutlich zu machen, wollen wir die Gesundheitserziehung als eine Methode der Prävention herausgreifen und sie der Gesundheitsförderung gegenüberstellen.

Gegenüberstellung von Gesundheitserziehung und Gesundheitsförderung		
	Gesundheitserziehung	**Gesundheitsförderung**
Wie lautet das Ziel und wodurch wird es erreicht?	Wissensvermehrung bei Einzelpersonen oder Gruppen Gesundheitserziehung bezieht sich hauptsächlich auf Kinder und Jugendliche und findet z. B. in Kindergärten oder Schulen statt, wo sie meist einen fixen Bestandteil der Lehrpläne bildet. Ihr liegt die Vorstellung zugrunde, dass man objektiv feststellen kann, was ein Mensch zu tun hat, um gesund zu bleiben. Gesundheitserziehung möchte Verhalten vermeiden, das Gesundheitsrisiken birgt.	Entwicklung der Fähigkeit, mit Gesundheit und den sie beeinflussenden Faktoren umzugehen Dies wird erreicht durch die Stärkung der persönlichen Gesundheitsressourcen und durch Empowerment. Veränderung des Umfeldes: Reduktion schädlicher Einflüsse (z. B. schlechte Sitzmöbel), Verstärkung positiver Einflüsse (z. B. gesunde Jause) Gesundheitsfördernde Gestaltung der Umwelt: Schaffung von gesundheitsfördernden Lebenswelten (Setting-Ansatz)
Auf welche Weise wird Gesundheit zum Thema gemacht?	Partieller Ansatz: Gesundheit wird anhand einzelner Themen abgehandelt (z. B. Ernährung, Haltung ...).	Ganzheitlicher Ansatz: Gesundheit äußert sich körperlich (z. B. Haltung, Bewegung ...), psychisch (z. B. Genussfähigkeit, Stressresistenz ...) und sozial (z. B. Freundeskreis, soziale Stellung ...).
Wer ist die Zielgruppe?	Schüler	Alle Personen einer bestimmten Umwelt (z. B. in der Schule: Schüler und Lehrer; im Betrieb: Personal und Geschäftsführung etc.)
Welche Methoden der Wissensvermittlung werden angewendet?	Referate, Gruppenarbeiten, Exkursionen	Referate, Gruppenarbeiten, Exkursionen Soziales Lernen (Förderung und Steuerung des Umgangs der Schüler untereinander), Befähigung zu solidarischem Handeln, Vermittlung gesellschaftlich wichtiger Normen Methoden der Organisationsentwicklung (z. B. Qualitätsentwicklung), Projekte
Auftrag zu Gesundheitserziehung bzw. Gesundheitsförderung?	Meist Auftrag im Rahmen des allgemeinen Bildungsprinzips, z. B. im Turn- oder Biologieunterricht	Der Auftrag geht von einer Organisation aus, z. B. in der Schule von der Schulleitung, vom Gesundheitsförderungsteam an der Schule oder vom Netzwerk gesundheitsfördernder Schulen; auch eine Verankerung im Schulprofil ist möglich.

Tabelle 3
Gegenüberstellung von Gesundheitserziehung und Gesundheitsförderung

Tabelle 4
Überblick über die Maßnahmen von Prävention und Gesundheitsförderung

Die nachfolgende Tabelle gibt einen Überblick über die wesentlichen Begrifflichkeiten dieses Kapitels.

Präventionsmaßnahmen werden eingeteilt ...		
... nach dem Zeitpunkt	**... nach dem Ziel**	**... nach der Methode**
Primäre Prävention findet vor dem Auftreten einer Krankheit statt. Sie umfasst die Vermeidung exogener Schädigungen und die Verhinderung personengebundener Risiken (z. B. Rauchen, Alkoholmissbrauch, Bewegungsarmut, fettreiche Ernährung). Sie soll das Auftreten von Krankheiten verhindern. **Sekundäre Prävention** findet im Frühstadium einer Krankheit statt. Durch frühzeitiges Erkennen und Behandeln soll das Fortschreiten einer Krankheit verhindert werden. Sekundäre Prävention umfasst alle Maßnahmen zur Entdeckung symptomloser Frühstadien von Krankheiten. **Tertiäre Prävention** möchte die Verschlimmerung einer bereits bestehenden Erkrankung verhindern. Folgeschäden oder das Wiederauftreten der Erkrankung sollen hintangehalten werden.	**Verhaltensprävention** besteht in Maßnahmen, die gesundheitsschädigendes Verhalten verändern sollen. Durch Gesundheitsaufklärung und -beratung sollen Aufmerksamkeit geweckt und das Wissen über Gesundheitsrisiken vermehrt werden. **Verhältnisprävention** besteht in Maßnahmen zur Reduzierung äußerer gesundheitsschädigender Einflüsse und sind v. a. politischer und rechtlicher Natur.	**Gesundheitsaufklärung/ Gesundheitsberatung** Informationsvermittlung als Massenkommunikation (Gesundheitsaufklärung) oder im persönlichen Gespräch (Gesundheitsberatung) soll Motivation erzeugen, sich um seine eigene Gesundheit zu kümmern. **Gesundheitserziehung/ Gesundheitsbildung** Gesundheitserziehung richtet sich an Kinder und Jugendliche und findet daher im Elternhaus und in pädagogischen Einrichtungen statt. Gesundheitsbildung richtet sich an Erwachsene und findet in der Erwachsenenbildung statt. Gesundheitsbildung und -erziehung schaffen bewusst gestaltete Lernmöglichkeiten. Sie sollen Wissen vermehren und die Entwicklung von Alltagskompetenzen fördern.
Gesundheitsförderung		
Definition nach der WHO	**Ansätze und Methoden**	**Ziel**
Gesundheitsförderung ist ein Prozess, durch den alle Menschen ein erhöhtes Maß an Selbstbestimmung erlangen sollen. Um ein persönliches Gesundheitsverständnis entwickeln zu können, müssen Wünsche und Hoffnungen von Einzelmenschen und Gruppen wahrgenommen werden. Gesundheit muss Teil des täglichen Lebens sein (Ottawa-Charta, WHO).	**Empowerment** ist ein Prozess, durch den Menschen, Organisationen, Gemeinschaften und Gesellschaften in die Lage versetzt werden, Herrschaft über ihr Leben und ihre Lebensbedingungen zu erlangen. Empowerment ist Befähigung zur Selbstbestimmung im Sinne der Gesundheitsförderung.	Entwicklung der Fähigkeit (Kompetenz), mit Gesundheit und den sie beeinflussenden Faktoren umzugehen. Dazu sind sowohl Wissen als auch die Entwicklung persönlicher Kompetenz und Handlungsfähigkeit notwendig. Das grundlegende letzte Ziel ist die Stärkung der persönlichen Gesundheitsressourcen.

Gesundheitsförderung und Krankheitsprävention sind zwar unterschiedliche Interventionsformen, aber sie haben ein gemeinsames Ziel, nämlich den Gesundheitsgewinn.

Bei der **Prävention** soll durch gezielte Maßnahmen in Form von Verhinderung und Vermeidung die **Wahrscheinlichkeit einer Erkrankung reduziert** werden. „Es wird ein Gesundheitsgewinn erzielt, der im Abbau einer zu erwartenden individuellen oder kollektiven Krankheitslast besteht." (Hafen 2005; Hurrelmann/Klotz/Haisch 2010, zit. nach Hurrelmann/ Richter 2013, S. 151).

kollektiv
gemeinschaftlich, alle Beteiligten umfassend, die Masse betreffend

In der **Gesundheitsförderung** werden die Risikofaktoren nicht reduziert, sondern **Ressourcen gestärkt**, was sehr häufig dazu führt, dass sich Risikofaktoren minimieren und die Voraussetzung für eine verbesserte Gesundheitsentwicklung geschaffen wird. Ziel ist es weiters, vermehrt personale und soziale Ressourcen bereitzustellen, um so früh wie möglich den gesunden Zustand eines Menschen oder ganzer Gruppen so zu beeinflussen, dass ein höheres Qualitätsniveau an Gesundheit erreicht wird (Hurrelmann/Klotz/Haisch 2010, S. 151).

5.3 Gesundheitsförderung versus Selbstoptimierung

Gesundheitsförderung und Selbstoptimierung scheinen auf den ersten Blick viel gemeinsam zu haben; sie verfolgen aber genau gegensätzliche Ziele.

Die Begriffe „Förderung", „Empowerment" sowie „Subjektivität" (und einige andere, die vor allem aus dem Bereich der Ökonomie kommen, wie etwa Leistung, Effizienz, Optimierung, Humankapital) werden im Zusammenhang mit der stetigen „Verbesserung" und „Verschönerung" des Menschen benützt. Jeder Mensch soll eigenständig für seine physische und psychische Optimierung sorgen, etwa was Kreativität, Ästhetik, Belastbarkeit/Stressresistenz oder Multitasking betrifft. (vgl.: Sloterdijk 2011, S. 587 f., Han 2014, S. 34 f.) Beispiele dafür sind etwa kosmetische Korrekturen, um einem bestimmten Schönheitsideal zu entsprechen, Enhancement als Aufwertung bzw. Verbesserung der Leistungsfähigkeit – letztlich vielleicht sogar mit medikamentöser Unterstützung (vgl. Wiebicke 2013, S. 107 f.), exzessives körperliches Training in vielfältigster Form zur Steigerung der Leistungsfähigkeit und des Durchhaltevermögens, Extremsport mit dem Zweck der Leistung von Außergewöhnlichem oder Training zur Verschiebung von „Angstgrenzen". Dass dabei Begriffs- und zum Teil Methodenrepertoire aus dem Bereich der Gesundheitsförderung verwendet wird, wirft möglicherweise ein schlechtes Licht auf diese.

Vielfach erscheint diese Selbstoptimierung auf den ersten Blick durchaus von positiven gesundheitsförderlichen Momenten durchzogen; doch letztlich ist die Selbstoptimierung im dargestellten Sinne wohl das Gegenteil von Gesundheitsförderung. Denn es ist etwas anderes, Gesundheit um des Individuums willen zu fördern, als die Leistungsfähigkeit mit dem Ziel des wirtschaftlichen Erfolgs eines Unternehmens zu erhöhen. Die Förderung der Resilienz zur Steigerung der persönlichen Lebensqualität ist ein gesundheitsförderliches Ziel – die Erhöhung der Widerstandsfähigkeit des Einzelnen, um ihm im beruflichen Alltag noch mehr und intensivere Aufgaben aufbürden zu können, ist es nicht. (vgl. dazu aus dem Bereich der betrieblichen Gesundheitsförderung – BGF – Steinbach, 2016 In: Jurkowitsch/Schröder, S. 128 f.)

Diese vielfältigen Körper- (und Geist-)Manipulationstechniken können für die NutzerInnen als „Selbstermächtigung" erscheinen. Andererseits scheint der Körper dadurch zu einem Rohstoff (Kapital) reduziert, den es lebenslang zu bearbeiten und zu optimieren gilt. Im ökonomischen Zusammenhang erscheinen Körper, Geist, Gesundheit und Fitness als Marktwert – etwa am Arbeitsmarkt oder in Beziehungen (vgl. insbesondere unter feministischer Perspektive Zehetner 2012, S. 176 f.)

„Empowerment" bedeutet im gesundheitsförderlichen Sinn: selbständig dazu in der Lage zu sein, verschleierte und schönfärberische Konzepte und Aspekte zu durchschauen und demgemäß zu handeln; es geht nicht um unablässige Selbstüberwachung, Messung und Bewertung von Ernährung, Gewicht, Bewegung, Körperfunktionen. (vgl. Zehetner 2012, S. 177)

Kurz zusammengefasst besteht der Unterschied zwischen Gesundheitsförderung und Selbstoptimierung in den jeweiligen Zielen der Maßnahmen und Methoden; diese gilt es aufzudecken und kritisch zu hinterfragen. Bei all den dargestellten Problemfeldern ist Selbstoptimierung das genaue Gegenteil von Gesundheitsförderung.

Zum Wiederholen – Kapitel 4

Prävention
Gesundheitsförderung
Paradigmenwechsel
Zeitpunkt der Präventionsmaßnahme
primäre, sekundäre und tertiäre Prävention
Ziel der Präventionsmaßnahmen
Verhaltensprävention
Verhältnisprävention
Methode der Präventionsmaßnahme
Gesundheitsaufklärung
Gesundheitsberatung
Modelllernen
Motivation
Gesundheitserziehung
Gesundheitsbildung
Wissensvermehrung
Alltagskompetenz

Zum Wiederholen – Kapitel 5

Weltgesundheitsorganisation (WHO)
Gesundheitsförderung
Ottawa-Charta
Kompetenzen
persönliches und soziales Verhalten
Lebensweisenkonzept
ganzheitlicher Ansatz
partizipatorischer Ansatz
gesund machende Aktivitäten und Ressourcen
Empowerment
Bemächtigung
Kontrolle
Setting-Ansatz
Gesundheitserziehung
Selbstoptimierung

Zum Üben – Teil III

1. Wovon leitet sich der Begriff „Prävention“ ab?
2. Was versteht man unter „Krankheitsprävention“?
3. Wonach kann man Präventionsmaßnahmen klassifizieren?
4. Was versteht man unter primärer, sekundärer und tertiärer Prävention? Welche Beispiele gibt es dafür?
5. Was versteht man unter Verhaltensprävention und Verhältnisprävention? Wo liegen die Unterschiede?
6. Was versteht man unter Gesundheitsaufklärung und Gesundheitsberatung? Wo liegen die Gemeinsamkeiten, wo die Unterschiede?
7. Was versteht man unter Gesundheitserziehung und Gesundheitsbildung? Wo liegen die Gemeinsamkeiten, wo die Unterschiede?
8. Welche Kritikpunkte am Konzept der Prävention gibt es? Nennen Sie Beispiele hierfür und erläutern Sie diese!
9. Wann und wo wurde der Begriff Gesundheitsförderung zum ersten Mal beschrieben und was versteht man darunter?
10. Welche drei Ziele verfolgt die Gesundheitsförderung?
11. Welche beiden Ansätze der Gesundheitsförderung gibt es? Beschreiben Sie diese kurz.
12. Was bedeutet „Empowerment“ im Zusammenhang mit Gesundheitsförderung?
13. Was sind die wesentlichen Unterschiede zwischen Gesundheitserziehung (als Methode der Prävention) und Gesundheitsförderung?
14. Was ist das wesentliche Unterscheidungskriterium zwischen Gesundheitsförderung und Selbstoptimierung?

Teil IV Gesundheitsförderung in Gesellschaft und Politik

Nach dem Studium dieses Abschnitts sollten Sie ...

... die geschichtliche Entwicklung der WHO kennen.

... die Prinzipien der WHO kennen und erklären können.

... über die grundlegenden Schwerpunkte der Konferenzen von Alma-Ata, Ottawa, Adelaide, Sundsvall, Jakarta, Mexico City, Bangkok, Nairobi, Helsinki und Shanghai Bescheid wissen.

... die Handlungsfelder zur nationalen Umsetzung von Gesundheitsförderung kennen.

... erklären können, wie die WHO als internationale Organisation auf die Gesundheit des Einzelnen wirkt.

... das Projekt „Gesundheitsförderndes Krankenhaus" und das „Netzwerk Gesundheitsfördernde Schulen" als Beispiele internationaler Projekte der WHO kennen und ihre wichtigsten Schwerpunkte beschreiben können.

Gesundheit und Krankheit wirken sich auf jeden Einzelnen aus; dadurch wirken sie aber auch auf die Gesellschaft und auf die Politik. Gesellschaft und Politik haben sich daher mit Gesundheit und Krankheit auseinanderzusetzen, und zwar möglichst umfassend.

Auf lokaler und nationaler Ebene stehen zumeist **Fragen der Gesundheitsversorgung** – inklusive der Finanzierung eines leistungsfähigen Gesundheitssystems – im Vordergrund. Doch fast alle anderen **sozialpolitischen Belange** werden ebenfalls von gesundheitspolitischen Fragen berührt. Beispiele dafür sind die Befriedigung des Bedürfnisses nach Sicherheit oder nach Zufriedenheit am Arbeitsplatz, die Bildungspolitik und der Umweltschutz. Auf internationaler Ebene beschäftigen uns beispielsweise die Problematiken der Dritten Welt: Hunger, Durst, Infektionskrankheiten und Kindersterblichkeit sind nur einige auf einer langen Liste ungelöster, dringender Probleme. (vgl. zum „organisierten" Hunger Ziegler 2005, S. 100 ff.)

lokal
örtlich, örtlich begrenzt, kleinräumig, z. B. auf der Ebene von Gemeinden oder politischen Bezirken

national
die ganze Nation, den Staat betreffend, auf der Ebene des Staates

Gesellschaft und Politik entwickelten daher Konzepte, die die Bewältigung dieser Problemfelder zum Ziel hatten. Der Erfolg dieser Konzepte war aber nicht immer überwältigend – unter anderem deshalb, weil sie mitunter nur das „Symptom", aber nicht seine Ursachen bekämpften.

Das Vorgehen gegen die hohen Geburtenraten in der Dritten Welt durch Verhütung ist z. B. eine solche „Symptombekämpfung". Wenn nicht auch gleichzeitig Maßnahmen gegen die sozialen Probleme ergriffen werden, die zu den hohen Geburtenraten führen, bleiben Verhütungskampagnen wirkungslos. Der Blick auf solche „offensichtlichen" Symptome verhindert dann gerade vielleicht den Blick auf andere mögliche Themen, wie z. B. die unterschiedlichen Größen des „ökologischen Fußabdruckes“ und die damit in Zusammenhang stehenden Fragen nach gesellschaftlicher Gesundheit (vgl. zum „ökologischen Fußabdruck“ beispielhaft Schumacher 2013, S. 104 ff.).

Ein Weg, um vor allem die grenzüberschreitenden Probleme besser und nachhaltiger in den Griff zu bekommen, war die Gründung der Weltgesundheitsorganisation (WHO), die am 22. Juli 1946 bei einer internationalen Gesundheitskonferenz in New York beschlossen wurde und schließlich am 7. April 1948 erfolgte.

Wenn wir im Folgenden die WHO näher betrachten, müssen wir uns vor Augen führen, dass sie eine internationale Organisation ist und daher vor allem auf politischer und gesellschaftlicher Ebene aktiv wird. Die Praxis der Gesundheitsförderung ist im Gegensatz dazu auf der individuellen Ebene beheimatet, d. h. ihr Blick richtet sich nicht auf ganze Gesellschaften, sondern auf den einzelnen Menschen. Dies ist ebenfalls wichtig und darf auf keinen Fall vernachlässigt werden. Im Folgenden versuche ich daher aufzuzeigen, welche **Auswirkungen** die Arbeit der WHO nicht nur auf politischer und gesellschaftlicher, sondern auch **auf individueller Ebene** hat. Ausgehend von einem überindividuellen Ansatz, der auf der politischen Ebene „Gesundheit für alle“ fordert, wird die WHO als Organisation im Dienste der Gesundheitsförderung vorgestellt. Durch ihre politische Funktion und über sie hinaus hat sie jedoch auch Einfluss auf das Individuum und die Gesellschaft.

Constitution

(engl.) = Verfassung, Satzung, Grundgesetz. Die Verfassung ist das Grundgesetz des Staates; ihr sind alle anderen Gesetze untergeordnet, kein Gesetz darf ihr widersprechen. Das englische Wort für Verfassung lautet „constitution“. Die „WHO Constitution“ ist daher die Verfassung der WHO, ihr Grundgesetz.

In der Präambel der „WHO **Constitution**“ (Satzung der WHO) sind ihre grundlegenden Prinzipien, Ziele und Funktionen festgehalten. All ihre Projekte und Interventionen fußen auf diesem Papier. Zum besseren Verständnis der Aktivitäten der WHO, die der Umsetzung dieser Prinzipien dienen, ist die Präambel der Satzung nachfolgend in deutscher Übersetzung abgedruckt.

„Die an dieser Verfassung beteiligten Staaten erklären in Übereinstimmung mit der Satzung der Vereinten Nationen, dass die folgenden Grundsätze für das Glück aller Völker, für ihre harmonischen Beziehungen und ihre Sicherheit grundlegend sind:

- *Die Gesundheit ist ein Zustand des vollständigen körperlichen, geistigen und sozialen Wohlergehens und nicht nur das Fehlen von Krankheit oder Gebrechen.*
- *Der Besitz des bestmöglichen Gesundheitszustandes bildet eines der Grundrechte jedes menschlichen Wesens, ohne Unterschied der Rasse, der Religion, der politischen Anschauung und der wirtschaftlichen oder sozialen Stellung. Die Gesundheit aller Völker ist eine Grundbedingung für den Weltfrieden und die Sicherheit; sie hängt von der engsten Zusammenarbeit der Einzelnen und der Staaten ab.*

- *Die von jedem einzelnen Staate in der Verbesserung und dem Schutz der Gesundheit erzielten Ergebnisse sind wertvoll für alle.*
- *Ungleichheit zwischen den verschiedenen Ländern in der Verbesserung der Gesundheit und der Bekämpfung der Krankheiten, insbesondere der übertragbaren Krankheiten, bildet eine gemeinsame Gefahr für alle.*
- *Die gesunde Entwicklung des Kindes ist von grundlegender Bedeutung; die Fähigkeit, harmonisch in einer in voller Umwandlung begriffenen Umgebung zu leben, ist für diese Entwicklung besonders wichtig.*
- *Für die Erreichung des besten Gesundheitszustandes ist es von besonderer Bedeutung, dass die Erkenntnisse der medizinischen, psychologischen und verwandten Wissenschaften allen Völkern zugänglich sind.*
- *Eine aufgeklärte öffentliche Meinung und eine tätige Mitarbeit der Bevölkerung sind für die Verbesserung der Gesundheit der Völker von höchster Wichtigkeit.*
- *Die Regierungen tragen die Verantwortung für die Gesundheit ihrer Völker; sie können diese nur auf sich nehmen, wenn sie die geeigneten hygienischen und sozialen Vorkehrungen treffen.*
- *In Anerkennung dieser Grundsätze und in der Absicht, untereinander und mit andern für den Schutz und die Verbesserung der Gesundheit aller Völker zusammenzuarbeiten, nehmen die Hohen Vertragschließenden Parteien die vorliegende Verfassung an und errichten hiermit die Weltgesundheitsorganisation als eine Spezialorganisation der Vereinten Nationen.“*

(Aus der Präambel der WHO Constitution 1948, http://policy.who.int)

Da die Definitionen, Richtlinien und Maßnahmen der WHO auf internationaler bzw. politischer Ebene wirken, beeinflusst sie die Gesundheitspolitik und die gesundheitlichen Aktivitäten der einzelnen Staaten. Ihre unmittelbare Auswirkung auf den Einzelnen ist daher nicht immer spürbar. Tatsächlich hat sie aber sehr wohl eine mittelbare Auswirkung auf die Individuen, z. B. über die Gesetze, Verordnungen und Projekte der Staatsregierungen.

Gesundheitsförderung soll laut WHO als Prozess verstanden werden, der Menschen ein höheres Maß an Selbstbestimmung ermöglicht, um sie dadurch zur Stärkung ihrer Gesundheit zu befähigen.

Die Umsetzung und Verankerung der von der WHO geforderten Anliegen erfolgt in sehr vielen internationalen Projekten, an denen auch Österreich teilnimmt.

6 Die Weltgesundheitsorganisation (WHO)

6.1 Die Geschichte der WHO

Die Gründung der UNO erfolgte am 26. Juni 1945 in San Francisco, USA.

WORLD HEALTH ORGANIZATION

Mit Ausnahme des Fürstentums Liechtenstein sind alle Mitgliedstaaten der Vereinten Nationen und zwei Nicht-Mitgliedstaaten (Niue und Cook-Inseln) auch Mitglied der WHO.

Nach dem Zweiten Weltkrieg stellte sich für die Weltgemeinschaft die Frage, wie mit Bedrohungen generell umzugehen sei bzw. wie man ihnen vorbeugen könne. Die beste Lösung für die Erhaltung des Friedens schien die Schaffung einer starken internationalen Organisation zu sein. So wurden die Vereinten Nationen (UNO – United Nations Organization) gegründet.

Da das Bedürfnis nach Sicherheit sich auch auf andere Lebensbereiche erstreckte, wurden – diesem Beispiel folgend – weitere internationale Organisationen geschaffen. Eine davon war und ist die **Weltgesundheitsorganisation** (WHO – World Health Organization).

Die Gründung der WHO erfolgte, wie schon erwähnt, in New York im Jahr 1948, ihr Sitz befindet sich in Genf in der Schweiz. Derzeit sind 194 Staaten Mitglied der WHO. Ihre Aufgaben sind

- die leitende und koordinierende Organisation internationaler Gesundheitsfragen,
- die Unterstützung ihrer Mitgliedstaaten in Gesundheitsfragen und beim Ausbau öffentlicher Gesundheitsdienste sowie
- die Bekämpfung von Weltseuchen.

Um einen international einheitlichen Standard in der Arbeit der WHO sicherzustellen, mussten gewisse Grundprinzipien formuliert werden. Sie sind im Grundsatzpapier der WHO, der „**WHO Constitution**" festgehalten. In ihr wurde auch der Begriff „Gesundheit" zum ersten Mal international verbindlich definiert:

Die Homepage der WHO bietet weitere Informationen über Gründung, Aufgaben, aktuelle Projekte und Maßnahmen an (www.who.int). Auch die einzelnen Mitgliedstaaten sind auf der Homepage der WHO aufgelistet.

"The State Parties to this Constitution declare, in conformity with the Charter of the United Nations, that the following principles are basic to the happiness, harmonious relations and security of all peoples:
Health is a state of complete physical, mental, and social well-being and not merely the absence of disease or infirmity. The enjoyment of the highest attainable standard of health is one of the fundamental rights of every human being without distinction of race, religion, political belief, economic or social condition."
(Auszug aus der WHO Constitution 1948; http://policy.who.int/cgi-bin/om)

In der „Constitution" hat die WHO einige grundlegende Prinzipien festgehalten, die ihr für das Wohl und die Sicherheit der Völker unentbehrlich schienen. Die beiden wichtigsten Prinzipien lauten:

- Gesundheit ist ein Zustand vollkommenen körperlichen, geistigen und sozialen **Wohlbefindens** und nicht allein das Fehlen von Krankheit und Gebrechen.
- Gesundheit im größtmöglichen Ausmaß zu genießen, ist eines der **Grundrechte** eines jeden Menschen, gleich welcher Rasse, Religion, politischen Überzeugung, wirtschaftlichen oder sozialen Position er angehört.

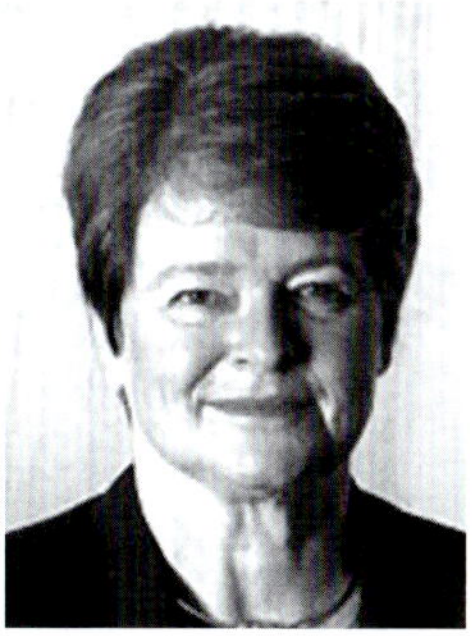

Dr. Gro Harlem Brundtland, 1998–2003 Leiterin der WHO

Alle Staaten, die der WHO angehören, erklären durch ihre Mitgliedschaft ihre Übereinstimmung mit den Statuten der Weltgesundheitsorganisation.

Die WHO betreibt sechs Regionalbüros in ihren sechs Verwaltungsregionen, die gebietsmäßig den gesamten Erdball abdecken: Brazzaville (für die Region Afrika), Kairo (für die Region östliches Mittelmeer), Kopenhagen (Region Europa), Manila (Region westlicher Pazifik), Neu-Delhi (Region Südostasien) und Washington D. C. (Region Amerika).

Dr. Gro Harlem Brundtland, norwegische Medizinerin und Master of Public Health, die von 1998 bis 2003 Leiterin der WHO war, begann ihr fünf Jahre dauerndes Amt als Generaldirektorin am 21. Juli 1998. Aus ihrer Sicht ist die Kernaufgabe der WHO, als eine Art moralischer Instanz wirksam zu sein, unter deren Führung die Gesundheit der Menschen auf dieser Welt gefördert werden soll. Sie formulierte dies in ihrer Antrittsrede folgendermaßen:

key issue = Schlüsselthema, entscheidendes Thema; unleash = entfesseln, lösen, von der Leine lassen; alleviate = lindern; combat = bekämpfen, kämpfen; sustainable = nachhaltig; equitable = fair, gerecht, billig

> *"In the process of transition – what is our key mission? I see our role [of the WHO] as being the moral voice and the technical leader in improving the health of the people of the world. Ready and able to give advice – not on every issue – but on the key issues that can unleash development and alleviate suffering. I see our purpose to be combating disease and ill-health – promoting sustainable and equitable health systems in all countries."*
> *(Brundtland 1998)*

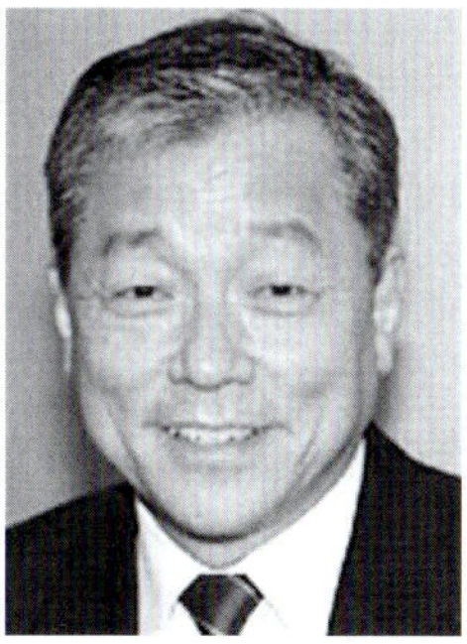

Dr. Jong-wook Lee († 2006), 2003–2006 Leiter der WHO

Der Südkoreaner **Dr. Jong-wook Lee** wurde am 28. Jänner 2003 als Nachfolger für Dr. Brundtland nominiert und am 21. Mai 2003 durch die Mitgliedstaaten der WHO gewählt. Am 21. Juli 2003 begann seine fünfjährige Amtsperiode; am 22. Mai 2006 ist Jong-wook Lee, zwei Jahre vor Ablauf seiner Amtszeit, verstorben. Der schwedische Mediziner **Anders Nordström** wurde zum kommissarischen Leiter der WHO von 2006 bis 2007 bestimmt.

Im November 2006 wurde die Medizinerin **Margaret Chan** als erste Chinesin in das Amt gewählt; 2012 wurde sie in ihrer Funktion bestätigt. Im Mai 2017 wurde der Äthiopier **Tedros Adhanom Ghebreyesus** zum neuen Generaldirektor gewählt. Der frühere Gesundheits- und Außenminister ist der erste WHO-Generaldirektor aus Afrika.

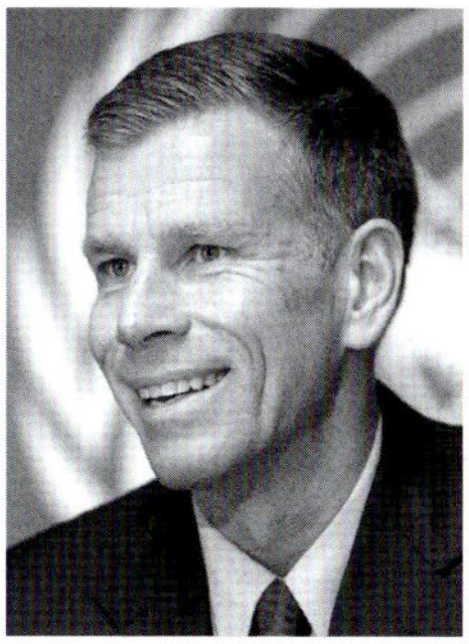

Anders Nordström, 2006–2007 kommissarischer Leiter der WHO

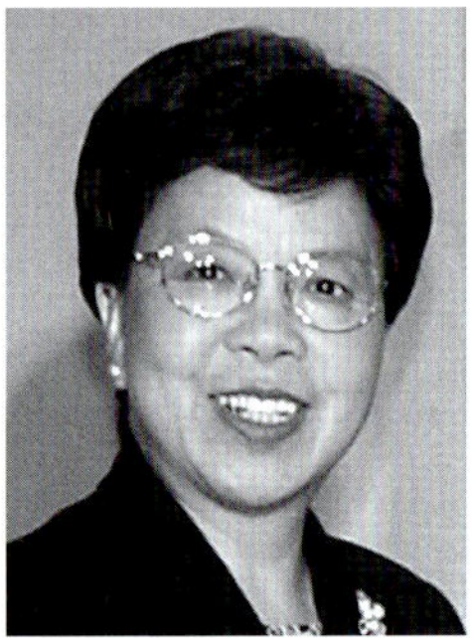

Margaret Chan, Leiterin der WHO 2006–2017

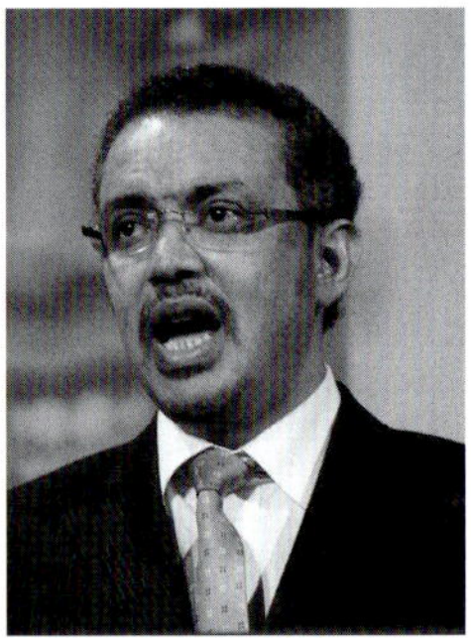

Tedros Adhanom Ghebreyesus (seit 2017)

Primary Health Care (engl.) = primäre Gesundheitsversorgung

Health Promotion (engl.) = Gesundheitsförderung

6.2 Meilensteine der WHO

Mit der bereits 1946 festgelegten **Definition von Gesundheit** wurde die Basis für eine ganzheitliche Sicht dieses Begriffs gelegt. Weiters wurde ein **Grundrecht** definiert, nämlich das schon erwähnte Recht eines jeden Menschen auf größtmögliche Gesundheit. Alle Staaten, die die Statuten der WHO anerkennen (also alle Mitgliedstaaten), haben den Auftrag, nach dieser Definition von Gesundheit zu handeln und das Grundrecht auf Gesundheit umzusetzen. Es ist dies eine Auftragserteilung an die Regierungen der Mitgliedstaaten auf internationaler Ebene.

Im Jahr 1977 fand die 30. Weltgesundheitsversammlung statt, die sich ein ehrgeiziges Ziel steckte, nämlich bis zum Jahr 2000 Gesundheit für alle Bürger dieser Welt zu erreichen (vgl. Hurrelmann 1999, S. 51).

Im Folgenden wird nun auf die Meilensteine, die **Konferenzen der WHO seit 1978**, und deren Schwerpunkte eingegangen (vgl. WHO 2006). Es sind dies die

- Konferenz von Alma-Ata (1978): 1st International Conference on **Primary Health Care**
- Konferenz von Ottawa (1986): 1st Global Conference on **Health Promotion**
- Konferenz von Adelaide (1988): 2nd Global Conference on Health Promotion
- Konferenz von Sundsvall (1991): 3rd Global Conference on Health Promotion
- Konferenz von Jakarta (1997): 4th Global Conference on Health Promotion
- Konferenz von Mexico City (2000): 5th Global Conference on Health Promotion
- Konferenz von Bangkok (2005): 6th Global Conference on Health Promotion
- Konferenz von Nairobi (2009): 7th Global Conference on Health Promotion
- Konferenz von Helsinki (2013): 8th Global Conference on Health Promotion
- Konferenz von Shanghai (2016): 9th Global Conference on Health Promotion

6.2.1 Die Konferenz von Alma-Ata (1978)

Alma-Ata (von 1921 bis 1994) bzw. heute Almaty ist die ehemalige Hauptstadt Kasachstans (heute ist Astana die Hauptstadt).

Ein Meilenstein war die **„Declaration of Alma-Ata“ in Kasachstan** als Ergebnis der „1st International Conference on Primary Health Care“ im September 1978 (vgl. WHO 1978). Auf dieser Konferenz wurde nochmals bekräftigt, dass Gesundheit ein fundamentales Recht eines jeden Menschen sei. Insbesondere wurde jedoch festgehalten, dass nicht nur in der Gesundheitspolitik, sondern in allen Bereichen der Politik gehandelt werden müsse, um dieses Grundrecht durchzusetzen.

Um das höchstmögliche Maß an Gesundheit zu erreichen, müssen nicht nur die Institutionen des Gesundheitssektors, sondern auch ökonomische und soziale Institutionen in Wirtschaft und Gesellschaft tätig werden (vgl. WHO 1978).

Die Konferenz von Alma-Ata hat Gesundheit jedoch nicht nur in den Verantwortungsbereich der Politik, sondern auch in den Verantwortungsbereich des Einzelnen gestellt:

"The people have the right and duty to participate individually and collectively in the planning and implementation of their health care." (WHO 1978)

Diese Konzeption führt weg von der ausschließlichen Verantwortlichkeit der Politik und ruft jeden Einzelnen auf, die Gesundheitsversorgung mitzugestalten und Verantwortung für die eigene Gesundheit zu übernehmen. Die **Deklaration** von 1978 legt also nicht nur das Recht auf Gesundheit fest, sondern auch die Pflicht, etwas für seine persönliche Gesundheit zu tun.

Deklaration
Kundgebung, (feierliche, öffentliche) Erklärung grundsätzlicher Art

Menschen haben das Recht, aber auch die Pflicht, Verantwortung für ihre Gesundheit zu tragen.

Diese Aussagen definieren Gesundheitsförderung als gesamtgesellschaftliche Aufgabe.

6.2.2 Die Konferenz von Ottawa (1986)

Am 21. November 1986 fand die „1st International Conference on Health Promotion" in Ottawa (Kanada) statt (vgl. WHO 1986). Hier wurde zu aktivem Handeln für das Ziel **„Gesundheit für alle"** aufgerufen. Auf der Grundlage der Deklaration von Alma-Ata wurden die in der Grundbetreuung erzielten Fortschritte, das Ziel „Gesundheit für alle" und die Formen eines länderübergreifenden Zusammenwirkens für Gesundheit diskutiert.

Ottawa ist die Hauptstadt von Kanada.

Auf dieser Konferenz wurde eine weitere Charta verabschiedet, die sogenannte „Ottawa-Charta", in deren Zentrum die Gesundheitsförderung steht. Diese wird dort folgendermaßen definiert:

„Gesundheitsförderung zielt auf einen Prozeß, allen Menschen ein höheres Maß an Selbstbestimmung über ihre Gesundheit zu ermöglichen und sie damit zur Stärkung ihrer Gesundheit zu befähigen."

(WHO – Regionalbüro für Europa)

Hier kommt deutlich zum Ausdruck, dass Gesundheit nichts ist, was produziert oder übermittelt werden kann, sondern etwas, wofür man selbst die Initiative und Verantwortung übernehmen muss. Politik soll durch verschiedene Initiativen dabei unterstützen und die Voraussetzungen für Gesundheit schaffen.

Als Voraussetzung für Gesundheit werden in der Ottawa-Charta u.a. Frieden, angemessene Wohnbedingungen, Bildung, Ernährung, sicheres Einkommen, ein stabiles Ökosystem und Chancengleichheit genannt.

„Unsere Gesellschaften sind durch Komplexität und enge Verknüpfung geprägt; Gesundheit kann nicht von anderen Zielsetzungen getrennt werden. Die enge Bindung zwischen Mensch und Umwelt bildet die Grundlage für einen sozialökologischen Weg zur Gesundheit.“
(WHO – Regionalbüro für Europa 2006)

In der Ottawa-Charta werden **fünf Handlungsfelder** zur nationalen Umsetzung von Gesundheitsförderung beschrieben:

- eine gesundheitsfördernde Gesamtpolitik aufbauen;
- gesundheitsfördernde Lebenswelten schaffen;
- gesundheitsbezogene Gemeinschaftsaktionen unterstützen;
- persönliche Kompetenzen entwickeln;
- die Gesundheitsdienste neu orientieren.

Innerhalb dieser Handlungsfelder werden **drei zentrale Handlungsstrategien** zur Umsetzung der Gesundheitsförderung empfohlen:

- **Anwaltschaft** für Gesundheit übernehmen: Politische, soziale und kulturelle Faktoren sollen so beeinflusst werden, dass sie der Gesundheit der Menschen zuträglich sind.
- **Befähigen und ermöglichen:** Ressourcenausgleich und Chancengleichheit sollen verbessert werden. Auch die Chancengleichheit auf dem Gebiet der Gesundheit muss erhöht werden: Bestehende soziale Unterschiede sollen verringert werden, um so jedem Einzelnen größtmögliche Ressourcen zugestehen zu können und daher das Gesundheitspotenzial des Einzelnen zu vergrößern.
- **Vermitteln und vernetzen:** Verschiedene gesellschaftliche Bereiche sollen miteinander in Kontakt kommen. Der Gesundheitssektor allein ist nicht in der Lage, die Voraussetzungen für Gesundheit zu garantieren. Ein koordiniertes Zusammenwirken der Verantwortlichen aus dem Sozial-, Wirtschafts- und Mediensektor (um hier nur einige aufzuzählen) ist notwendig (vgl. WHO – Regionalbüro für Europa 2006).

6.2.3 Die Konferenz von Adelaide (1988)

Anlässlich der „2nd Global Conference on Health Promotion“ in Adelaide (Australien) vom 5. bis 9. April 1988 hat die WHO aufgefordert, den Weg, der durch die Konferenz in Alma-Ata eingeschlagen worden war, weiterzuverfolgen (vgl. WHO 1988b). Ausgehend von der Erkenntnis, dass Gesundheit ein grundlegendes soziales Ziel ist, haben sich auf dem Weg zur Umsetzung dieses Zieles **drei Kernthemen** herauskristallisiert:

- die Mitwirkung von Bürgern;
- die Zusammenarbeit aller Bereiche der Gesellschaft;
- die primäre Gesundheitsversorgung.

Um entlang dieser Kernthemen eine gesundheitsfördernde Gesamtpolitik umzusetzen, sollen Netzwerke von Forschern, Ausbildern und Planern geschaffen werden.

Neben den Kernthemen wurden auch **vier zentrale Aktionsfelder** definiert (vgl. WHO 1998a). Sie lauten:

- **Gesundheit von Frauen**
  Frauen unterstützen vielfach familiäre Gesundheit – ihr Tun bleibt aber meist unbeachtet. Ihnen soll mehr Anerkennung und Unterstützung zuerkannt werden. Ebenso haben Frauen bis heute weltweit betrachtet noch immer einen schlechteren Zugang zu Ressourcen und Informationen, was für eine wirkungsvolle Gesundheitsförderung von Bedeutung ist. Frauen sollen daher in der Gesundheitspolitik als gleichberechtigte Partnerinnen angesehen werden.
- **Nahrungsmittel und Ernährung**
  Die Beseitigung von Hunger auf dieser Welt ist eine Hauptaufgabe der Politik. Allen Menschen muss Zugang zu ausreichender und gesunder Nahrung gewährleistet werden.
- **Tabak und Alkohol**
  Tabak und Alkohol sind Gesundheitsrisiken, die sofortiges Handeln erfordern. Gerade sie stellen jedoch bedeutende Wirtschaftsfaktoren dar (Tabakmonopol, Steuern und Abgaben). Deshalb sind eindeutige staatliche Bekenntnisse und Verpflichtungen erforderlich, die den Verbrauch von Tabak und Alkohol auf nationaler Ebene minimieren sollen.
- **Schaffung gesundheitsfördernder Lebens- und Umweltbedingungen**
  Sehr viele Menschen arbeiten unter gesundheitsschädigenden Bedingungen und sind während ihrer Tätigkeit gesundheitsgefährdenden Stoffen ausgesetzt. Umweltpolitik und Umweltplanung müssen die menschliche Gesundheit vor den Folgen biologischer, chemischer und physikalischer Einflüsse schützen und Menschen als Teil eines schützenswerten Ökosystems ansehen.

6.2.4 Die Konferenz von Sundsvall (1991)

Die „3rd Global Conference on Health Promotion" fand vom 9. bis 15. Juni 1991 in Sundsvall (Schweden) statt und war die erste Konferenz mit einer globalen und ausgewogenen Teilnahme von Industrie- und Entwicklungsländern (vgl. WHO 1991).

Zentrales Thema waren die Bedingungen und erforderlichen Maßnahmen zur Schaffung bzw. **Gestaltung von gesundheitsförderlichen Lebenswelten**. Um dies zu ermöglichen, sollten neben der Berücksichtigung von sozialer, politischer und ökonomischer Situation vor allem die Fähigkeiten und das Wissen von weiblichen Beschäftigten in allen Bereichen des Gesundheitssektors erkannt und genutzt werden.

6.2.5 Die Konferenz von Jakarta (1997)

Jakarta ist die Hauptstadt Indonesiens.

Die „4th Global Conference on Health Promotion" in Jakarta (Indonesien) vom 21. bis 25. Juli 1997 verlangte die Weiterführung der bisherigen Linie im neuen Jahrtausend und legte für die Gesundheitsförderung im 21. Jahrhundert folgende Prioritäten fest (vgl. Hurrelmann 1999, S. 56):

- Förderung **sozialer Verantwortung** für Gesundheit;
- Steigerung der **Investitionen** in die Gesundheitsentwicklung;
- Festigung und Ausbau von **Partnerschaften für Gesundheit**;
- Stärkung der gesundheitsfördernden Potenziale der **Gemeinschaften** sowie Stärkung der Handlungskompetenz des **Einzelnen**;
- Sicherstellung einer **Infrastruktur** für Gesundheitsförderung.

Infrastruktur
notwendige wirtschaftliche und organisatorische Basis einer hoch entwickelten Wirtschaft oder eines hoch entwickelten Umfeldes (z. B. Verkehrsnetz, Arbeitskräfte)

Die Ergebnisse der vier hier beschriebenen Konferenzen bilden das Grundgerüst für die von der WHO festgelegten Grundsätze zu Gesundheit und Gesundheitsförderung.

6.2.6 Die Konferenz von Mexico City (2000)

Die „5th Global Conference on Health Promotion" in Mexico City (Mexiko) vom 5. bis 9. Juni 2000 stand im Zeichen des **Abbaus von Chancenungleichheiten** (vgl. WHO 2000). Erstmals wurden zwei Programme parallel veranstaltet – zum einen für die Delegationen der Gesundheitsminister und anderen Ministerien, zum anderen für Experten aus Wissenschaft, Politik und Praxis der Gesundheitsförderung.

Bei dieser Konferenz wurde auch eine Erklärung über Aktionspläne zur Gesundheitsförderung verabschiedet. Deren zentrale Punkte sind:

- Positionierung der Gesundheitsförderung als grundlegende Priorität in Politik und Programmen auf lokaler, regionaler, nationaler und internationaler Ebene;
- Verantwortung der Gesundheitsministerien für die aktive Beteiligung an gesundheitsförderlichen Aktivitäten, die entsprechende Partnerschaften stärken und erweitern;
- Aufbau bzw. Stärkung nationaler und internationaler Netzwerke für Gesundheitsförderung.

6.2.7 Die Konferenz von Bangkok (2005)

In der „6th Global Conference on Health Promotion“ in Bangkok (Thailand) vom 7. bis 11. August 2005 wurden vor allem die Bedeutung der Gesundheitsförderung hervorgehoben und die Auswirkungen der Globalisierung auf die Gesundheit diskutiert (vgl. WHO 2005). Die daraus resultierende „Bangkok-Charta für Gesundheitsförderung in einer globalisierten Welt“ ist als Fortsetzung, Ergänzung und Weiterentwicklung der „Ottawa-Charta für Gesundheitsförderung“ zu verstehen.

Das Programm **„Gesundheit für alle“** wurde verpflichtend festgelegt und in vier Punkten konkretisiert:

- Gesundheitsförderung muss ein zentraler Punkt auf der globalen Agenda werden;
- Gesundheitsförderung muss zu einer wesentlichen Verantwortung auf allen Regierungsebenen werden;
- Gesundheitsförderung muss zu einem wesentlichen Kernbereich von Gemeinschaften und Zivilgesellschaft werden;
- Gesundheitsförderung muss ein Verantwortungsbereich guter Unternehmensführung werden.

6.2.8 Die Konferenz von Nairobi (2009)

Die 7. Gesundheitsförderungskonferenz vom 26. bis 30. Oktober 2009 stand im Zeichen der weltweiten **Finanzkrise**, der **Weltklimaveränderungen** und der damit in Zusammenhang stehenden Auswirkungen auf die Gesundheitssysteme – insbesondere in den ärmeren Ländern der Welt. Die inhaltlichen Schwerpunkte dieser Konferenz bewegten sich u. a. vom „Community empowerment“ über „Health literacy“ und Gesundheitsverhalten bis hin zur Stärkung von Gesundheitssystemen und gesundheitsbezogenen Partnerschaften (vgl. http://www.who.int/healthpromotion/conferences/7gchp/en).

6.2.9 Die Konferenz von Helsinki (2013)

Im Rahmen der 8. Gesundheitsförderungskonferenz der WHO vom 10. bis 14. Juni 2013 in Helsinki wurde von über 700 TeilnehmerInnen aus unterschiedlichsten politischen Handlungsfeldern der sogenannte **„Health-in-All-Policies-Ansatz“ (HiAP)** diskutiert, wobei die Frage im Zentrum stand, wie Gesundheit und gesundheitliche Chancengerechtigkeit durch diesen Ansatz gefördert werden können. Nach wie vor wurde auch „Gesundheit für alle!“ gefordert.

Dabei wurde deutlich, dass gesamtgesellschaftliche Entwicklungen (etwa die Auswirkungen von Wirtschaftskrisen als negatives Beispiel, aber auch gesamtpolitische Maßnahmen zur Bewältigung wie etwa in Finnland als positives Beispiel) die Bevölkerungsgesundheit stark beeinflussen. Als eine Schlussfolgerung wurde klar artikuliert, dass Gesundheitsförderung nicht als „Light-Version“ (ausschließlich auf der Ebene der Verhaltensprävention), sondern als HiAP betrachtet werden sollte. Hier wurden als positive Beispiele Projekte – etwa in New York, Malmö, Mexiko City – genannt, die ressortübergreifend wirkten, die Bedeutung der lokalen Ebenen herausstrichen und die Zivilgesellschaft beteiligten (vgl. http://www.who.int/healthpromotion/conferences/8gchp/en/).

Jährlich finden außerdem Konferenzen zu verschiedenen Schwerpunktthemen statt, z. B. die Erklärung von Warschau: „Für ein tabakfreies Europa“ im Jahre 2002. Die Ergebnisse und Deklarationen aller Konferenzen sind auf der Homepage der WHO und auf der Homepage des Europäischen Regionalbüros nachzulesen (www.euro.who.int).

6.2.10 Die Konferenz von Shanghai (2016)

Die 9. Globale Konferenz zur Gesundheitsförderung 2016 in Shanghai trug den Titel „Förderung von Gesundheit bei der Verwirklichung der Ziele für nachhaltige Entwicklung: Gesundheit für alle und alle für Gesundheit“ und widmet sich der Frage, welchen Beitrag Gesundheit gezielt zur Verwirklichung der Ziele für nachhaltige Entwicklung leisten kann und wie dieser genutzt werden kann.

6.3 Projekte der WHO

initiieren
beginnen, den Anstoß geben, einleiten

Eine Methode, die zentralen Anliegen der WHO in der Gesellschaft zu verwirklichen, ist, Projekte auf nationaler und internationaler Ebene zu **initiieren** und zu fördern. Auch Österreich war und ist Zielland diverser WHO-Projekte.

6.3.1 WHO-Projekt „Gesunde Städte“

Know-how
(engl.) = „wissen, wie“; Wissen, wie man eine Sache praktisch verwirklicht oder anwendet

Wien ist als einzige Stadt Österreichs direktes Mitglied des WHO-Projekts „Gesunde Städte“. Der Beitritt zu diesem Projekt erfolgte 1989 mit der Deklaration des Wiener Gemeinderates zur Gesundheitsförderung, welche die Grundlage für die Projektarbeit in Wien bildet. Finanziert wird das Projekt „Wien – Gesunde Stadt“ ausschließlich durch die Stadt Wien; die WHO stellt ihr **Know-how** und ihre internationalen Kontakte zur Verfügung.

Ziel des Projekts ist es, durch Gesundheitsinformation und Gesundheitsförderung die Gesundheit der Wiener Bevölkerung zu verbessern und ihr Gesundheitsbewusstsein zu heben. Zielgruppenorientierte Programme und Modellprojekte versuchen, dies zu verwirklichen.

Die Schwerpunkte und Aktivitäten im Rahmen des Projekts „Wien – Gesunde Stadt“ liegen vor allem in den Bereichen

- Gesunde Schule
- Unfallverhütung
- Gesundheit von Frauen

- Gesundheit von Migranten
- Gesundheitsförderung
- Gesundheitsinformation und Öffentlichkeitsarbeit
- Veranstaltungsorganisation

Als Mitglied des Gesunde-Städte-Projekts, das in Wien in Form des Projekts „Wien – Gesunde Stadt" umgesetzt wird, hatte Wien den Auftrag, ein Gesundheitsförderungsprogramm zu erstellen. So wurde das **Wiener Gesundheitsförderungsprogramm 2000** ins Leben gerufen.

Das Konzept des Wiener Gesundheitsförderungsprogramms basiert auf einer WHO-Richtlinie zur Erstellung städtischer Gesundheitspläne. Darüber hinaus stützt es sich auf die praktischen Erfahrungen, die andere europäische Städte im Rahmen dieses Projekts mit Gesundheitsförderungsplänen gesammelt hatten. Am 17. März 2000 wurde vom Wiener Gemeinderat schließlich das „Wiener Gesundheitsförderungsprogramm 2000" beschlossen, das anhand dreier Schwerpunkte neue Maßstäbe im Bereich der Prävention und Gesundheitsförderung setzt. Diese Schwerpunkte sind die Projekte „Ein Herz für Wien – Kampf den Herz-Kreislauf-Erkrankungen", „Gesunde Ernährung" und „Haltungsschäden vermeiden". Ergänzend dazu wurden weitere Projekte initiiert bzw. geplant:

- Adipositas (Fettsucht) im Kindes- und Jugendalter
- Aktiv ins Alter
- Frauengesundheitszentren F. E. M. und F. E. M. Süd
- Enquête Health Care Management
- Gesunde Leopoldstadt
- Gesundheitsförderung im Krankenhaus
- Initiative „Josefstadt ganz schön sicher"
- Migranten und Gesundheit
- Plan 60
- Walking Miles
- Wiener Netzwerk – Gesundheitsfördernde Schulen
- wien sicher! – Unfallverhütung
- Zahngesundheitsförderung an Wiener Kindergärten und Volksschulen

Die folgenden zwei Beispiele geben einen kurzen Einblick in diese Projekte.

Beispiel

Das „gesundheitsfördernde Krankenhaus" – GFKH („Health promoting hospitals" – HPH)

Dieses Projekt zielt darauf ab, das Krankenhaus nicht nur als Institution der Krankenbehandlung, sondern auch der Gesundheitsförderung anzusehen. Das Krankenhaus soll ein Ort werden, an dem eine gesunde

Lebens- und Arbeitswelt für Patienten, Personal und die regionale Umgebung entwickelt wird, also ein Umfeld, in dem Patienten und Mitarbeiter Gesundheitsförderung leben können.

Im folgenden Abschnitt finden Sie eine kurze Übersicht über die geschichtliche Entwicklung des gesundheitsfördernden Krankenhauses international und in Österreich (vgl. www.oengk.net):

1979	Erste Empfehlung der amerikanischen Krankenhausvereinigung zur Umsetzung von Gesundheitsförderung im Krankenhaus; Beginn der Konzeptentwicklung „Gesundheitsförderndes Krankenhaus“
1986	„Ottawa Charta for Health Promotion“
1988	Beginn der Konzeptentwicklung „Gesundheitsförderndes Krankenhaus“ in Europa
1989–1997	Wiener WHO-Modellprojekt „Gesundheit und Krankenhaus“ an der Krankenanstalt Rudolfstiftung in Wien
1990	Gründung des „Internationalen Netzwerks gesundheitsfördernder Krankenhäuser“
1991	Die erste verbindliche Fassung eines Konzepts des „gesundheitsfördernden Krankenhauses“ wird im Rahmen der „Budapester Declaration on Health Promoting Hospitals“ verabschiedet
1993–1997	Europäisches Pilotprojekt „Gesundheitsfördernde Krankenhäuser“ mit 20 teilnehmenden Spitälern aus elf europäischen Staaten
1993	Internationale Konferenz „Gesundheitsfördernde Krankenhäuser“
1995	Beschluss über die Entwicklung nationaler und regionaler Netzwerke gesundheitsfördernder Krankenhäuser
1996	„Ljubljana Charta on Reforming Health Care“; Start des „Österreichischen Netzwerks Gesundheitsfördernde Krankenhäuser“
1997	„Vienna recommendations on health promoting hospitals“
2001	Erste gemeinsame Konferenz der deutschsprachigen „Netzwerke Gesundheitsfördernde Krankenhäuser“ in Wien
2006	16 Partnerkrankenhäuser des ÖNGK (Stand: Jänner 2006)
2010	19 Partnerkrankenhäuser des ÖNGK (Stand: Jänner 2010)
2015	30 Einrichtungen als ordentliche Mitglieder des ÖNGKG (Österreichisches Netzwerk gesundheitsfördernder Krankenhäuser und Gesundheitseinrichtungen)
2017	ÖNGK ist der Gastgeber der 25th international Conference on health promoting hospitals and health services

(Stand: April 2017)

Die vier grundlegenden Strategien zur Entwicklung gesundheitsfördernder Krankenhäuser, die in verschiedenen Konferenzen erarbeitet wurden, sind:

- Patientenorientierung
- Personalorientierung
- Organisationsorientierung
- Umweltorientierung

Die folgende Skizze erklärt Bedeutung und Zusammenhang dieser vier Strategien.

Patientenorientierung bedeutet
- Gesundheit wiederherzustellen
- vor gesundheitsschädigenden Einflüssen im Krankenhaus zu schützen (Hygiene)
- Gesundheitsbewusstsein aufzubauen
- die physische und soziale Umwelt im Krankenhaus gesundheitsfördernd zu gestalten

Personalorientierung bedeutet
- Gesundheitsrisiken zu erkennen
- die eigene Gesundheit zu stärken und eine gesundheitsfördernde Arbeitswelt im Krankenhaus zu gestalten
- Partizipation und Empowerment der Mitarbeiter zu stärken

gesundheitsförderndes Krankenhaus

Organisationsorientierung bedeutet
- ein „lernendes" Krankenhaus: Anforderungen zu beobachten, Maßnahmen zu entwickeln und in Führungsentscheidungen umzusetzen
- die interne Integration, d. h. die Kooperation zwischen verschiedenen Berufsgruppen, zu fördern
- Dienstleistungen qualitativ hochwertig, effizient und angemessen durchzuführen

Umweltorientierung bedeutet
- eng mit Einrichtungen der Umgebung (z. B. niedergelassenen Ärzten) zu kooperieren
- die Bevölkerung über Dienstleistungen des Krankenhauses zu informieren
- in Kooperation mit anderen Institutionen oder Personengruppen aktiv zu werden, z. B. Selbsthilfegruppen oder kulturelle Veranstaltungen zu initiieren und Aktivitäten über die eigenen Mauern hinaus anzuregen

Abbildung 7:
Die Zusammenhänge zwischen Patientenorientierung, Personalorientierung, Organisationsorientierung und Umweltorientierung
(vgl. Netzwerk Gesundheitsfördernder Krankenhäuser/Ludwig-Boltzmann-Institut o. J.)

Beispiel

Das „Netzwerk Gesundheitsfördernder Schulen"

Das „Österreichische Netzwerk Gesundheitsfördernder Schulen" besteht seit 1993 als eine gemeinsame Initiative des Gesundheits- und des Unterrichtsministeriums. Es ist ein Teil des im Jahre 1992 gegründeten „Europäischen Netzwerks Gesundheitsfördernder Schulen", welches von der WHO und anderen nationalen Organisationen getragen wird.

Die WHO hat immer wieder betont, dass Gesundheitsförderung nicht nur im medizinischen Bereich stattfindet, sondern in das tägliche Leben der Menschen Einzug halten soll. Genau das versucht dieses Projekt umzusetzen – Gesundheitsförderung als Veränderungsprozess anzusehen und die Menschen in ihren Lebenswelten anzusprechen. Im „Netzwerk Gesundheitsfördernder Schulen" geht es nicht nur darum, Einzelmaßnahmen zur Gesundheitsförderung zu erstellen und umzusetzen, sondern die Lebenswelt Schule als Ganzes gesundheitsfördernd zu gestalten.

Ziel der Gesundheitsförderung an Schulen ist es, die Ressourcen des Einzelnen zu fördern – und zwar in einem räumlich und sozial gesundheitsfördernden Umfeld, dem Setting Schule. Daher liefert die gesundheitsfördernde Schule nicht einfach Gesundheit oder befreit von Eigenverantwortung. Sie möchte vielmehr den Prozess der Gesundheitsförderung in den Schulalltag einbauen (gesunde Buffets, ergonomische Möbel, Verringerung der Stressfaktoren u. a. für Lehrer, Schüler und alle, die in der Lebenswelt Schule tätig sind).

Gesundheitsförderung bedeutet hier also – gemäß dem **Setting-Ansatz** –, die Schule als Setting zu sehen und die darin stattfindenden Vorgänge des Lehrens und Lernens für alle Beteiligten gesundheitsfördernd zu gestalten.

Eine gesundheitsfördernde Schule entsteht in einem Prozess, der in mehreren Schritten vor sich geht. Im ersten Schritt müssen vorhandene Gesundheitsprobleme erkannt werden (z. B. durch Befragung von Schülern und Lehrern, mittels Fragebögen oder Interviews). Darauf folgt eine Suche nach Lösungen mit allen Beteiligten, die Planung der Lösungsstrategien und schließlich ihre Umsetzung in die Praxis. Während und nach der praktischen Umsetzung muss die Brauchbarkeit der neuen Lösungsstrategien **evaluiert** werden. Wenn es einen dauerhaften Erfolg gibt, der nachvollziehbar ist, so wird die Lösung präsentiert und institutionalisiert, d. h. sie wird fester Bestandteil der schulischen Abläufe. Durch die Teilnahme am Netzwerk haben Lehrer und Pädagogen die Möglichkeit, einschlägige Seminare und Schulungen zu absolvieren und am Gedankenaustausch zwischen den Netzwerkschulen teilzunehmen.

Partizipation sowie Verhaltens- und Verhältnisprävention sind die Schwerpunkte bei der konkreten Umsetzung der Gesundheitsförderung in der Schule, die ja auch erkennbar und messbar sein soll. Angesetzt wird dabei an Themen wie bewegter Unterricht, gesunde Jause, Hygiene, verschiedenen Unterrichtsmethoden (z. B. offenes und eigenverantwortliches Lernen), Wertschätzung oder Beteiligung der Schulgemeinschaft an der Schulentwicklung. Eine Möglichkeit, an diesen Themen zu arbeiten, ist beispielsweise ein „gesunder Tag" an der Schule, der von allen Lehrern und Schülern gemeinsam gestaltet wird. Gemeinsam wird ein Tagesablauf **konzipiert**, an dem gewisse Aktivitäten geplant werden, die an die Unterrichtsfächer angelehnt sind: z. B. Entspannung und Meditation, Tanz, Bewegung und die gemeinsame Herstellung eines gesunden Essens. Der Tag wird gemeinsam geplant, erlebt und anschließend gemeinsam evaluiert.*

Setting-Ansatz
bedeutet, ein bestimmtes Setting als Ausgangspunkt zu nehmen

evaluieren
bewerten, überprüfen, den Wert einer Sache bestimmen

Partizipation
das Teilhaben, Teilnehmen, Beteiligtsein

konzipieren
planen, entwerfen

6.3.2 Internationale Aktionen

Natürlich besteht auch immer wieder die Notwendigkeit für internationale Projekte, Forschungsvorhaben und Aktionen der WHO – etwa aufgrund aktueller, plötzlicher Entwicklungen wie z. B. Epidemien, aufgrund von Ereignissen, die Staatsgrenzen überschreiten, oder schlicht weil das eine oder andere Problem die Leistungsgrenzen eines Nationalstaates übersteigt. Für das Jahr 2014 sei hier nur beispielhaft auf die gesundheitliche Hilfe im Zusammenhang mit dem Bürgerkrieg in Syrien, die Impfaktionen gegen Masern in Zentralafrika oder die Polio-Impfungen in Südostasien (wobei die Region Südostasien 2014 als „frei von Polio" deklariert wurde) sowie die Hilfs- und Eindämmungsmaßnahmen in Bezug auf den Ausbruch von Ebola in Afrika hingewiesen (vgl. www.who.int/features/2014/year_review/jan-apr/en).

* Näheres dazu im Internet unter www.give.or.at/gesunde-schule/start.html.

Innerhalb dieses Netzwerks haben sich Belgien, Deutschland, Luxemburg, Österreich und die Schweiz zum „Netzwerk Gesundheitsfördernder Schulen der deutschsprachigen Länder" zusammengeschlossen. Diese Kooperation basiert auf dem gemeinsamen kulturellen Hintergrund der Länder mit ähnlichen Bildungs-, Sozial- und Gesundheitssystemen. Mehr Informationen dazu finden sich im Internet unter www.enhps.info/.

6.3.3 Wohlbefinden und kultureller Rahmen

Aktuell wird im Rahmen des Programms „Gesundheit 2020“ durch das europäische Regionalbüro das Wohlbefinden der Bevölkerung auf lokaler und nationaler Ebene gemessen, um ganzheitlich darüber Bericht zu erstatten. Hintergrund ist der Zusammenhang zwischen Wohlbefinden und kulturellen Rahmenbedingungen. Ersten Befunden zufolge können die Messergebnisse bisher nicht erfassbare Daten liefern und politische Maßnahmen mit Blick auf das Wohlbefinden könnten die Durchführung gesundheitsbezogener Aktivitäten verbessern.
(vgl. Europäischer Gesundheitsbericht 2015, S. 57 f.)

Projekt „Dachziele Gesundheit 2020“

Gesundheit 2020 ist das Rahmenkonzept der europäischen Region für Gesundheit und Wohlbefinden. Folgende Dachziele werden verfolgt:

- Senkung der vorzeitigen Mortalität in der europäischen Region (Rauchen, Adipositas, Alkoholkonsum, impfprävalente Krankheiten, ...)
- Erhöhung der Lebenserwartung in der europäischen Region
- Abbau von Ungleichgewichten in der europäischen Region
- Förderung des Wohlergehens der Bevölkerung in der europäischen Region
- allgemeine Gesundheitsversorgung und das Recht auf Gesundheit
- Mitgliedstaaten legen nationale Zielvorgaben oder Ziele fest

(vgl. Europäischer Gesundheitsbericht, 2015, S. 8 ff.)

Zum Wiederholen – Kapitel 6

World Health Organization (WHO)
Constitution/Satzung der WHO
Meilensteine
Gesundheitsförderung
„Gesundheit für alle“
Ottawa-Charta
Handlungsfelder
Gesundheit als soziales Ziel
Bangkok-Charta
Gesunde Städte
Gesundheitsförderndes Krankenhaus
Gesundheitsfördernde Schulen

Zum Üben – Teil IV

1. Wofür steht die Abkürzung WHO?
2. Wann wurde die WHO gegründet und wo befindet sich ihr Sitz?
3. Wie lauten die zwei grundlegenden Prinzipien, die von der WHO in ihrer „Constitution" verankert wurden?
4. Welche Bedeutung hat die Konferenz von Alma-Ata in Bezug auf die Entwicklung von Gesundheitsförderung?
5. Was wurde in der Ottawa-Charta festgelegt? Welche Voraussetzungen sind laut Ottawa-Charta notwendig, um Gesundheit weltweit zu fördern?
6. Welche fünf Handlungsfelder zur nationalen Umsetzung von Gesundheitsförderung wurden in der Ottawa-Charta beschrieben?
7. Welche zentralen Handlungsstrategien zur Umsetzung von Gesundheitsförderung wurden in der Ottawa-Charta beschrieben?
8. Welche weiteren Konferenzen bilden gemeinsam mit den Konferenzen von Alma-Ata und Ottawa das Grundgerüst für Gesundheitsförderung der WHO?
9. Erläutern Sie das WHO-Projekt „Gesunde Städte" anhand eines konkreten Beispiels.
10. Welche Strategien zur Entwicklung gesundheitsfördernder Krankenhäuser gibt es? Beschreiben Sie deren Zusammenhänge in Stichworten!

Teil V Theoretischer Hintergrund

Nach dem Studium dieses Abschnitts sollten Sie ...

... Theorien über Gesundheit kennen, die aus verschiedenen Wissenschaften stammen, und ihre Grundaussagen erklären können.

... einen Zusammenhang zwischen den einzelnen Theorien und dem Thema Gesundheit herstellen können.

... wichtige Modelle von Gesundheit und Krankheit kennen, über ihre Entstehung Bescheid wissen und ihre Grundaussagen erklären können.

... das Salutogenesemodell von Antonovsky beschreiben und seine Bedeutung für die Gesundheits- und Krankenpflege erklären können.

Gesundheit und Krankheit sind zentrale Bestandteile jedes menschlichen Lebens. Dies führt dazu, dass sich jeder Mensch ständig auf seine ganz persönliche Weise mit diesen Themen auseinandersetzt. Der Einzelne sieht sich dabei vor allem mit Fragen über Ursachen und Auswirkungen von Krankheit konfrontiert. Auf diese Weise entstanden im Lauf der Zeit viele unterschiedliche, ganz persönliche, subjektive Erklärungsmodelle.

Geschichtlich betrachtet hat man über viele Epochen hinweg versucht, die Hintergründe und Zusammenhänge von Krankheiten zu erforschen und damit in eine wissenschaftliche Ordnung zu bringen. Theorien, Modelle und Konzepte wurden formuliert und teilweise auf ihre Anwendbarkeit hin überprüft. Damit wurde schrittweise der Weg von der **subjektiven** Sicht und der damit verbundenen persönlichen Betroffenheit hin zu einer objektiven Betrachtung vollzogen. Heute ist man jedoch zu der Erkenntnis gelangt, dass dieser Weg, der auf Wissenschaftlichkeit und Objektivität ausgerichtet ist, nicht allen Facetten von Gesundheit und Krankheit gerecht zu werden scheint. Dies wird auch in der WHO-Definition von Gesundheit deutlich. In dem Bemühen, möglichst allgemeingültig und allumfassend zu denken, zu forschen und zu formulieren, traten die individuellen Aspekte allzu stark in den Hintergrund. Heute gewinnen jedoch Subjektivität, Lebenswelt und Individuum wieder an Bedeutung.

Subjektivität
persönliche Auffassung, Eigenart, Einseitigkeit. Subjektiv = persönlich, auf die eigene Person bezogen; auch: einseitig, parteiisch, unsachlich

Dieses Kapitel beschäftigt sich mit den Inhalten der vielfältigen Theorien, Modelle und Konzepte, die das heutige Verständnis von Gesundheit und Krankheit geprägt haben. Von zentraler Wichtigkeit für den modernen Zugang zu unserem Thema war – und ist (!) – dabei der durch Aaron Antonovsky herbeigeführte **Paradigmenwechsel: von der Pathogenese zur Salutogenese**. Die Darstellung dieser Theorien, Modelle und Konzepte kann in diesem Rahmen nur beispielhaft bleiben, aber ihre Kenntnis stellt eine wichtige Grundlage für die Beschäftigung mit den Themen „Gesundheit“ und Gesundheitsförderung dar.

7 Wissenschaftliche Theorien über die Entstehung von Gesundheit und Krankheit

Der folgende Abschnitt beschäftigt sich mit der Frage, wie die Wissenschaft die Entstehung von Gesundheit und Krankheit erklärt. Für das Thema Gesundheitsförderung ist dabei natürlich auch die Anwendbarkeit und Umsetzung wissenschaftlicher Konzepte im Alltag von Bedeutung. Dies wird anhand von Beispielen erläutert.

Theorie
System wissenschaftlich begründeter Aussagen zur Erklärung bestimmter Tatsachen und der ihnen zugrunde liegenden Gesetzmäßigkeiten

In der Soziologie, der Psychologie und den Gesundheitswissenschaften gibt es sehr viele **Theorien**, die sich mit den Themen „Gesundheit" und „Krankheit" beschäftigen. Diese Theorien lassen sich nach unterschiedlichen Gesichtspunkten und Themen kategorisieren (vgl. dazu beispielhaft Nutbeam/Harris 2001 sowie Hurrelmann 2000). Klaus Hurrelmann (2000) u. a. hat diese Theorien beschrieben und die für die Gesundheitsförderung wesentlichen Konzepte geordnet. Er teilt sie ein in:

- Lern- und Persönlichkeitstheorien;
- Stress- und Bewältigungstheorien;
- Sozialisationstheorien;
- Theorien zu Interaktions- und Sozialstrukturen;
- Public-Health-Theorien.

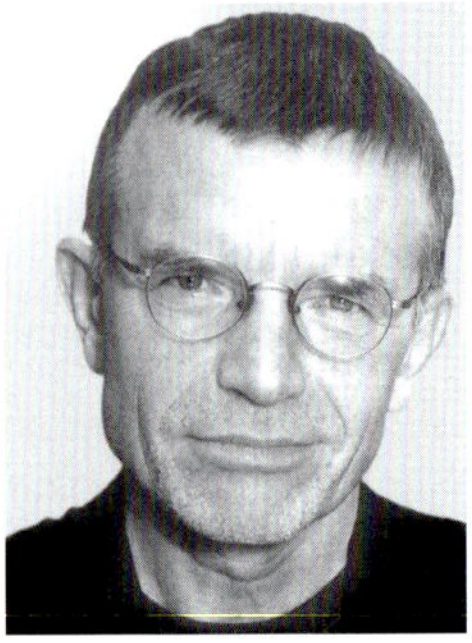

Klaus Hurrelmann, Professor of Public Health and Education, Hertie School of Gouvernance Berlin

In der Literatur nehmen die Autoren nicht immer eine genaue Definition bzw. Unterscheidung der Begriffe „Modell", „Theorie" und „Konzept" vor. Hier wird der jeweilige Terminus der Autoren übernommen; daher kann nicht von einer ganz einheitlichen Begrifflichkeit ausgegangen werden.

Diese Reihenfolge ist nicht willkürlich gewählt. Hurrelmann (ebd.) geht vom einzelnen Menschen aus (z. B. mit den Fragestellungen „Wie lernt der Mensch?" oder „Welche Persönlichkeitsstrukturen gibt es?", die zu den Lern- und Persönlichkeitstheorien hinführen). Über Theorien, die immer größer werdende Gruppenverbände behandeln (Stress- und Bewältigungstheorien, Sozialisationstheorien), gelangt er schließlich zu Theorien, die die Gesellschaft betreffen: den Umgang der Menschen miteinander, die Strukturen der Gesellschaft und die Organisation des Gesundheitswesens – also die öffentliche Gesundheit, die „Public Health".

Ebenso vielfältig wie die Theorien sind auch die angebotenen Lösungen: Es gibt Ansätze, die nur für akute und völlig heilbare Krankheiten angewendet werden können. Diese werden in den **strukturfunktionalistischen** Theorien vorgestellt. In den **systemtheoretischen** Modellen werden hingegen Lösungswege besprochen, die sich stark an den Umgebungsbedingungen der Menschen orientieren.

7.1 Lerntheorien

Bei den Lerntheorien lautet die zentrale Frage, welche persönlichen Motive und Motivationen die Gesundheit eines Menschen beeinflussen können. Über Lerntheorien lässt sich u. a. erklären, warum sich Menschen in einer bestimmten Art und Weise ernähren oder bewegen und wie sie mit den Anforderungen des Alltags fertigwerden.

Die Lerntheorien entstammen vornehmlich der Psychologie (zur Psychologie als einer der Bezugsdisziplinen für Fragen des Lernens vgl. Lehner 2009, S. 36 f.). In ihren Anfangszeiten standen Reiz-Reaktions-Modelle im Mittelpunkt, d. h. man behauptete, dass der Mensch auf einen bestimmten Reiz in einer bestimmten Art und Weise reagieren würde. Vereinfacht gesagt: Der Reiz bestimmt die Reaktion – so dachte man wenigstens. Lernvorgänge wurden also beschrieben, indem man objektive Umweltgegebenheiten und die Reaktion eines Menschen darauf beobachtete. Dieser Ansatz wird als behavioristische oder **verhaltensorientierte Lerntheorie** bezeichnet. Im Gegensatz dazu entwickelten sich dann **informationsorientierte Lerntheorien**, die den Menschen als Verarbeiter einer Fülle von Informationen ansahen. Hier wurde Lernen als Auseinandersetzung mit der Umwelt angesehen: Wahrnehmung, Gedächtnis und Denken standen im Mittelpunkt.

Behaviorismus
Richtung der Verhaltenspsychologie, die sich mit der Reaktions- und Funktionsweise lebender Organismen beschäftigt

Zunächst aber müssen wir uns mit den Begriffen „Lernen“ und „Verhalten“ beschäftigen.

Jeder von uns lernt beständig, sei es als Kleinkind (z. B. etwas zu greifen), sei es im späteren Schul- oder Berufsleben. Jeder Lernprozess ist durch Veränderung gekennzeichnet, und zwar in Bezug auf das Verhalten und das Wissen. Im Laufe seiner lebenslangen Entwicklung erfährt der Mensch ständige Änderungen in seinem Verhalten, seinen Meinungen und Einstellungen. Unaufhörliche Veränderung ist also ein zentrales Merkmal des menschlichen Lebens.

Wir können diese Veränderungen erkennen, wenn wir den Umgang von Jugendlichen und Erwachsenen mit ihrer Gesundheit beobachten: Junge Leute haben oft eine unbelastete Einstellung zu ihrem Körper. Der gesundheitliche Zustand wird als etwas Selbstverständliches hingenommen. Verhaltensweisen und der Umgang mit dem eigenen Körper ändern sich meist erst im Erwachsenenalter.

„Lernen“ ist laut Brockhaus ([20]1998) „die Aneignung von Kenntnissen und Verhaltensweisen auf Grund von Belehrung und Erfahrung“. Lernen ist also etwas, wozu man aktiv beitragen kann. Genetische Veranlagungen wie Begabung oder Intelligenz sowie günstige Entwicklungsverläufe tragen zwar zum Lernerfolg bei, sind jedoch nicht so ausschlaggebend, wie man lange Zeit geglaubt hat (vgl. Hurrelmann 2000, S. 44). Lernen ist folglich, wie bereits erwähnt, ein Prozess, der durch einen Unterschied zwischen einem früheren und einem späteren Verhalten gekennzeichnet ist.

Die Lerntheorie versucht, diesen Prozess der Veränderung zu erklären. Ziel jeder Lerntheorie ist es, zu beschreiben, wie Menschen sich Verhaltenweisen aneignen oder wieder verlieren.

Die wichtigsten theoretischen Ansätze für die Erklärung von Entstehung und Veränderung menschlichen Verhaltens sind:

- **klassische Konditionierung**;
- **operante Konditionierung**;
- **Lernen am Modell**.

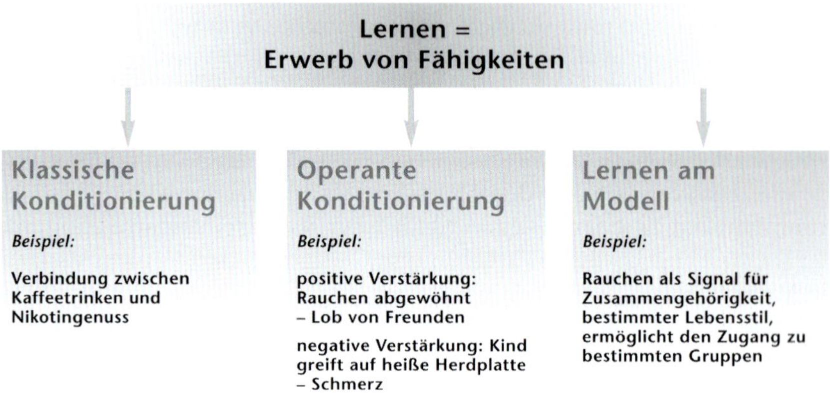

Abbildung 8
Lerntheorien

Wenn es um mögliche Ursachen für die Entstehung und Veränderung von Verhaltensweisen geht, muss man auch auf den Begriff der „**Sozialisation**“ hinweisen, der über unmittelbar lerntheoretische Ansätze hinausgeht. Sie hat auch im Zusammenhang mit z. B. Verhältnisprävention oder Public-Health-Theorien Bedeutung.

> Sozialisation kann man als Prozess verstehen, in dem Menschen auf die Entwicklung von anderen Menschen einwirken – allerdings nicht absichtsvoll (im Unterschied zur Erziehung etwa). Sozialisation umfasst mehr, etwa gesellschaftliche Faktoren und Einflüsse der Lebenswelt und der Umgebung (zum Sozialisationsbegriff vgl. Koller 2006, S. 117 ff.).

Soziale Gegebenheiten wirken in unterschiedlicher Weise (und individuell verschieden) auf die Menschen und können daher wohl auch Ansätze für gesundheitsförderliches Denken und Handeln bieten. Der Zusammenhang mit der Gesundheitsförderung wird dabei v. a. in den Abschnitten über Verhältnisprävention (siehe Kap. 4.1.2) und Public-Health-Theorien (siehe Kap. 7.4.4) deutlich.

7.1.1 Klassische Konditionierung

Die klassische Konditionierung wird untrennbar mit dem Namen **Iwan P. Pawlow** assoziiert. Während Pawlow die Verdauung bei Tieren untersuchte, stellte er fest, dass Hunde nicht erst beim Fressen Speichel produ-

assoziieren
zwei Dinge (Ereignisse, Vorstellungen) in Gedanken miteinander verbinden

zierten, sondern bereits dann, wenn sie den Versuchsleiter, der das Futter brachte, sahen oder seine Schritte hörten. Auf einen bestimmten Reiz, einen sogenannten Stimulus, erfolgte eine bestimmte Reaktion. Bei der Durchführung dieses wissenschaftlichen Experimentes wurden bestimmte Bedingungen – sogenannte „Konditionen“ – eingehalten. Daher stammt die Bezeichnung „**Konditionierung**“.

Kondition
Bedingung. Konditionierung = Verhalten, das durch eine (oder mehrere) bestimmte Bedingung(en) hervorgerufen wird.

Stimulus
Reiz

Das bedeutet: Ein ursprünglich neutraler **Stimulus** (das Erscheinen des Versuchsleiters) kann eine Reaktion (die Produktion von Speichel) auslösen, weil er mit einem Reiz (dem Futter) in Verbindung gebracht wird, der diese oder eine ähnliche Reaktion automatisch bewirkt (vgl. Pervin 2000, S. 294 f.).

Beispiel

Diese Art des Lernens kann man auch in alltäglichen Situationen, die mit Gesundheit und Gesundheitsförderung zu tun haben, beobachten: Man denke nur etwa an die bei vielen Leuten verankerte Verbindung von Kaffee und Nikotin. Bei z. B. 20 Zigaretten pro Tag (das ergibt über 7000 Zigaretten pro Jahr) wird das Rauchen mit vielen möglichen anderen Vorgängen und Situationen assoziiert (gedanklich verbunden). Erhöht etwa eine Zigarette den Kaffeegenuss, so tritt schnell eine Konditionierung ein: Bereits der Geschmack von Kaffee oder das Betreten eines Kaffeehauses können das Gefühl auslösen, sich eine Zigarette anzünden zu „müssen“. Erinnern wir uns: Konditionierung bedeutet, dass ein gewisses Verhalten (Rauchen) an bestimmte Bedingungen (Geruch/Geschmack von Kaffee) gebunden ist. Solche Konditionierungen gibt es beim Rauchen in vielfältiger Weise.

Beispiel

Lawrence Pervin beschreibt ein anderes Beispiel, das den Drogenkonsum betrifft: Er ging der Frage nach, wie es bei Heroinsüchtigen, die über Jahre hinweg ihre Dosis gesteigert haben, zu Todesfällen durch Überdosen kommen kann. Er kam zu folgendem Ergebnis: Durch den Drogenkonsum wurde ein Konditionierungsverfahren in Gang gesetzt. Die Wirkung der Droge auf den Körper stellte den Stimulus dar. Die Art, in welcher der menschliche Organismus die Wirkung der Droge ausglich, war die Reaktion. Eine Konditionierung fand dann statt, wenn die Drogenwirkung mit einem bestimmten Reiz verbunden wurde, etwa mit einem Umweltreiz (z. B. mit der Gegenwart eines bestimmten Menschen), der bei der Einnahme von Bedeutung ist.

Die Einnahme von Heroin erzeugt jedoch nicht nur eine bestimmte Abhängigkeit, sondern die Wirkung der Droge wird auch eng mit der Umgebung verbunden, in der sie eingenommen wird. Eine der Folgen davon ist: Heroinabhängige setzen sich dem Risiko einer Überdosis aus, wenn sie die Droge in einer ungewohnten Umgebung einnehmen.

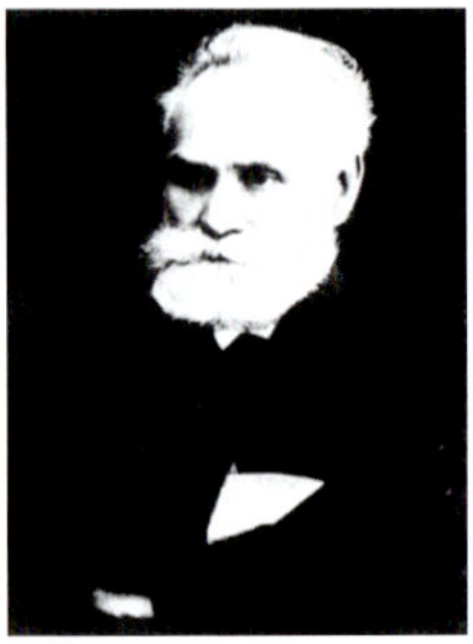

Iwan Petrowitsch Pawlow, 1849–1936, russischer Physiologe, 1904 Nobelpreis für Medizin

Um dieses Erklärungsmodell empirisch nachzuprüfen, wurde folgender Laborversuch durchgeführt: Ratten erhielten täglich Heroininjektionen in steigender Dosis in ein oder zwei gleich bleibenden Umgebungen. Am Ende der Versuchsreihe erhielten alle Ratten die gleiche Dosis Heroin, jedoch befand sich die erste Gruppe in ihrer gewohnten Umgebung, während sich die zweite in einer für die Drogenverabreichung ungewohnten Umgebung aufhielt. Die Ratten aus der zweiten Gruppe starben eher. Die Herointoleranz war also niedriger, wenn die Umgebung bisher nicht mit der Droge in Verbindung gestanden war.

Da ein solcher Versuch nie an Menschen durchgeführt werden wird, muss man sich an die Aussagen drogenabhängiger Personen halten: Drogenabhängige, die mit einer Überdosis ins Krankenhaus eingeliefert wurden, erzählten oft, dass die Umgebung, in der sie sich die Überdosis verabreicht hatten, für die Heroineinnahme untypisch gewesen war. Die Erfahrungsberichte dieser Personen unterstützen die Verwendung des Pawlow'schen Modells (vgl. Pervin 2000, S. 296 f.)

7.1.2 Operante Konditionierung

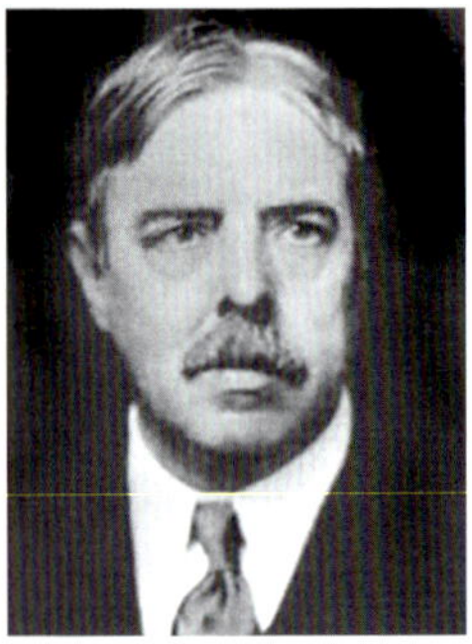

Edward Lee Thorndike, 1874–1949, amerikanischer Psychologe

Mit der operanten Konditionierung – einer Variante bzw. Weiterentwicklung der klassischen Konditionierung – beschäftigte sich **Edward L. Thorndike** in seinen Experimenten an Katzen. Er sperrte Katzen in einen Käfig und beobachtete, dass sie versuchten, sich zu befreien. Bewegte die Katze dabei zufällig eine Schnur, welche die Tür öffnete, so lernte sie, die Bewegung der Schnur mit dem Öffnen der Tür zu verbinden. Bei weiteren Versuchen schaltete die Katze alle Reaktionen aus, die nicht zum Erfolg geführt hatten. Das erfolgreiche Verhalten, das das Verlassen des Käfigs ermöglichte, prägte sich der Katze so stark ein, dass sie es bei erneutem Einsperren wiederholen konnte und damit sofort freikam.

Von besonderer Wichtigkeit ist auch die Versuchsreihe von **Burrhus Skinner**: In eine kleine Box (die sogenannte „Skinner-Box") setzte er eine Ratte. Die Box war so konstruiert, dass die Ratte immer dann Futter bekam, wenn sie einen Hebel betätigte. Bei jedem Hebeldruck erfolgte eine neuerliche Futtergabe. In den Versuchen zeigte sich, dass die Ratte den Hebel öfter und öfter drückte, denn sie wurde durch die jeweils folgende Futtergabe belohnt. Dies nennt man **Lernen durch positive Verstärkung** (vgl. Altenthan et al. 1995, S. 159 ff.).

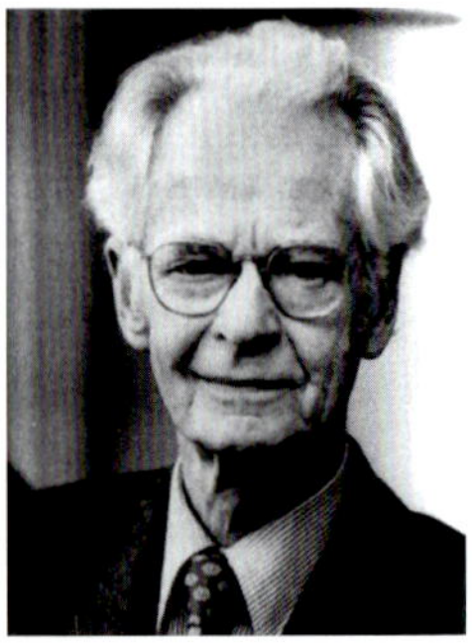

Burrhus Frederic Skinner, 1904–1990, amerikanischer Psychologe, galt als führender Vertreter des Behaviorismus

Beispiel

Kehren wir wieder zum Beispiel des Rauchens zurück. Jemand, der sich das Rauchen abgewöhnen möchte und bei jedem Zigarettenverzicht von seinen Freunden gelobt wird, erfährt dadurch eine positive Verstärkung. Ebenso können selbst gesetzte Ziele (wie Sparen des Zigarettengeldes für einen Urlaub oder das bessere Gefühl beim Sport) positiv verstärkend wirken.

Beispiel

Eine andere Variante ist die der negativen Verstärkung: Ein Kind, das von den Eltern gewarnt wird, es solle nicht auf die heiße Herdplatte greifen, wird vielleicht dennoch irgendwann hingreifen und sich verbrennen. Dies ist Lernen durch negative Verstärkung: Durch den Schmerz lernt das Kind, die Berührung einer heißen Herdplatte in Zukunft zu vermeiden.

7.1.3 Lernen am Modell – die sozial-kognitive Lerntheorie von Albert Bandura

Die sozial-kognitive Lerntheorie von **Albert Bandura** ist von großer Bedeutung für das Verstehen gewisser Verhaltensweisen, die die Gesundheit betreffen. Bandura entwickelte das Konzept des Modelllernens. Es besagt, dass Menschen durch Nachahmung lernen. Sie werden durch Vorbilder angeregt, sich auf eine bestimmte Art und Weise zu verhalten, d.h. sie werden durch diese Vorbilder gesteuert.

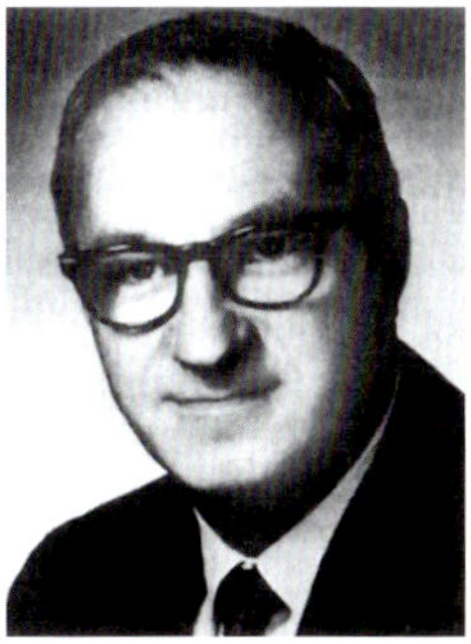

Albert Bandura, geb. 1925 in Kanada, forschte hauptsächlich auf dem Gebiet der Lernprozesse

Albert Bandura entwickelte die sozial-kognitive Lerntheorie. Diese beschreibt einen wechselseitigen Austausch (Interaktionsprozess) zwischen den Menschen und ihrer Umgebung. Dieser Austauschprozess wird von Bandura als **reziproker Determinismus** bezeichnet.

reziprok
wechselseitig, gegenseitig, aufeinander bezüglich

Determinismus
Lehre von der Unfreiheit des menschlichen Willens. Im Determinismus gilt der Grundsatz: „Alles ist Bestimmung." Determinismus bedeutet auch Festlegung.

Den Austauschprozess zwischen Mensch und Umwelt stellt Bandura sich folgendermaßen vor: Grundsätzlich werden Menschen von ihrer Umwelt beeinflusst. Sie können aber wählen, wie sie auf ihre Umgebung reagieren. Welches Verhalten sie wählen, hängt von ihrer Persönlichkeit ab. Im Mittelpunkt der sozial-kognitiven Lerntheorie steht daher die Persönlichkeitsstruktur eines Menschen. Den gedanklichen Prozessen (im Unterschied zum gefühlsmäßigen Geschehen) wird dabei große Bedeutung beigemessen.

Wie ein Mensch auf seine Umwelt reagiert, hängt also von seiner Persönlichkeit ab. Von den vielen Bestandteilen, die eine Persönlichkeit ausmachen, rückt Bandura **drei wesentliche Bestandteile** in den Vordergrund:

1. Erwartungen und Überzeugungen
2. Kompetenzen und Fertigkeiten
3. Ziele

Ad 1: Erwartungen und Überzeugungen
Erwartungen und Überzeugungen werden bei Bandura besonders betont. Erwartungen können sich auf das Verhalten anderer Menschen beziehen, aber auch auf das eigene Verhalten. Erwartungen steuern das Verhalten, z. B. je nachdem, ob man eine Belohnung oder eine Bestrafung erwartet.

Überzeugungen betreffen z. B. die Fähigkeit, Probleme oder schwierige Situationen zu bewältigen.

idiosynkratisch
überempfindlich, über das Normale hinausgehend empfindlich

Oft ist es auf bestimmte Erwartungen und Überzeugungen zurückzuführen, wenn Personen in gewissen Situationen überempfindlich reagieren (diese starken Reaktionen werden als „**idiosynkratisch**" bezeichnet). Menschen empfinden Situationen völlig unterschiedlich: Was den einen belustigt, regt den anderen zum Nachdenken an, was den einen ängstigt, erzeugt beim anderen nicht einmal ein Gefühl von Spannung.

Weiters vertritt Bandura die Auffassung, dass Menschen „**Wenn-dann-Erwartungen**" entwickeln. Sie denken, dass sie in einer bestimmten Situation dieses oder jenes zu erwarten haben. Aus dieser Haltung heraus entwickeln sich in bestimmten Situationen bestimmte Verhaltensweisen. Dies führt uns zu dem Begriff der **Selbstwirksamkeit**.

Die Selbstwirksamkeit zeigt an, wie eine Person ihre eigenen Fähigkeiten einschätzt, eine bestimmte Situation oder Aufgabe zu meistern.

Wenn man z. B. denkt, dass man imstande ist, eine bestimmte Aufgabe zu lösen, so ist man auch voller Selbstvertrauen und Zuversicht. Man denkt, dass man die Dinge steuern oder zumindest beeinflussen kann, dass man „wirksame" Handlungen ausführen kann. Daher hat die Selbstwirksamkeit Einfluss darauf, welche Aktivitäten wir ausführen, wie sehr wir uns in bestimmten Situationen anstrengen, wie lange wir an einer Aufgabe festhalten und wie unsere emotionalen Reaktionen aussehen, während wir eine Situation erwarten oder uns darin befinden.

Eine wichtige Eigenschaft eines Menschen ist die Selbstwirksamkeit oder die Fähigkeit, mit bestimmten Situationen umzugehen.

> *„Wir denken, fühlen und verhalten uns mit Sicherheit verschieden, ob wir auf unsere Fähigkeiten vertrauen können oder ob wir uns in einer Situation unsicher und inkompetent fühlen." (Pervin 2000, S. 386)*

Wenn wir merken, dass unsere Handlungen effektiv, d. h. wirksam sind, so beeinflusst das Gedankenmuster, Motivation, Leistung und Emotion.

Determinante
ein bestimmender Faktor

Nicht alle unsere Verhaltensweisen und **Determinanten** sind uns aber bewusst. Nach Bandura weist eine Person nicht nur bestimmte Verhaltensweisen auf, die ihr selbst bekannt sind, sondern unterliegt auch Prozessen, von denen sie nichts weiß (**unbewusste Prozesse**), die aber trotzdem Teil ihrer Persönlichkeit sind – eine Erkenntnis, die bereits ab 1895 von Sigmund Freud systematisch ausgearbeitet worden war (siehe Kap. 7.3.6).

Ad 2: Fertigkeiten und Kompetenzen
Fertigkeiten und Kompetenzen sind Fähigkeiten, die jedem Einzelnen von uns zur Verfügung stehen und die uns befähigen, Probleme zu lösen und

mit Schwierigkeiten fertigzuwerden. Wie jemand über sein Leben denkt und welche Lösungen er für seine Probleme und sein Verhalten findet, ist Teil seiner kognitiven Kompetenz.

Beispiel

Bandura meint, dass die Art und Weise, wie wir unsere Fähigkeiten einschätzen, verschiedene Situationen zu meistern, unser Verhalten am meisten beeinflusst. 1994 wurde sein Modell in einer **Feldstudie** getestet. Die Versuchspersonen wurden in drei Gruppen geteilt. Eine Gruppe nahm an einem Workshop über Safer Sex teil. Die zweite Gruppe hörte eine Vorlesung über HIV, und die dritte Gruppe fungierte als Kontrollgruppe, die eine Vorlesung über ein anderes Thema hörte. In einem anschließend durchgeführten Test zeigten die ersten beiden Gruppen - wie erwartet - eine höhere Selbstwirksamkeit: Die Teilnehmer äußerten eher die Absicht, ein Kondom zu verwenden, als die Teilnehmer der Kontrollgruppe. Eine Untersuchung zwei Monate später zeigte, dass die Teilnehmer der Workshop-Gruppe tatsächlich am häufigsten zum Kondom gegriffen hatten. Sie hatten sich im Workshop intensiv mit dem Problem „Safer Sex" beschäftigt. Es war also eine Veränderung der Selbstwirksamkeit in Bezug auf Safer Sex und nicht die bloße Information, die das veränderte Verhalten bewirkt hatte.

In der Prävention hatte man lange Zeit die Frage in den Hintergrund gerückt, wie Jugendliche Informationen (durch ihre Eltern) aufnehmen. Doch die Kluft zwischen dem gewünschten und dem tatsächlichem Verhalten lässt vermuten, dass Informationen allein das Verhalten nicht so leicht ändern. Es ist nicht einfach, Informationen in die Tat umzusetzen. Für eine Verhaltensänderung braucht es anscheinend mehr als nur Informationen. Die Erkenntnisse der sozial-kognitiven Theorien von Bandura können also dazu verwendet werden, Verhaltensänderungen zu erzielen (vgl. Pervin 2000, S. 392).

Feldstudie
eine Untersuchung, die man im natürlichen Umfeld der Versuchspersonen durchführt

Ad 3: Ziele

Ziele schließlich bedeuten die Fähigkeit jeder Person, sich selbst zu motivieren. Ziele leiten uns und lassen uns unser Verhalten über längere Zeit planen.

Die sozial-kognitive Lerntheorie stellt also kognitive Kompetenzen, Erwartungen, Ziele und Fertigkeiten in den Mittelpunkt. Darüber hinaus baut sie auf die Erhöhung der Selbstwirksamkeit. Diese wird gesteigert durch das **Beobachtungslernen** und durch die **direkte Erfahrung**.

Die Theorie des sogenannten Beobachtungslernens besagt, dass Menschen lernen, indem sie andere beobachten.

Die Person, die beobachtet wird, wird als Modell bezeichnet. Daher heißt die Theorie des Beobachtungslernens auch „Lernen am Modell" oder „Modelllernen".

Identifizierung
sich gleichsetzen mit einer anderen Person, völlige Übereinstimmung mit jemand anderem, Wesensgleichheit

Imitation
Nachahmung

Das Lernen am Modell, an Beispielen, hat den Vorteil, dass es nutzlose Fehlversuche erspart (vgl. Pervin 2000, S. 393). Das Modelllernen wird oft mit den Begriffen Identifizierung und Imitation in Verbindung gebracht. Jedoch ist Modelllernen mehr als Imitation und weniger als Verschmelzung mit jemand anderem: Sie ist die Übernahme eines Verhaltensmusters (dabei muss jedoch berücksichtigt werden, dass durch das Modelllernen auch negative Verhaltensmuster übertragen werden können).

Beispiel

Man kann Banduras Theorie am Beispiel des Rauchens überprüfen. Der Nikotinkonsum ist einer der größten gesundheitsschädigenden Faktoren unserer Zeit. Er ist ein grundsätzlich vermeidbarer Risikofaktor für das Auftreten von Gefäßschäden und damit für Herz-, Lungen- und Kreislauferkrankungen.

Nach Ergebnissen der Gesundheitspsychologie bildet sich das Rauchverhalten zwischen dem 10. und dem 20. Lebensjahr aus (d. h. in dieser Zeit wird man hinsichtlich des Rauchverhaltens „geprägt"). Im Wiener Jugendgesundheitsbericht 2002 wurden von Jugendlichen u. a. folgende Motive für das Rauchen angegeben: Die Zigarette fungiert als Signal der Zusammengehörigkeit, als Symbol für den Lebensstil und ermöglicht die Zugehörigkeit zu gewissen Gruppen (Peergruppen-Druck). Andere Studien beschreiben, dass der Einfluss, den ein bis zwei Jahre ältere Personen ausüben, wesentlich darüber entscheidet, ob jemand raucht oder nicht. In den meisten Fällen wird nicht allein geraucht. Man bittet andere um die erste Zigarette, um dazuzugehören, wobei nach einiger Zeit ein gewisser Druck entsteht, sich doch selbst einmal Zigaretten zu kaufen. Damit kommt es zu einem Wechsel der Position und zum Eintritt in eine andere Raucherphase, nämlich in die des Anbieters und der damit verbundenen Machtposition.

Peergroup
eine Gruppe von ungefähr gleichaltrigen Jugendlichen, die großen Einfluss auf ihre Mitglieder ausübt. Der Druck, sich so zu verhalten wie die Peergroup, ist sehr stark.

Wenn man überlegt, was getan werden muss, um Menschen von gesundheitsschädigenden Verhaltensweisen abzubringen, kann man sich an der sozialen Lerntheorie orientieren. Verbote sind dabei absolut nicht zielführend, denn das gesundheitsschädigende Verhalten wird von der betreffenden Person ja als vorteilhaft empfunden. Die Aufgabe ist also, dem Betreffenden Alternativen zu zeigen, die zum gleichen Ziel führen, die Gesundheit dabei aber nicht schädigen.

(vgl. Magistrat der Stadt Wien 2002)

7.2 Persönlichkeitstheorien

Neben Lerntheorien können auch **Persönlichkeitstheorien** Verhaltensweisen erklären, die die Gesundheit fördern oder schädigen. Nachfolgend werden zwei Ansätze erläutert:

- die Theorie der verletzlichen und der unverletzlichen Persönlichkeit sowie
- die Theorie der psychischen Gesundheit.

7.2.1 Die Theorie der verletzlichen und der unverletzlichen Persönlichkeit

Wie jemand auf Ereignisse reagiert und wie er Informationen verarbeitet, hängt stark mit der Persönlichkeit des Betreffenden zusammen. Die in diesem Kapitel beschriebenen Theorien behaupten, dass die Gesundheit eines Menschen von seiner Veranlagung (seiner genetischen Disposition) und seinem Temperament abhängig ist. Wenn man z. B. in vielen Situationen ängstlich ist, kann das zu gesundheitlichen Störungen führen. Diese sogenannten „**verletzlichen Menschen**" sind oft sehr sensibel und nehmen belastende Situationen verstärkt wahr. Im Gegensatz dazu sind die „**unverletzlichen Personen**" Belastungen gegenüber sehr widerstandsfähig. Aus Kindern, die in ihrer Kindheit mit vielen Problemen konfrontiert waren, können, müssen aber nicht „verletzliche Persönlichkeiten" werden. Wenn Kinder die Möglichkeit haben, gute Bewältigungsstrategien zu entwickeln, können sie zu „unverletzlichen Persönlichkeiten" heranwachsen. Sie haben dann gelernt, besser mit Problemsituationen umzugehen (vgl. Hurrelmann 2000, S. 48).

Disposition
hier: Empfänglichkeit (für Krankheiten)

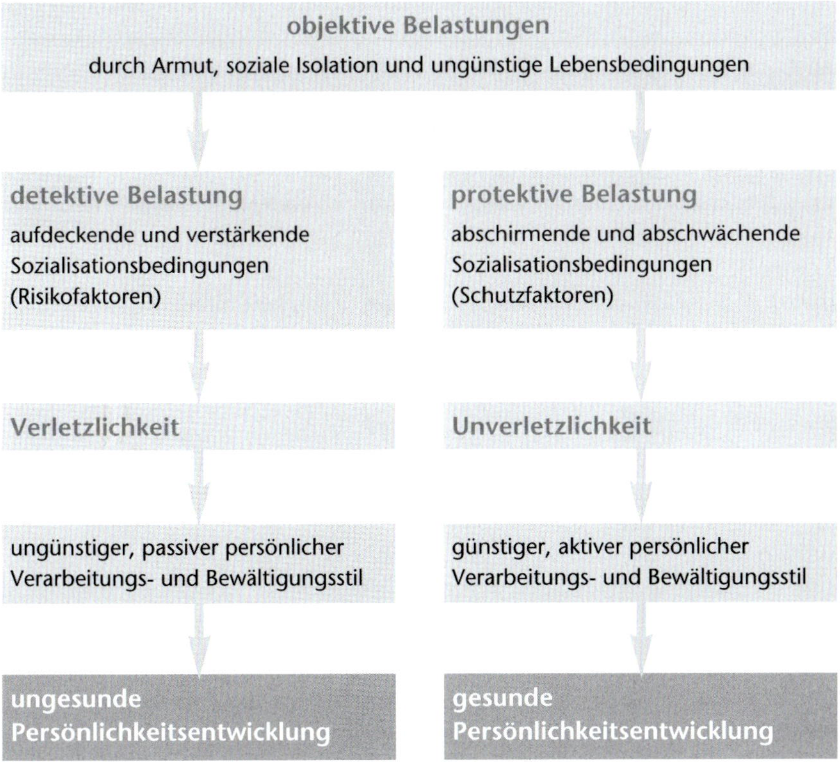

Abbildung 9
Risiko- und Schutzfaktoren für die Gesundheitsentwicklung
(nach Hurrelmann [4]2000, S. 49)

Der Grad der sogenannten Verletzlichkeit führt zur Entwicklung verschiedener Bewältigungsstile, die aktiv und passiv sein können.

7.2.2 Die Theorie der psychischen Gesundheit: eine integrative Persönlichkeitstheorie

Die integrative Persönlichkeitstheorie wurde von **Peter Becker** entwickelt. Er versuchte herauszufinden, welche Eigenschaften ausschlaggebend dafür sind, wie eine Person mit gesundheitsgefährdenden Anforderungen umgeht.

Becker beschreibt zwei Persönlichkeitsmerkmale, die für Gesundheit und Krankheit maßgeblich sind:

- Verhaltenskontrolle und
- seelische Gesundheit.

Verhaltenskontrolle

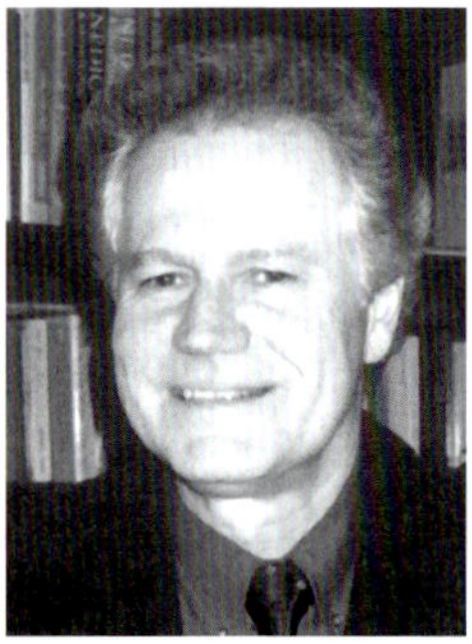

Peter Becker, geb. 1942, Studium der Psychologie, Leiter der Abteilung für Persönlichkeitspsychologie in Trier (Deutschland)

Bei der Kontrolle des eigenen Verhaltens handelt es sich um eine Eigenschaft, die eng mit dem Lebensalter einer Person zusammenhängt. Becker behauptet, dass die Verhaltenskontrolle von der Geburt bis ins hohe Alter zunimmt. Wie diese Entwicklung verläuft, kann aus Mangel an Daten nicht beschrieben werden. Es liegt jedoch die Frage nahe, wie Verhaltenskontrolle sich psychologisch entwickelt.

Das Verhalten von Neugeborenen ist in erster Linie von angeborenen Bedürfnissen wie Trinken, Schlafen usw. bestimmt. Ebenso entwickelt das Kind das Bedürfnis, seine Umwelt zu erforschen und seine Fähigkeiten zu entfalten. Es ist sehr wichtig, dass das Kind nun im Laufe der Zeit lernt, seine Bedürfnisse und damit sein Verhalten zu kontrollieren. Wenn wir einen Blick in die Geschichte werfen, so sehen wir, dass das Verhalten der Menschen in früheren Zeiten sehr stark von anderen Menschen oder Institutionen kontrolliert wurde. Im Laufe der Zeit hat sich diese äußere Kontrolle jedoch nach innen verschoben: Die Menschen begannen zunehmend, sich selbst zu überwachen. Dieser Fähigkeit dient die Erziehung: Das Kind muss lernen, seine Wünsche aufzuschieben oder zurückzustellen, also sein Verhalten zu kontrollieren. Das ist notwendig, um mit anderen Menschen zusammenzuleben und in der Gesellschaft zu existieren. In dem Maß, in dem das Kind sich selbst kontrollieren kann, wird die Überwachung durch die Eltern überflüssig: Die äußere Kontrolle wird durch die innere abgelöst (nach Becker 1995, S. 172).

Im Laufe der Menschheitsgeschichte hat es sich bewährt, äußere (gesellschaftliche) Kontrollen durch innere Kontrollen (durch die Kontrolle des eigenen Verhaltens) zu ersetzen. Dadurch können soziale Ordnung und Moral aufrechterhalten werden.

Daher muss schon der heranwachsende Mensch lernen, sich zu kontrollieren und zu beschränken, nicht alle Wünsche unmittelbar zu befriedigen, sondern Frustrationen zu erdulden. Diese **Selbstkontrolle** erlangt das Kind im Laufe seines Entwicklungsprozesses.

Selbstkontrolle ist an intellektuelle und zwischenmenschliche Voraussetzungen, d.h. an das Verhalten der Eltern und die Beziehung zu ihnen gebunden.

Die Fähigkeit zur Verhaltenskontrolle nimmt also im Laufe der Entwicklung zu. Studien belegen, dass man mit zunehmendem Alter vorausschauender handelt, belastende Situationen vermehrt durchdenkt, sie zu vermeiden versucht oder überlegt, wie man sie abschwächen kann. Ältere Menschen haben ihre Aggressionen besser im Griff und können Wut und ungerechtfertigte Angriffe besser kontrollieren.

Becker beschreibt die Unterschiede zwischen spontanen und kontrollierten Menschen und fasst sie in **vier wesentlichen Punkten zusammen**:

- **Werte:** Kontrollierte Menschen verfolgen eher Ziele, die weiter in der Zukunft liegen, und schätzen soziale Werte und Normen höher als spontane Menschen, die sich mehr am Hier und Jetzt orientieren.
- **Bedürfnisse:** Kontrollierte Menschen haben ein größeres Bedürfnis nach Sicherheit. Im Gegensatz dazu schenken spontane Menschen ihren physiologischen Bedürfnissen und dem Drang, Neues kennenzulernen, mehr Beachtung.
- **Simulator:** Als Simulator beschreibt Becker die gedankliche Vorwegnahme eines Zeitablaufs. Die Vorstellung dessen, was kommen wird, fungiert als Ideal und ermöglicht so eine Verhaltenssteuerung. Kontrollierte Personen haben das Bedürfnis, Dinge zu bewahren (Traditionsbewusstsein, Hang zum Konservativismus) und orientieren sich daher eher an unveränderlichen Idealen. Spontane Menschen lieben die Veränderung und sind für Neues sehr leicht zu begeistern.
- **Steuerung:** Spontane Menschen ändern ihre Absichten schneller und leichter als kontrollierte.

Seelische Gesundheit
Becker definiert seelische Gesundheit folgendermaßen:

> *„Seelische Gesundheit ist die Fähigkeit zur Bewältigung externer und interner (psychischer) Anforderungen."*
> *(Becker 1995, S. 188)*

Externe Anforderungen sind Anforderungen, die von der Umwelt ausgehen (wobei immer eine Wechselwirkung zwischen Mensch und Umwelt besteht). Sie hängen von Lebensalter, Gesundheitszustand, Geschlecht, Lebenssituation etc. einer Person ab. Der Mensch reagiert aktiv auf sie und benötigt zu ihrer Bewältigung viel Kompetenz und die Fähigkeit zum Lösen von Problemen. Becker berichtet, dass Personen, die externe Anforderungen (wie etwa Schulstress) sehr gut bewältigen können, seelisch gesünder sind als solche, die das nicht können.

Interne Anforderungen sind nach Becker angeborene Bedürfnisse. Seelisch Gesunde sind sehr gut in der Lage, ihre Bedürfnisse zu befriedigen. Sie zeichnen sich durch zwei Charakteristika aus:

intellektuell
verstandesmäßig, geistig

Simulator
eigtl. Gerät, in welchem bestimmte Bedingungen bzw. Lebensverhältnisse wirklichkeitsgetreu hergestellt werden können

Konservativismus
Anschauung, die sich am Überlieferten orientiert; Haltung, die auf Erhalt der bestehenden Ordnung gerichtet ist

extern
in der Umwelt, außen, äußerlich

intern
innen, innerlich, im Menschen bzw. in seiner Seele

Kompetenz
Sachverstand, Fähigkeiten, Zuständigkeit

- **Werte:** Seelisch Gesunde haben Ziele, die ihrem Leben einen Sinn geben, und sind gleichzeitig sehr flexibel beim Verfolgen dieser Ziele.

kognitiv
gedanklich, geistig, das Denken oder die Erkenntnis betreffend

- **Kognitive Struktur:** Die kognitive Struktur vermittelt zwischen verschiedenen Kenntnissen, die einander widersprechen. Sie versucht eine Balance zwischen zwei Wissensbeständen herzustellen, z. B. zwischen dem Wissen um die Möglichkeit, einen Sonnenbrand zu bekommen und seinen Gefahren ausgesetzt zu sein, und dem Wissen, dass ein Sommerurlaub im sonnigen Süden eine schöne Sache und ein Grund zur Vorfreude ist (vgl. Becker 1995, S. 85 ff.).

Abbildung 10
Bedingungen der seelischen Gesundheit
(nach Hurrelmann [4]2000, S. 50)

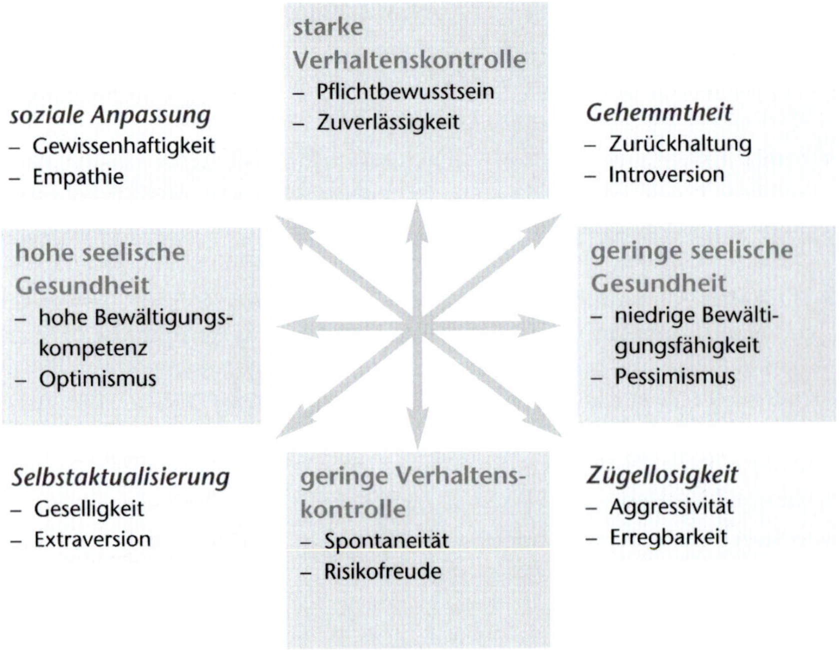

circum/zirkum
um/herum
Plexum
Gefäß- oder Nervengeflecht
habituell
gewohnheitsmäßig, immer vorhanden

In seinem **Circumplexmodell** beschreibt Becker noch einmal die Bedingungen für seelische Gesundheit.

> Stabile seelische Gesundheit wird als **habituelles** Wohlbefinden und Lebensfreude bezeichnet.

Empathie
Einfühlungsvermögen; die Fähigkeit, sich in andere Menschen hineinzuversetzen

Seelische Gesundheit zeigt sich auch in der Fähigkeit, seine Aufmerksamkeit auf die Umwelt zu richten, sich in konkreten Vorhaben zu engagieren und zu lieben. Liebe drückt sich aus in der Fähigkeit zur **Empathie** und zum Eingehen auf die Bedürfnisse anderer. Daraus resultieren ein gutes Selbstwertgefühl, Selbstachtung und Selbstsicherheit (vgl. Hurrelmann 2000, S. 51).

7.3 Stress- und Bewältigungstheorien

Mit dem Thema **Stress** beschäftigen sich mehrere Wissensgebiete, u.a. die Medizin, die Psychologie, die Wirtschafts- und die Gesundheitswissenschaften. Das Thema Stress ist aber auch im Alltag in Mode gekommen, ist ein Schlagwort geworden. Jeder von uns kennt die Formulierung „Ich bin so im Stress". In den letzten Jahren wurden die Auswirkungen von Stress – nämlich die Zusammenhänge zwischen Stress und verschiedenen Krankheitssymptomen, die sogar tödlich ausgehen können – ausführlich erforscht und beschrieben.

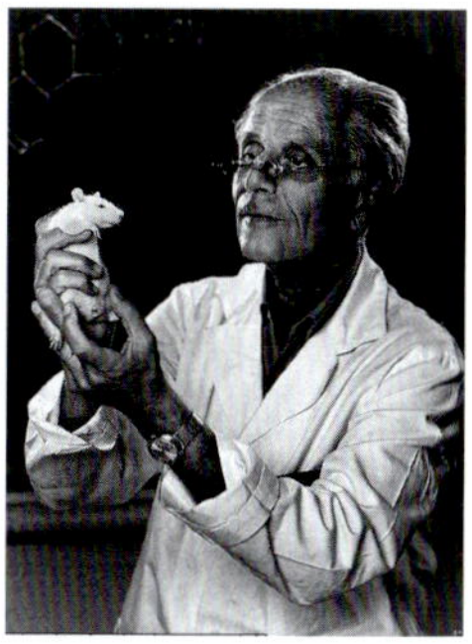

Hans Selye, geb. 1907 in Wien, gest. 1982 in Montreal, Mediziner und Vater der Stressforschung

Vor einer genaueren Auseinandersetzung mit den diversen Stresstheorien wollen wir noch festhalten, dass Stress untrennbar mit dem Leben selbst verbunden ist:

> *„Veränderungen und der daraus resultierende Stress sind absolut notwendig für psychische* **Differenzierungs**- *und Wachstumsprozesse und sogar für das einfache Weiterleben. Auch schöne Dinge können ein hohes Maß an Stress (***Eustress***) aufweisen. Jedoch wird in der Wissenschaft den negativen Aspekten von Stress (dem sogenannten* **Distress***) die meiste Aufmerksamkeit zuteil."* *(Weiß 1999, S. 9)*

differenzieren
unterscheiden, abstufen

Eustress
anregender, stimulierender, „positiver" Stress

Distress
lang andauernder, starker, „negativer" Stress

Das Wort Stress kommt aus dem Lateinischen und bedeutet „Enge" oder „Engpass". In England wurde dieses Wort im Sinne von „äußerer Not" verwendet. 1914 wurde der Begriff Stress in die psycho-physiologische Literatur eingeführt und durch **Hans Selye** populär gemacht.

Theorien, die sich mit Stress beschäftigen, zeigen auf, wie die Menschen mit alltäglichen Anforderungen umgehen, wie sie mit schwierigen Situationen zurechtkommen, wie sie sie verarbeiten und ob dies Auswirkungen auf ihre Gesundheit hat.

Nachfolgend werden die zentralen Stress- und Bewältigungsmodelle erläutert:

- reizzentrierte Stressmodelle
- reaktionszentrierte Stressmodelle – Stresskonzept nach Selye
- transaktionale Stressmodelle – Stressmodell nach Lazarus
- Modell des Belastungs- und Überforderungsprozesses nach Pearlin
- salutogenetisches Konzept
- psychosomatische und soziosomatische Modelle

7.3.1 Reizzentrierte Stressmodelle

Reizzentrierte Stressmodelle beschreiben **Stress als Stimulus** (bzw. als Kombination von Stimuli) und sind situationsbezogen. Sie haben einen großen Stellenwert in der **Life-Event-Forschung** und bei Untersuchungen zu Arbeits- und sozialem Stress. Nach Auffassung dieser Modelle entsteht

Live-Event-Forschung
Forschung, die sich mit Ereignissen in bestimmten Lebensabschnitten beschäftigt

Stress im Zuge von einschneidenden Lebensereignissen, die eine Neuanpassung erforderlich machen. Solche Lebensereignisse können vielfältig sein: berufliche Veränderungen, Kündigung, familiäre Umstände wie Heirat, Scheidung oder Geburt eines Kindes, Umzug, Ausbildungen ... Diese Ereignisse erfordern Adaptation und können die Gesundheit auf diese Weise beeinflussen (vgl. Franke 2006, S. 100).

7.3.2 Das reaktionszentrierte Stressmodell – das Stresskonzept von Hans Selye

Hans Selye wird als Begründer der Stressforschung angesehen. Seine Definition von Stress lautet:

unspezifisch
unbestimmt, vage, offen

> *„Stress ist die* unspezifische *Reaktion des Organismus auf jede Anforderung." (Selye 1981, S. 170)*

Selye fand heraus, dass Reize bei Menschen und Tieren auf verschiedene Weisen verarbeitet werden, d. h. er entdeckte die sogenannten **Verarbeitungsmechanismen**. Ein Kernstück seines Modells ist die „Unspezifitätshypothese". Sie sagt aus, dass Erkrankungen nicht aufgrund spezieller Einflüsse auf den Organismus entstehen, sondern sich aus unspezifischen Reaktionen auf Reize entwickeln (vgl. Weiß 1999, S. 20).

Endokrinologie
Lehre von den Hormonen

Hypothalamus
unter dem Thalamus liegender Teil des Zwischenhirns

ACTH
Adrenokorticotropes Hormon; Hormon, das in der Hirnanhangdrüse produziert wird und die Nebennierenrinde zur Ausschüttung von Kortisol und Glukokortikoiden anregt

Glukokortikoide
eine Klasse von Hormonen, die in der Nebenniere gebildet werden; dazu zählt z. B. das Kortisol

Kortisol
ein Hormon, das dem Körper Energie in Form von Glukose zur Verfügung stellt

Adrenalin
ein Hormon des Nebennierenmarks

Biofeedback
die Rückkoppelung innerhalb eines Regelkreises von biologischen Systemen

Beispiel

Eine Stressreaktion

Eine sogenannte Stressreaktion sieht biochemisch und endokrinologisch folgendermaßen aus: Ein Stressor wirkt auf einen Organismus und ruft einen unspezifischen Reiz hervor (Nervenimpuls, Freisetzen einer chemischen Substanz). Mit der Reaktion des Körpers wird auch der Hypothalamus aktiviert, was zur Ausschüttung des adrenokortikotropen Hormons ACTH führt. Im Blutkreislauf verursacht dieses Hormon die Ausschüttung von Glukokortikoiden wie etwa Kortisol. Damit wird eine Energiequelle für die Anpassungsreaktion erzeugt. Gleichzeitig wird Adrenalin freigesetzt, wodurch Puls und Blutdruck erhöht, die Zirkulation in der Muskulatur verbessert und die Blutgerinnung beschleunigt (Schutz vor Blutungen) werden. Diese Wirkungskette wird durch Biofeedback-Mechanismen kontrolliert.

Selye ist der Überzeugung, dass die Art des Reizes – also ob angenehm oder unangenehm – für den Stress nicht von Bedeutung ist. Vielmehr kommt es auf das Ausmaß an, in dem Anpassung oder Wiederanpassung erforderlich sind. Es kann sein, dass ein Organismus auf einen Reiz nicht angemessen reagiert. Die Folge davon sind Krankheiten bzw. Symptome.

Nach Selye sind Erkrankungen oder Symptome die Folgen eines unangemessenen Versuchs des Organismus, auf einen Reiz zu reagieren. Symptome wie Fieber oder Entzündungen sind Abwehrhandlungen unseres Körpers und können neben ihrer positiven Wirkung manchmal gefährlicher werden als der Auslöser der Symptome.

Nach Selye kommt es zu Anpassungserkrankungen, wenn Anpassungshormone übermäßig produziert werden oder wenn ihr Spiegel im Blut zu gering ist (vgl. Weiß 1999, S. 22). Die Theorie besagt also, dass bei einem Menschen, der sich in ständiger Alarmbereitschaft befindet und seine Kräfte nicht mehr regenerieren kann, **Distress** entsteht, der gesundheitliche Folgen haben kann.

Weiters stellt Selye in seiner Stresstheorie die Behauptung auf, dass Menschen auch in hoch zivilisierten Gesellschaften immer noch – wie in der Frühzeit der menschlichen Entwicklung – mit ihrer ursprünglichen Spontaneität reagieren, allerdings ohne dass dies sichtbar wird oder ausgelebt werden kann. Diese ursprünglichen Reaktionen entziehen sich meist der direkten Kontrolle. Oft genügen Furcht oder der Gedanke an eine bestimmte Situation, um die gleichen hormonellen Reaktionen in Gang zu setzen, die es auch in archaischen Gesellschaften beim Anblick einer konkreten Gefahr gegeben hat. Heutzutage geraten viele Menschen leicht in einen Zustand permanenter Alarmbereitschaft, der die Anpassungsfähigkeit des Organismus überfordert. Zusammen mit anderen körperlichen Risiken, die eine Folge der modernen Lebensweise sind (wie ungesunde Ernährung oder zu wenig Sport) führen sie zur Entstehung chronischer Erkrankungen (vgl. Hurrelmann 2000, S. 52 f.).

archaisch
ursprünglich, aus sehr früher Zeit stammend

7.3.3 Transaktionale Stressmodelle – das Stressmodell nach Richard Lazarus

Richard Lazarus definiert Stress als eine bestimmte Art von Beziehung zwischen einer Person und einer belastenden Umwelt. Dabei hat die Person ihre Ressourcen stark oder übermäßig beansprucht und ihr Wohlbefinden gefährdet. Stress wird hier transaktional aufgefasst.

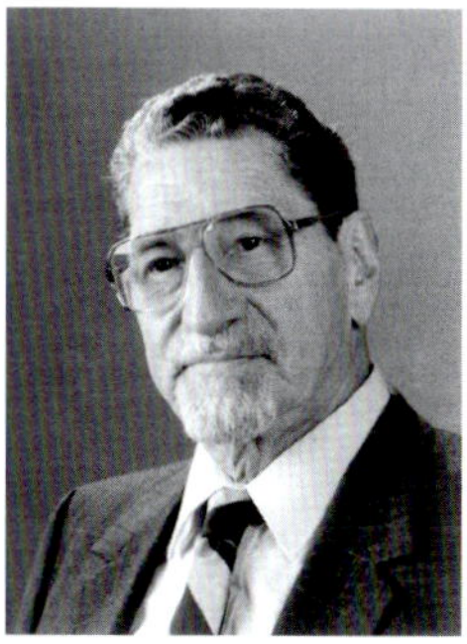

Richard Lazarus, 1922–2002, amerikanischer Psychologe

Transaktion
(wechselseitige) Beziehung

Wie schwer einen Menschen etwas belastet, hängt davon ab, wie schwer er die Belastung empfindet und welche Ressourcen ihm zur Verfügung stehen, um sie zu bewältigen.

Tritt eine belastende Situation (ein sogenannter **Stressor**) ein, so wird sie zunächst eingeschätzt und überdacht. Man überlegt, wie man sie verändern oder mit ihr umgehen kann. Die vorhandenen Strategien zur Bewältigung der Situation führen im positiven Fall zu einer Wiederherstellung des seelischen und körperlichen Gleichgewichts bzw. der Gesundheit.

Besonders gute Ergebnisse im Umgang mit Stress erzielt jemand, wenn

- er in der Lage ist, mit seinen körperlichen Gegebenheiten und Regulationssystemen umzugehen und diese eventuell sogar gezielt steuern kann (z. B. Training, Kondition);
- er einen Sachverhalt gut durchdenken kann, intelligent und lernfähig ist und, wenn nötig, sein Verhalten anzupassen vermag;
- er seine seelischen Bedürfnisse erkennen, ausdrücken und in seinem Verhalten zeigen kann;
- er fähig ist, Beziehungen zu anderen herzustellen, auf ihre Bedürfnisse einzugehen und Kontakte aufrechtzuerhalten.

(vgl. Hurrelmann 2000, S. 53 f.)

7.3.4 Das Modell des Belastungs- und Überforderungsprozesses nach Leonard Pearlin

ökonomisch
wirtschaftlich, die Wirtschaft betreffend

Leonard Pearlin, amerikanischer Psychologe, ehemaliger Leiter des Zentrums für Stress und Gesundheit an der Universität von Maryland

Dieses Modell von Leonard Pearlin geht von den ökonomischen **und sozialen Rahmenbedingungen** aus, die durch Alter, Familie, Beruf und soziale Schicht gegeben sind. (So kann z. B. die Ausübung eines Berufs, der nicht angesehen und vielleicht auch noch schlecht bezahlt ist, zu einer erheblichen Belastung werden und Stress erzeugen. Wir haben bereits gehört, dass solche Bedingungen, die eine Person verunsichern, bedrohen oder überfordern und dadurch Stress erzeugen, „Stressoren" genannt werden.) Pearlin formuliert eine Theorie, die besagt, dass es durch solche Stressoren zu Stresssymptomen kommen kann. Ob diese Symptome auftreten, entscheiden persönliche oder soziale Faktoren. Persönliche Faktoren sind z. B. das Temperament, die Fähigkeit, belastende Situationen zu meistern, oder das Selbstwertgefühl. Soziale Faktoren sind z. B. Handlungen, die von der betroffenen Person ausgeführt werden und andere Menschen miteinbeziehen.

Belastungen sind sehr vielfältig und umfassen ein breites Spektrum. Man kann drei Arten von Ereignissen unterscheiden:

- **kritische Lebensereignisse**: Trennung, Scheidung, Verlust des Arbeitsplatzes, das Auftreten einer schweren Krankheit;
- **chronische Spannungen** und **Rollenkonflikte**: Doppelbelastung durch Arbeit und Haushalt, enttäuschte Karrierepläne, Konflikte in der Ehe;
- **Lebensübergänge**: der Übergang von der Jugend ins Erwachsenenalter, von der Schule in die Arbeitswelt.

Lang andauernde Belastungen, denen bis heute nur wenig Bedeutung geschenkt wird, können unseren Gesundheitszustand erheblich beeinflussen. Ebenso fördern sie gesundheitsgefährdende Lebensweisen wie etwa den Konsum von Nikotin und Alkohol (vgl. Hurrelmann 2000, S. 54 f.).

7.3.5 Das salutogenetische Konzept

Das salutogenetische Konzept von Aaron Antonovsky gehört eigentlich zu den Stress- und Bewältigungsmodellen, wird aber aufgrund seiner Bedeutung in einem eigenen Kapitel erläutert (vgl. Kap. 9.7).

7.3.6 Psychosomatische und soziosomatische Modelle

In der psychosomatischen Forschung wird dem Einfluss der Seele auf den Körper große Aufmerksamkeit geschenkt.

Aus psychoanalytischer Sicht können somatische Störungen durch verdrängte Vorstellungen entstehen. Wenn unangenehme Vorstellungen verdrängt werden, so bedeutet das, dass sie nicht bewusst werden.

Eine Vorstellung zu verdrängen, heißt, sie nicht bewusst werden zu lassen. Es gibt die Vorstellung dann zwar noch in der Seele des Menschen, aber er weiß nichts mehr davon. Verdrängung kommt zustande, indem einer Vorstellung seelische Energie entzogen wird. Die frei gewordene Energie kann sich nun in körperliche Symptome umsetzen und psychosomatische Störungen erzeugen.

Nach **Thure von Uexküll** kann man körperliche Erkrankungen so lange nicht verstehen, solange man die Reaktion des Organismus unabhängig von der Kultur und vom sozialen Umfeld eines Menschen betrachtet.

> *„Integrierte Psychosomatische Medizin erhebt den Anspruch, den heutigen* Dualismus *einer Medizin für seelenlose Körper und einer Medizin für körperlose Seelen zu überwinden. Sie will eine medizinische Betreuung kranker Menschen verwirklichen, welche die körperlichen, seelischen und sozialen Probleme gleich ernst nimmt. " (v. Uexküll et al. 1994, S. 18)*

Nach von Uexküll bricht eine Krankheit aus, wenn die sozialen, psychischen und somatischen Anpassungsfähigkeiten eines Menschen überbeansprucht werden.

Psychoanalyse
die Wissenschaft vom unbewussten Seelenleben des Menschen und gleichzeitig eine Methode zur Behandlung seelischer Störungen

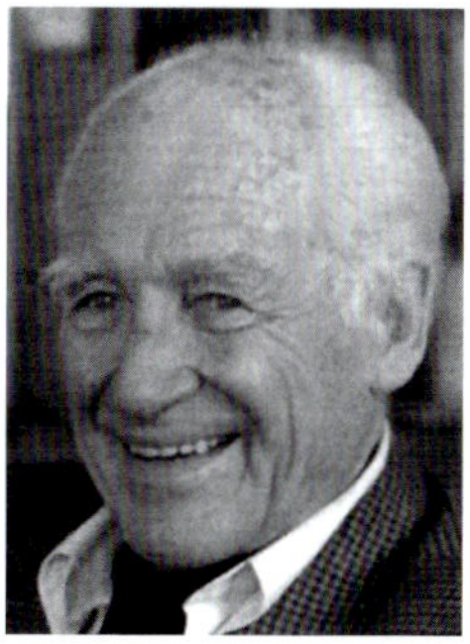

Thure von Uexküll, 1908–2004, Mediziner, Begründer des deutschen Kollegiums für psychosomatische Medizin

Dualismus
Zweiheit, Gegensätzlichkeit

7.4 Theorien zur Interaktions- und Sozialstruktur

Nachfolgend lernen wir einige Theorien aus der Soziologie kennen. Sie rücken soziale Strukturen und Umweltgegebenheiten in den Mittelpunkt. Dazu zählen

- die strukturfunktionalistische Theorie;
- systemtheoretische Modelle;
- interaktionstheoretische Modelle;
- Public-Health-Theorien.

7.4.1 Strukturfunktionalistische Theorie

Begründer der strukturfunktionalistischen Theorie war der amerikanische Sozialwissenschafter **Talcott Parsons**. Er ging der Frage nach, welche Beziehungen es zwischen dem Einzelnen und der Gesellschaft gibt, und entwickelte ein systematisches Konzept dazu.

soziale Rolle
Funktion oder Stellung des Einzelnen innerhalb der Gesellschaft

soziales System
Ordnung innerhalb der Gesellschaft

Für Parsons ist die Persönlichkeit jedes Einzelnen ein Spiegelbild der gesellschaftlichen Strukturen, die ihn umgeben. Alles, was in der Gesellschaft von Bedeutung ist (die Verteilung der Macht, soziale Rollen etc.), ist in diesem Spiegelbild abgebildet. Der übermächtige Einfluss dieser Strukturen ist letztendlich dafür verantwortlich, ob der Mensch gesund oder krank ist.

Das „soziale System Gesellschaft" bestimmt das psychisch-biologisch-organische System des Einzelnen.

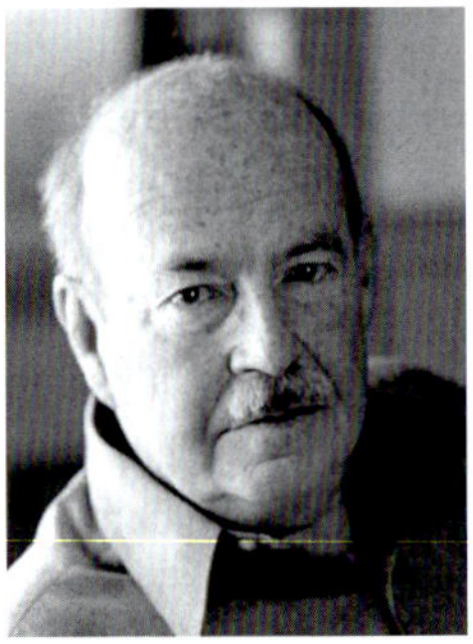

Talcott Parsons (1902–1979), amerikanischer Soziologe

Die Gesellschaft, so meint Parsons, hat bestimmte Erwartungen an den Einzelnen. Sie legt fest, was das Individuum leisten soll. Dieses kann sich seinerseits dem Druck und den gesellschaftlichen Erwartungen kaum entziehen. Das bedeutet letztendlich, dass in einer derartigen Gesellschaft nur derjenige als physisch und psychisch gesund gilt, der mit diesen Erwartungen gut zurechtkommt. Gelingt es dem Einzelnen nicht, die gesellschaftlichen Erwartungen so in sich aufzunehmen und in sich abzubilden, dass er ihnen reibungslos entspricht (also so zu werden, wie die Gesellschaft ihn haben will), kommt es zu körperlichen oder psychischen Störungen. Krankheiten entstehen, weil das Gleichgewicht zwischen dem inneren System eines Menschen und der Gesellschaft nicht mehr gegeben ist. Nur der Mensch, der dieses Gleichgewicht bewahren kann, bleibt gesund.

Nach dieser Theorie kann **Krankheit als Störung der Leistungsfähigkeit** eines Menschen bezeichnet werden. Krankheit ist hier eine Form von „abweichendem Verhalten". In der Rolle des Patienten ist solch abweichendes Verhalten allerdings erlaubt: Die Rolle des Patienten ist gesellschaftlich akzeptiert. Krankheit – d. h. also das Problem in der Beziehung zwischen Gesellschaft und Individuum – kann nur in der sozialen Rolle des Patienten bewältigt werden, der sich bemüht, den Zustand „Gesundheit" so rasch wie möglich wieder zu erreichen.

Patient zu sein, bedeutet nach Parsons, dass der Kranke vorübergehend von der Erfüllung seiner gesellschaftlichen Rolle(n) befreit ist. Er kann für seine Krankheit nicht verantwortlich gemacht werden und hat die Verpflichtung, mit fachmännischer Unterstützung gesund zu werden. Problematisch an dieser Theorie ist, dass sie wohl nur für akute und vollständig heilbare Krankheiten gelten kann.

Aus der Frage, wie sehr der Einzelne ein Gleichgewicht zwischen seinen seelischen und organischen Kräften einerseits und den gesellschaftlichen Kräften andererseits herstellen kann, ergeben sich weitere interessante Fragen – Fragen nach der systematischen Beziehung zwischen gesellschaftlicher Umwelt und dem Zustand des Einzelnen (vgl. Hurrelmann 2000, S. 66 f.).

7.4.2 Systemtheoretische Modelle

Die soziologische Systemtheorie hat Parsons' Überlegungen weitergeführt. Sie hat erkannt, dass die Gesellschaft bzw. ihre Institutionen und Organisationen die Fähigkeit zur **Selbstorganisation** und **Selbststeuerung** haben. Das bedeutet, dass sich die Gesellschaft nicht nur verändern kann, wenn sich äußere Bedingungen ändern, sondern dass sie sich auch ganz von selbst – also ohne Einfluss von außen – verändern kann. Dadurch wird die Behauptung der reinen Anpassung des Einzelnen an die Gesellschaft in der Theorie von Parsons überwunden. Denn es wirkt nicht nur die Gesellschaft auf das Individuum ein, sondern das Individuum wirkt ebenfalls auf die Gesellschaft ein. Dies unterstreicht den schöpferischen Aspekt jedes Einzelnen: Jeder Mensch hat die Möglichkeit, Anforderungen und Belastungen zu regulieren, indem er sie selbst gestaltet und so die Gesellschaft verändert.

Systemtheorie
umfassende, logisch-mathematische Theorie, die sich damit beschäftigt, wie Systeme funktionieren, und die enge Verknüpfung aller Elemente und Prozesse eines Systems betont

Eine Frage, die die Systemtheorie zu beantworten sucht, lautet: Welche sozialen Faktoren in der Lebens- und Arbeitswelt begünstigen die Gesundheit der Bevölkerung? An vorderster Stelle ist dabei die Befriedigung grundlegender Bedürfnisse zu nennen: Wirtschaftlicher und sozialer Wohlstand, Sicherheit, Chancengleichheit und ein ausreichendes Berufsangebot wirken sich günstig auf die Gesundheit aus. Im kulturellen Bereich sind vor allem klare soziale Werte, Bildungsmöglichkeiten sowie Chancen zur Selbstbestimmung und Selbstverantwortung von Bedeutung. Im politischen Bereich sind es Friede, Transparenz, Stabilität und eine intakte Umwelt.

7.4.3 Interaktionstheoretische Modelle

Offen geblieben ist bei den beiden vorangegangenen Theorien die Frage, wie man lang andauernde oder gar lebenslange Störungen der Gesundheit verstehen kann. Dieser Frage widmen sich Handlungs- und Interaktionstheorien.

Befindet sich ein Mensch einmal in der Rolle des Patienten, so ändert dies – so die Interaktionstheorie – seine Identität. Das bedeutet, dass er sich anders als bisher wahrnimmt. Gleichzeitig wird er aber auch von seinen Mitmenschen (d. h. von der Gesellschaft) anders als bisher wahrgenommen. Bei manchen chronischen oder sehr auffälligen Störungen ist oft nicht mehr zu unterscheiden, was die eigentliche Krankheit ist und was dem Menschen von der Umwelt zugeschrieben wird (dies ist z. B. bei der Schizophrenie der Fall).

Interaktion
aufeinander bezogenes Handeln zweier oder mehrerer Personen

Identität
die als Selbst erlebte innere Einheit einer Person

Schizophrenie
mit Denkstörungen, Halluzinationen (= Sinnestäuschungen) und Wahn einhergehende schwere Psychose, d. h. geistig-seelische Störung

Wird ein Mensch als „krank“ bezeichnet, ist dies immer auch ein hintergründiges und doppelbödiges Geschehen. Einerseits soll dadurch gezielt geholfen und geheilt werden. Andererseits ist damit jedoch oft eine soziale Zurückweisung verbunden (z. B. bei Alkoholikern, Drogensüchtigen, Behinderten).

Kranke werden also aus der „normalen“ Lebensumwelt ausgegliedert und zu Spezialisten in Therapie, Rehabilitation und Pflege geschickt. Die Rückkehr in die „normale“ Umwelt ist dann meist erschwert. Manchmal finden Menschen aus der Rolle des Patienten nicht mehr so leicht heraus. Sie nehmen sich selbst anders wahr als vorher und bemerken, dass sie auch von anderen anders wahrgenommen werden. Es fällt ihnen schwer, wieder zum ursprünglichen Bild ihrer selbst zurückzukehren.

Kranke Menschen werden also als „krank“ definiert, d. h. es wird festgelegt, was „krank sein“ bedeutet. Doch wer legt dies fest und wie geht diese Festlegung (das Finden einer Definition) vor sich?

Die Interaktionstheorie sagt, dass die Definition von „krank“ zwischen dem Arzt, dem Therapeuten oder Psychologen einerseits und dem Patienten andererseits ausgehandelt wird. Beide, der professionelle Helfer und sein Patient, müssen sich dabei durch drei Stadien bewegen:

1. **Unsicherheitsstadium:** Es gibt Unterschiede zwischen den üblichen Symptomen einer Krankheit und den konkreten Symptomen des Patienten.
2. **Diagnosestadium:** Der Kreis der möglichen Interpretationen wird eingeengt und auf eine einzige verdichtet. Eine Diagnose kristallisiert sich heraus.
3. **Stadium der Krankenkarriere:** Sie beginnt nach der Erstellung der Diagnose, also nach Abschluss des Definitionsprozesses.

Besonders intensiv beschäftigen sich die interaktionistischen Theorien mit der Diagnosephase, weil sie der entscheidende Punkt in der Biografie eines Patienten ist. Darüber hinaus untersuchen diese Theorien die Beziehungen zwischen Professionellen und Patienten in den verschiedensten Institutionen, Organisationen sowie in Kommunikations- und Interaktionsprozessen (vgl. Hurrelmann 2000, S. 68 ff.).

Modelle konfliktreicher Handlungs- und Rollenerwartungen

Zu den Bedingungen für die Gesundheit der Bevölkerung zählen u. a. klare soziale Normen. Dazu gehört auch die Ausbildung unterschiedlicher **Rollen** (Positionen) in der Gesellschaft, an die klare Erwartungen geknüpft sind. Diesen Erwartungen kann der Einzelne sich nur schwer entziehen.

Passen die Rollen nicht zu den persönlichen Bedürfnissen, erlebt der Mensch seine Rolle als etwas Erzwungenes. Dieser Zwang muss als einer der größten Risikofaktoren für psychische und physische Gesundheit angesehen werden.

In den Zwängen zum Rollenhandeln ist immer häufiger eine Ursache für psychosomatische Erkrankungen zu suchen. Dieser Problematik kann man jedoch entgegenwirken, indem man neben der scheinbar erforderlichen, ausschließlich „vernünftigen" Kommunikation auch emotionales Verhalten pflegt – Verhalten, in dem man sich selbst, seine Gedanken und Gefühle ausdrücken kann. Ist solches Verhalten nicht oder nur sehr eingeschränkt möglich, so ist die Anfälligkeit für psychische und physische Störungen höher.

Diese Gesundheitsrisiken sind in modernen Gesellschaften besonders häufig. Um ihnen zu entgehen, müssen nach **Jürgen Habermas** Potenziale erschlossen werden, die nicht nur den Verstand eines Menschen, sondern auch seine Emotionen und seine Ausdrucksfähigkeit fördern. Eine kompetente Persönlichkeit ist daher diejenige, die nicht nur auf gesellschaftliche Zwänge reagiert, sondern die über die eigene Situation bewusst nachdenkt, fühlt, was sie bedeutet, und sie aktiv steuern kann.

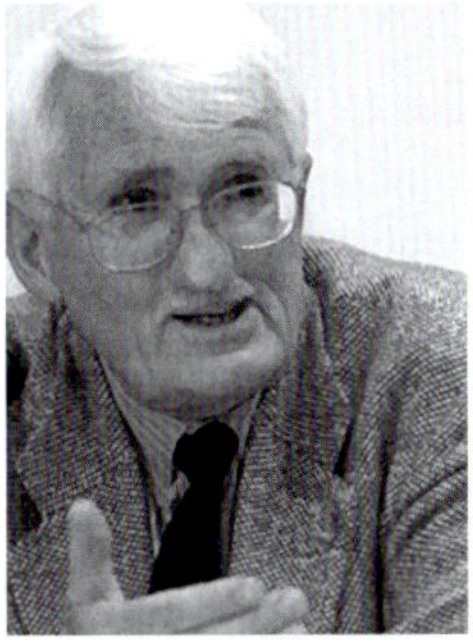

Jürgen Habermas, geb. 1929, deutscher Philosoph und Soziologe

Zur **Rollenkompetenz** – d. h. zur Fähigkeit, die eigene Rolle gut zu meistern – gehört auch, die Patientenrolle aktiv zu handhaben. Arzt und Patient müssen sich über Diagnosestellung, Therapie, Rehabilitation und gesellschaftliche Wiedereingliederung verständigen, d. h. sie müssen darüber sprechen. Dabei gelingt es rollenkompetenten Menschen besser, ihre eigenen Bedürfnisse zur Wiederherstellung ihrer Gesundheit einzubringen und durchzusetzen (vgl. Hurrelmann 2000, S. 71 f.).

7.4.4 Public-Health-Theorien

Public-Health-Theorien sind im Zuge der Entwicklung von Public Health im angloamerikanischen Raum entstanden. Dort wird Public Health als Wissenschaft und Kunst verstanden, deren Ziel es ist, Krankheit zu verhüten und Lebensverlängerung zu erreichen. Seelische und körperliche Gesundheit soll durch gesundheits- und sozialpolitische Maßnahmen und Aktivitäten gefördert werden. Gegenstand von Public Health ist die Gesundheit der Bevölkerung.

Public Health
junger Wissenschaftszweig, der sich mit öffentlicher Gesundheit beschäftigt

„Die Österreichische Gesellschaft für Public Health (ÖGPH) fördert Forschung, Lehre und Anwendung der Gesundheitswissenschaften und von Public Health in Österreich.
Diesem Ziel dienen Tagungen, Workshops, Arbeitsgruppen, ein Newsletter und Kommunikationsnetzwerke.
Viele Mitglieder der Gesellschaft sind Entscheidungsträger in anderen führenden Positionen. Die Gesellschaft ist der einzige Vertreter der Public-Health-Professionisten Österreichs in der Europäischen Vereinigung der Public-Health-Gesellschaften.
(vgl. http://www.oeph.at/)

Public-Health-Theorien bemühen sich darum, die Bedingungen für Gesundheit und Krankheit der Bevölkerung zu analysieren. Dabei werden Mechanismen und Umstände beleuchtet, die die ganze Gesellschaft betreffen. Mithilfe dieser Erkenntnisse sollen eine bedarfsgerechte Versorgung sowie ein funktionierendes und leistungsfähiges Gesundheitssystem abgeleitet werden.

In einem modernen Staat können Public-Health-Theorien als Arbeitsgrundlage der Politik verstanden werden. Gleichzeitig sind sie aber auch ein Arbeitsauftrag für die Politik mit dem Ziel, ein „zufriedenes" Gemeinwesen zu schaffen.

In der sozialepidemiologischen **Gesundheitsforschung** wird die Verteilung von Krankheiten in der Bevölkerung analysiert. Anhand dieser Statistiken versucht man herauszufinden, ob es Zusammenhänge zwischen den Krankheiten und den sozialen und persönlichen Merkmalen der Erkrankten gibt. In der Sozial- und Bevölkerungsmedizin, auf der die Epidemiologie aufbaut, werden Merkmale und Verhaltensweisen von Menschen erfasst: z. B. Geschlecht, Alter, Beruf, ethnische Herkunft oder Ernährungs- und Lebensstile. Daraus werden Wahrscheinlichkeiten für Erkrankungen und Gesundheitschancen für die gesamte Bevölkerung errechnet.

In der neueren sozialepidemiologischen Forschung nimmt das **„Risikofaktorenmodell"** einen besonderen Platz ein. Es fragt nach signifikanten Zusammenhängen zwischen einem Risikofaktor und dem Eintreten einer bestimmten Krankheit innerhalb eines gewissen Zeitraums.

Epidemiologie
die Wissenschaft von der Entstehung, Verbreitung und Bekämpfung von Krankheiten, insbesondere von zeittypischen Massenerkrankungen und Zivilisationsschäden

Sozialepidemiologie
Wissenschaft von der Entstehung, Verbreitung, Bekämpfung und den sozialen Folgen von Epidemien (d. h. im ganzen Volk verbreiteten Krankheiten), zeittypischen Massenerkrankungen und Zivilisationsschäden

Zusammenhänge zwischen Risikofaktoren und Krankheiten

Risikofaktoren	Krankheiten
Übergewicht	Stoffwechselkrankheiten Herz-Kreislauf-Erkrankungen
Zigarettenrauchen	chronische Bronchitis Lungenkrebs Herz-Kreislauf-Erkrankungen
Bewegungsmangel	Erkrankungen des Stütz- und Halteapparates Herz-Kreislauf-Erkrankungen Stoffwechselerkrankungen Magen-Darm-Krankheiten
Alkoholmissbrauch	Leberzirrhose
Bluthochdruck	Schlaganfall Herzinsuffizienz Herzinfarkt Nierengefäßerkrankungen
körperliche Fehlhaltung	Erkrankungen des Stütz- und Halteapparates
Schadstoffe in der Umwelt	allergische Reaktionen (Strahlen, Asbest, Teer etc.) Krebs
häufiger Zuckerkonsum	Zahnkaries

Tabelle 5 **Zusammenhänge zwischen Risikofaktoren und Krankheiten** (nach Hurrelmann [4]2000, S. 78)

Das Risikofaktorenmodell verbindet zwar medizinische Gegebenheiten (also Krankheiten) und sozialwissenschaftliche Faktoren, stellt aber nur Zusammenhänge, jedoch keine Ursachen fest. Es lässt nur Schlüsse darüber zu, wie wahrscheinlich ein bestimmter Zusammenhang ist, sagt aber nichts über die Ursachen aus. Daher kann man aus den gewonnenen Erkenntnissen nur bedingt gesundheitspolitische Konsequenzen ziehen.

8 Zusammenfassung der wichtigsten theoretischen Hauptströmungen

Im folgenden Kapitel werden wir die theoretischen Hauptströmungen nochmals zusammenfassen, wobei wir die einzelnen Definitionen des Begriffs „Gesundheit" ins Zentrum stellen wollen. So werden vier Leitvorstellungen zu „Gesundheit" und „Krankheit" beschrieben, die für die wissenschaftliche Bearbeitung des Themas sowie für weitere Überlegungen von besonderer Bedeutung sind. Gesundheit wird gesehen als

- gelungene Bewältigung von inneren und äußeren Anforderungen;
- als Gleichgewicht;
- als relativer Zustand, der von objektiven und subjektiven Kriterien abhängt;
- als Reaktion auf gesellschaftliche Gegebenheiten.

8.1 Gesundheit als Bewältigung von Anforderungen

> „Gesundheit ist die gelungene, Krankheit die nicht gelungene Bewältigung von inneren und äußeren Anforderungen."
>
> (Hurrelmann [4]2000, S. 87)

Vielen wissenschaftlichen Theorien zufolge (einige von ihnen wurden in den vorangegangenen Kapiteln besprochen) entsteht Gesundheit dadurch, dass der Mensch mit **inneren und äußeren Anforderungen** „fertigwird". Zu den inneren Anforderungen zählen etwa das Erbgut, das Immunsystem, die Persönlichkeit eines Menschen sowie seine Belastbarkeit. Mit diesen inneren Voraussetzungen ausgestattet, kann und muss er den äußeren Bedingungen begegnen: der **Ökologie**, den Wohnverhältnissen, Bildung, sozialer Einbindung u. v. m.

Ökologie
hier: Wechselbeziehungen zwischen den Lebewesen und ihrer Umwelt, ungestörter Haushalt der Natur

Abbildung 11
Gesundheit als Bewältigung von inneren und äußeren Anforderungen
(nach Hurrelmann [4]2000, S. 88)

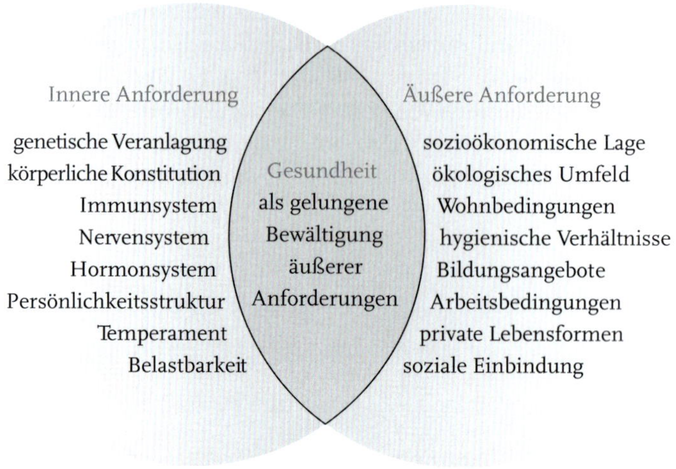

Die Vorstellung, dass Gesundheit das Resultat einer **gelungenen Anpassung** sei, ist den Lern- und Persönlichkeitstheorien und den soziologischen Theorien gemeinsam. Die Kernaussage dieser Theorien ist, dass gewisse Faktoren vorhanden sein müssen, um Anforderungen bewältigen zu können. Treten hier Mängel auf – seien sie persönlicher oder sozialer Natur –, so erhöht sich das Risiko enorm, an den Anforderungen zu scheitern und krank zu werden.

In dieser Sicht wird Krankheit also als misslungene Bewältigung von Anforderungen angesehen. Die persönlichen (individuellen) und sozialen Ressourcen bilden diejenigen Fähigkeiten, die über die Bewältigung von Anforderungen entscheiden. Zu diesen Fähigkeiten gehört auch die Lebensführung, die Klaus Hurrelmann (2000) idealerweise als lustvoll und selbstbewusst beschreibt. Unter „lustvoller Lebensführung" versteht er eine positive Einstellung dem Leben gegenüber, ein Sich-selbst-Annehmen sowie die Vorstellung, dass die eigene Lebensführung beeinflussbar ist. Für diese Ideen hat Hurrelmann die Begriffe „Kohärenzsinn" und „produktive Realitätsverarbeitung" eingeführt.

Kohärenz
Zusammenhang

produktiv
ergiebig, viel hervorbringend, fruchtbar, schöpferisch

8.2 Gesundheit als Stadium des Gleichgewichts

„Gesundheit ist das Stadium des Gleichgewichts, Krankheit das Stadium des Ungleichgewichts von Risiko- und Schutzfaktoren auf körperlicher, psychischer und sozialer Ebene."
(Hurrelmann 2000, S. 89)

Gesundheit wird oft als Gleichgewicht zwischen **Risikofaktoren** und **Schutzfaktoren** bezeichnet. Kommt dieses Gleichgewicht ins Wanken, so entsteht ein Ungleichgewicht und dadurch wiederum Krankheit, die dann durch Selbsthilfe und Hilfe von außen überwunden werden kann.

Gesundheit und Krankheit können ineinander übergehen. Dies erleben wir viele Male im Laufe unseres Lebens. Das Stadium „Gesundheit“ kann zu einem bestimmten Zeitpunkt – ausgelöst etwa durch Stress, ungesunde Ernährung, schlechte psychische Verfassung oder durch das Überwiegen anderer Risikofaktoren – in ein Frühstadium von Krankheit übergehen und schließlich in Krankheit enden. Durch Stärkung der eigenen Abwehrkräfte, durch Vermeiden der Risikofaktoren, Rekonvaleszenz und Rehabilitation wird man wieder gesund, tritt also wieder in das Stadium der Gesundheit ein.

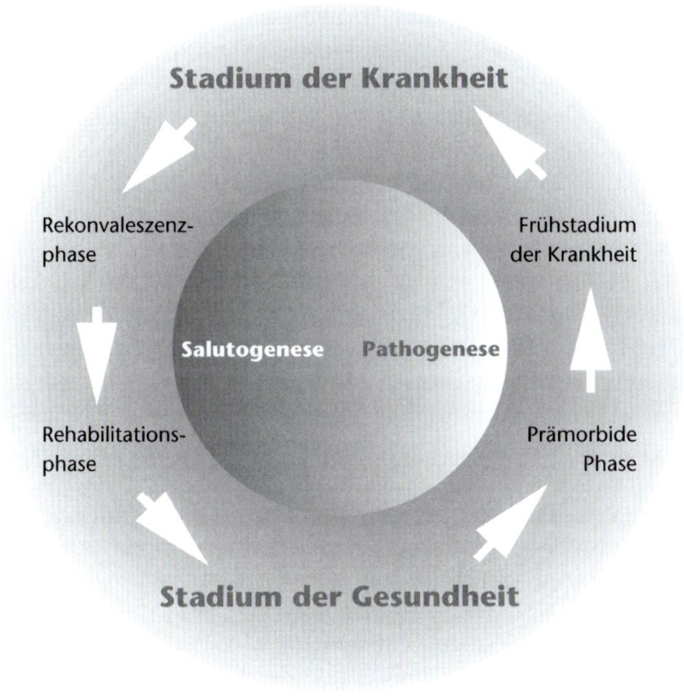

Abbildung 12
Regelkreis von Gesundheits- und Krankheitsstadien
(nach Hurrelmann [4]2000, S. 90),

Gesundheit und Krankheit können hier als **Stadien von Gleichgewicht und Ungleichgewicht** bezeichnet werden, die jeweils drei Dimensionen haben: eine körperliche, eine psychische und eine soziale. Diese drei Dimensionen beeinflussen einander gegenseitig und stehen in Wechselwirkung zueinander.

8.3 Relative Gesundheit

„Es existieren Stadien von relativer *Gesundheit und relativer Krankheit, wobei objektive und subjektive Kriterien in die Definition eingehen.“* (Hurrelmann 2000, S. 90)

relativ
eingeschränkt, bedingt, auf etwas anderes bezogen, im Verhältnis zu etwas anderem stehend, abhängig

Chronische Erkrankungen oder Krankheiten wie Krebs schränken die persönliche, also die seelische und körperliche Funktion und Handlungskompetenz eines Menschen ein. Er ist dann meistens auf schmerzlindernde Medikamente und Hilfe von außen angewiesen. Man kann aber nicht behaupten, dass er nun absolut, also in jeder Hinsicht, krank ist; er ist es nur bedingt und begrenzt. Zieht man den Umkehrschluss, so kann man auch sagen, dass dieser Mensch nur **bedingt oder begrenzt gesund** ist. Diese Aussage gilt insbesondere für alle, die gelernt haben, mit ihrer Erkrankung umzugehen und die vorhandenen Potenziale für ihre Gesundheit zu nutzen.

Wie das Zusammenspiel der körperlichen, psychischen und sozialen Faktoren bei Gesundheit und Krankheit gesehen wird, hängt von **subjektiven und objektiven Kriterien** ab. In jeder einzelnen dieser drei Dimensionen kann sich die Bewertung von Gesundheit und Krankheit sowohl subjektiv als auch objektiv unterscheiden.

Mit objektiver Einschätzung ist hier z. B. die Beurteilung durch einen Professionellen, also den Arzt gemeint. Seine Gesundheits- und Krankheitseinschätzung kann sich von der subjektiven Wertung und Wahrnehmung der betroffenen Person sehr wohl unterscheiden. Mit subjektiver Einschätzung meint man folglich die persönliche Einschätzung der betroffenen Person. Es wäre wünschenswert, der subjektiven Bewertung einen höheren Stellenwert zuzuweisen als bisher. Gesundheit und Krankheit stehen in enger Verbindung mit gesellschaftlichen Vorstellungen von Werten und Normen. Rufen wir uns z. B. ins Gedächtnis, wie sehr der Begriff „krank" im Nationalsozialismus zum Stigma wurde (vgl. zum Begriff „Stigma" Goffmann 1975, S. 9 ff.). In unserem Kulturkreis wiederum möchte man unter „psychischer Gesundheit" meist eine optimale Anpassung an Regeln und Normen verstehen.

Stigma
ursprünglich Wundmal; heute bezeichnet der Begriff eine sichtbare, negative Kennzeichnung. Jemanden zu stigmatisieren, bedeutet, jemandem bestimmte, von der Gesellschaft negativ bewertete Merkmale zuzuordnen, ihn in diskriminierender Weise zu kennzeichnen

Es kann also sein, dass sich ein Patient gesund fühlt, obwohl objektiv eine Krankheit nachzuweisen ist. Umgekehrt ist es auch möglich, dass sich ein Patient subjektiv schlecht fühlt, während objektiv keine Krankheitszeichen gefunden werden können.

Im Allgemeinen wird immer von vielen unterschiedlichen Erkrankungen gesprochen, aber nur von einer einzigen Gesundheit. Dieser Umstand sollte zum Nachdenken anregen!

8.4 Gesundheit als Reaktion auf gesellschaftliche Gegebenheiten

„Gesundheit und Krankheit sind Reaktionen auf gesellschaftliche Gegebenheiten, insbesondere im wirtschaftlichen, ökologischen und bildungsbezogenen Bereich."
(Hurrelmann 2000, S. 93)

Interaktions- und Sozialisationstheorien betonen immer wieder, dass die Gesundheit oder Krankheit eines Volkes damit zusammenhängt, wie die Gesellschaft aufgebaut ist und welche Lebensbedingungen sie schafft. Das bedeutet: Wie wir arbeiten, wie wir uns bilden, welche kulturellen Werte und Traditionen wir pflegen, welche **materiellen** Güter und welche Möglichkeiten uns im täglichen Leben zur Verfügung stehen – all das hat einen Einfluss auf die Gesundheit und Krankheit der Gesellschaft.

Jede moderne Gesellschaft bringt eigene Erkrankungen mit sich. Ein Kennzeichen der heutigen Gesellschaft ist, dass sie sich **differenziert**: Sie fächert sich in viele kleine Einheiten auf, in „soziale Systeme", man könnte sagen: in viele kleine Gesellschaften. Dabei spielt die Arbeitsteilung eine große Rolle. Es liegen nicht mehr alle oder viele Aufgaben in einer Hand, wie es früher der Fall gewesen ist. Aufgaben, die früher von Großfamilien oder Kleinbetrieben übernommen wurden, wie etwa die Kindererziehung oder die Kinderbeaufsichtigung, werden jetzt z. B. oft an Institutionen abgegeben. Jeder Einzelne muss aber zahlreiche verschiedene Anforderungen miteinander in Einklang bringen. Daraus entstehen Spannung und Belastung.

Eine weitere Erscheinungsform moderner Gesellschaften ist die **Individualisierung**. Rollenbilder werden zunehmend abgebaut, verlieren ihre Gültigkeit. Jeder besitzt theoretisch eine große Freiheit, sein eigenes Leben zu bestimmen. Doch diesen Freiraum zu gestalten, etwas Neues und Eigenes daraus zu machen, ist schwierig und anstrengend – und ein unsicheres Unterfangen, von dem man nicht weiß, ob es gelingt. Die Menschen fühlen sich oft überfordert damit. Es kommt also – um in der Fach**terminologie** zu sprechen – zu einer Überforderung in den Bereichen Selbststeuerung und Selbstorganisation. Auch diese Art der Überforderung kann sich in der Beeinträchtigung der Gesundheit bemerkbar machen (vgl. Hurrelmann 2000, S. 87 ff.).

Nach all diesen Gedanken über das Phänomen Gesundheit können wir nun zusammenfassend eine Definition von Gesundheit und Krankheit vorschlagen, die in unterschiedlichen Theorien „funktioniert":

> Gesundheit ist ein Gleichgewicht von Risiko- und Schutzfaktoren. Es tritt ein, wenn einem Menschen die Bewältigung sowohl der inneren (körperlichen und seelischen) als auch der äußeren (sozialen und materiellen) Anforderungen gelingt. Gesundheit ist ein Stadium, das dem Menschen Wohlbefinden und Lebensfreude vermittelt.
>
> Krankheit ist ein Ungleichgewicht von Risiko- und Schutzfaktoren. Es tritt ein, wenn einem Menschen die Bewältigung sowohl der inneren als auch der äußeren Anforderungen nicht gelingt. Krankheit ist ein Stadium, das den Menschen in seinem Wohlbefinden und seiner Lebensfreude beeinträchtigt.
>
> (vgl. Hurrelmann 2000, S. 94 f.)

materiell
aus Materie bestehend, sichtbar, konkret vorhanden, wirtschaftlich, finanziell; im Gegensatz zu ideell = nur gedacht, geistig, nur in der Vorstellung vorhanden

differenzieren
fein unterscheiden; viele kleine Unterschiede kommen zum Vorschein

Terminologie
Gesamtheit der in einem Fachgebiet üblichen Fachwörter; Systematik eines Fachwortschatzes

9 Modelle von Gesundheit und Krankheit

Die bisher vorherrschenden naturwissenschaftlichen Modelle sind in der heutigen Zeit an ihre Grenzen gestoßen. Bislang war und ist das (bio-) medizinische Krankheitsmodell dominant, das aber seit einigen Jahrzehnten als zu eng kritisiert wird. Neue Erkenntnisse über die Entstehung von Krankheiten zeigen, dass – in Form eines erweiterten biopsychosozialen Modells – auch **psychische und soziale Faktoren** berücksichtigt werden müssen.

Hyperlipidämie
Erhöhung von Serumlipiden (Fetten) im Blut

Man kann dies etwa am Beispiel der Herz-Kreislauf-Erkrankungen deutlich sehen: Es ist eine Reihe von Risikofaktoren wie Rauchen, Hyperlipidämie oder Hypertonie bekannt, die man gut beobachten oder mit naturwissenschaftlichen Mitteln nachweisen bzw. messen kann. Es ist relativ einfach, mithilfe dieser Faktoren Ursache-Wirkungs-Zusammenhänge herzustellen. Aber jeder von uns kennt auch den Risikofaktor Stress, der bei diesen Erkrankungen eine wesentliche Rolle spielt und nicht mehr direkt gemessen werden kann. Für die Erklärung des Zusammenhanges zwischen Stress und Herz-Kreislauf-Erkrankungen muss man jedoch psychosomatische Prozesse berücksichtigen.

Psychosoziale Einflussgrößen, die die Neuro-Psycho-Immunologie zu erforschen sucht, sind auch im Bereich der Krebsforschung von Bedeutung. Dachte man früher, dass unser Immunsystem ein abgeschlossenes System sei, so weiß man heute, dass es auch durch psychische Einflüsse reguliert wird. Der Zusammenhang zwischen psychischer Verfassung und Immunabwehr ist augenscheinlich: Lange Trauer, Depression, Verstimmtheit tun dem Immunsystem nicht gut.

Die Einbeziehung psychosozialer Faktoren, die mit naturwissenschaftlichen Mitteln nicht (zumindest nicht direkt) nachgewiesen werden können, macht ein Umdenken und die Entwicklung neuer Konzepte notwendig.

Alle Modelle, die hier angeführt werden, versuchen, die vielfältigen Einflüsse auf die Zustände „Gesundheit“ und „Krankheit“ in unterschiedlichster Weise zu erklären. Diese Erklärungen gehen von **physischen, psychischen oder sozialen Umständen** aus. Dabei wird auf folgende Konzepte eingegangen:

- Krankheitsmodelle
- Belastungs- und Bewältigungsmodelle
- das Devianzmodell
- das sozialisationstheoretische Modell nach Klaus Hurrelmann
- das Mandala-Modell nach Trevor Hancock
- den Setting-Ansatz
- das Konzept der Salutogenese nach Aaron Antonovsky

Durch das Konzept von Aaron Antonovsky kam es zu einer „Wiederentdeckung“ der Gesundheit mit dem völlig neuen Ansatz der Salutogenese. Der pathogenetisch orientierte, defizitäre Ansatz, der nur nach Krankheitsursachen sucht, weicht einem ressourcenorientierten Ansatz mit der Frage, warum Menschen gesund bleiben. Aufgrund der Bedeutung dieses Perspektivenwechsels wird dieses Konzept besonders ausführlich dargestellt.

9.1 Krankheitsmodelle

Das klinische Krankheitsmodell basiert auf fünf Grundannahmen:

Jede Erkrankung

- hat eine **Ursache**,
- definiert sich durch eine bestimmte **Grundschädigung** (z. B. an der Zelle),
- ist gekennzeichnet durch **Symptome**, die diagnostiziert werden können,
- hat einen bestimmten **Verlauf**, und
- für jede Krankheit gibt es eine **Therapie**.

Das (bio-)medizinische Krankheitsmodell ist mit der naturwissenschaftlichen Wende der Medizin im 19. Jahrhundert entstanden und bis heute vorherrschend. Es ist im Wesentlichen durch folgende Aspekte gekennzeichnet (Faltermaier 2005, S. 45 f.):

- der Zugang zum Körper und zur Krankheit als Gegenstand ist naturwissenschaftlich;
- der Körper wird als Organismus verstanden, der wie eine „Maschine“ funktioniert und analysierbar ist. Er folgt Naturgesetzen und hat keine Emotionen oder eigene Ziele;
- Krankheit ist eine Störung des normalen Funktionierens eines Organismus. Sie ist ein Defekt, eine „Abweichung von der Norm“;
- jede Krankheit hat eine bestimmte Ursache;
- der körperliche (somatische) und der psychische Teil eines Menschen werden getrennt betrachtet – für die medizinische Analyse von körperlichen Erkrankungen spielt die Psyche keine Rolle;
- der kranke Mensch wird zum Objekt ärztlicher Behandlung, als Subjekt spielt er dabei keine Rolle;
- die Krankheitsbehandlung gleicht einer technischen Problemlösung, bei der die Beziehung zwischen Arzt und Mensch keine Rolle spielt, da sich der Arzt objektiv gegenüber der Krankheit und neutral gegenüber dem Menschen zu verhalten hat.

In diesem Modell werden – im Gegensatz zum bio-psycho-sozialen Krankheitsmodell, das die heutige Basis für Gesundheitswissenschaften und Gesundheitspsychologie darstellt – psychische und soziale Faktoren ausgespart. Ein Paradigmenwechsel zu diesem erweiterten Modell hat noch nicht stattgefunden, medizinische Forschung und Praxis stehen nach wie vor unter dem Einfluss des biomedizinischen Krankheitsmodells.

9.2 Belastungs- und Bewältigungsmodelle

Belastungs- und Bewältigungsmodelle sind psychosomatisch orientiert. Ihnen liegt die Annahme zugrunde, dass psychische und soziale Probleme oder Defizite körperliche Erkrankungen verursachen können.

Abbildung 13
Das Stress-Coping-Modell
(nach Hurrelmann 1999, S. 37),

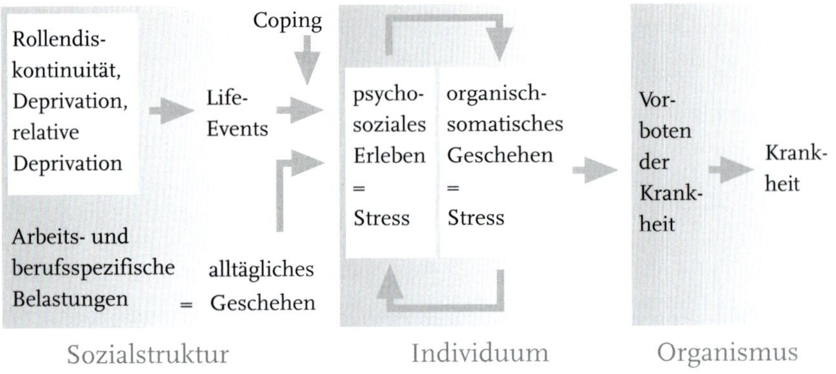

Deprivation
Mangel, Verlust, Entzug von etwas Erwünschtem

Diskontinuität
Ablauf von Vorgängen mit zeitlichen und/oder räumlichen Unterbrechungen; Gegenteil von Kontinuität (= Stetigkeit, Fortdauer)

Life Event
(engl.) = Lebensereignis, v. a. in belastender und lebensverändernder Form (z. B. Tod des Partners, Scheidung, Geburt)

Coping
(von engl. „to cope" = bewältigen, überwinden) Bewältigungsverhalten; Umgang mit einem Lebensereignis bzw. einer Lebensphase, die als bedeutend oder schwierig empfunden werden

organisch
belebt, lebendig, auf ein Organ/den Organismus bezogen

somatisch
körperlich

psychosozial
durch soziale und psychische Gegebenheiten bedingt

Jedes Individuum ist gewissen **Stressoren** oder **„Life Events"** (kritischen Ereignissen wie Schwierigkeiten am Arbeitsplatz oder dem Tod von Angehörigen) ausgesetzt. Wie stark solche Ereignisse einen Menschen belasten, hängt von seinen Möglichkeiten ab, mit diesen Belastungen umzugehen. Diese Möglichkeiten werden als **Bewältigungsstrategien** bezeichnet.

Man unterscheidet persönliche und kollektive Bewältigungsstrategien.

Unter **persönlichen Bewältigungsstrategien** versteht man die seelische (psychische) Fähigkeit, Probleme zu bewältigen. **Kollektive Bewältigungsstrategien** hingegen bezeichnen die Möglichkeit, soziale Hilfe zu erhalten. Ob diese besteht, hängt z. B. davon ab, ob eine Person in ein soziales Netz eingebunden ist und wie sie sich in diesem sozialen Netz fühlt.

Beide Strategien beeinflussen einander gegenseitig: Besitzt ein Mensch Familie und Freunde – d. h. ist er sozial integriert –, so gibt ihm das auch Selbstsicherheit und Selbstvertrauen und erleichtert ihm die persönliche Bewältigung seines Problems.

9.3 Das Devianzmodell

Devianz
Abweichung

Dieses Modell hat seinen Ursprung in der Soziologie. Es analysiert, auf welche Weise **gesellschaftliche Strukturen ein soziales System aufrechterhalten**. So geht man z. B. davon aus, dass das medizinische System, gleichsam als Kontrollorgan, die Krankenkassen über sich hat. Andererseits ist auch das medizinische System ein Kontrollorgan und übt Macht aus, denn Ärzte können definieren, ob ein Mensch arbeitstüchtig oder arbeitsunfähig ist. Die Tatsache, dass das medizinische System einerseits kontrolliert wird, andererseits aber auch selbst kontrolliert, ist in diesem Beispiel die gesellschaftliche Struktur. Sie erhält (neben vielen anderen Faktoren, die hier aber nicht thematisiert werden sollen) das soziale System „Medizin" aufrecht.

Ist ein Mensch nun krank, entzieht er sich seiner Rolle im Gesamtsystem: Er entledigt sich der Aufgabe, seine tägliche Leistung zu erbringen. Als Patient hat man daher gewisse Rechte, aber auch Pflichten:

> *„Der Patient hat das Recht, seinen normalen Rollenverpflichtungen für einen gewissen Zeitraum nicht nachzukommen, er wird nicht dafür verantwortlich gemacht, dass er krank ist, er hat die Pflicht, gesund werden zu wollen, d. h. seine Krankenrolle zeitlich möglichst eng zu begrenzen, und er hat die Pflicht, die Hilfe des Medizinsystems in Anspruch zu nehmen."*
> *(Gerber/Stünzner 1999, S. 38)*

So betrachtet hat also jeder die Möglichkeit, für die Zeit seiner Krankheit seinen Pflichten im System nicht nachzukommen. Was jedoch mit Personen geschieht, die an einer chronischen Erkrankung leiden oder aufgrund einer psychischen Krankheit nicht „gesund" werden möchten, bleibt offen. Die obige Definition des Patienten geht auch von der Annahme aus, dass ein kranker Mensch an seiner Erkrankung prinzipiell unschuldig ist. Dies widerspricht allerdings bis zu einem gewissen Grad dem heutigen Anspruch, dass jeder für seine Gesundheit aktiv sein kann und soll. Diese Denkweise hingegen spricht den Menschen **explizit** von jeder Verantwortung frei.

explizit
ausdrücklich, deutlich

In jüngerer Zeit versucht man Fragen zu beantworten wie: „Wie entsteht Gesundheit?" oder „Wie kann ich Gesundheit erhalten?"

Die Weltgesundheitsorganisation (WHO) hat die Definition der Gesundheit von ihrem rein naturwissenschaftlichen Ansatz befreit und um die psychosoziale Dimension erweitert. Ziel ist es, ein Konzept zu schaffen, das alle Dimensionen – die physische, die psychische und die soziale Dimension – berücksichtigt.

Die neue Definition von Gesundheit hat neben der Vereinigung dieser drei wichtigen Bereiche des menschlichen Lebens auch noch weitere Folgen:

Sie erlaubt, **Gesundheit als Gleichgewicht** zu sehen, das man ständig neu herzustellen versucht. Dabei sind viele verschiedene Faktoren am Werk, die Gesundheit und Krankheit beeinflussen.

Des Weiteren gestattet es diese Definition, das persönliche Empfinden zu berücksichtigen. Gesundheit und Krankheit haben immer eine **subjektive Dimension**. Krankheit ist darüber hinaus auch an eine objektive Diagnose gebunden, subjektives Wohlbefinden hingegen nicht.

Gesundheit wird nach Klaus Hurrelmann wie folgt beschrieben:

> Gesundheit ist ein Zustand, in dem eine Person sich physisch, psychisch und sozial in Einklang mit ihren Möglichkeiten, ihren Zielen und ihren äußeren Lebensbedingungen befindet. Dieser Zustand muss sowohl objektiv als auch subjektiv gegeben sein, d.h. der Gesunde muss sowohl von der Umwelt als auch von sich selbst für gesund erklärt werden. Die Gesundheit ist beeinträchtigt, wenn es im physischen, psychischen und/oder sozialen Bereich Anforderungen gibt, die von der Person nicht bewältigt werden können. Die Beeinträchtigung kann – muss aber nicht! – sich in Symptomen, d.h. in sozialen, psychischen und physisch-physiologischen Auffälligkeiten ausdrücken.
>
> (vgl. Hurrelmann 1988, S. 16)

Gesundheit ist demnach ein Prozess, der an persönliche und soziale Werte und Vorstellungen gebunden ist. Er muss immer wieder von Neuem hergestellt werden!

9.4 Das sozialisationstheoretische Modell nach Klaus Hurrelmann

Im sozialisationstheoretischen Modell von Hurrelmann (1998) steht das Zusammenwirken von **Belastung und Ressource** im Mittelpunkt. (Das bedeutet auch, dass dies ein Modell ist, dessen Prinzipien der Ökonomie und der Ökologie verwandt sind.) Es sagt:

Ökonomie
hier: die Wirtschaftsverhältnisse eines Landes oder eines Sektors der Volkswirtschaft

> Eine Krankheit tritt dann auf, wenn die Ressourcen einer Person nicht mehr ausreichen, um Belastungen zu überstehen.

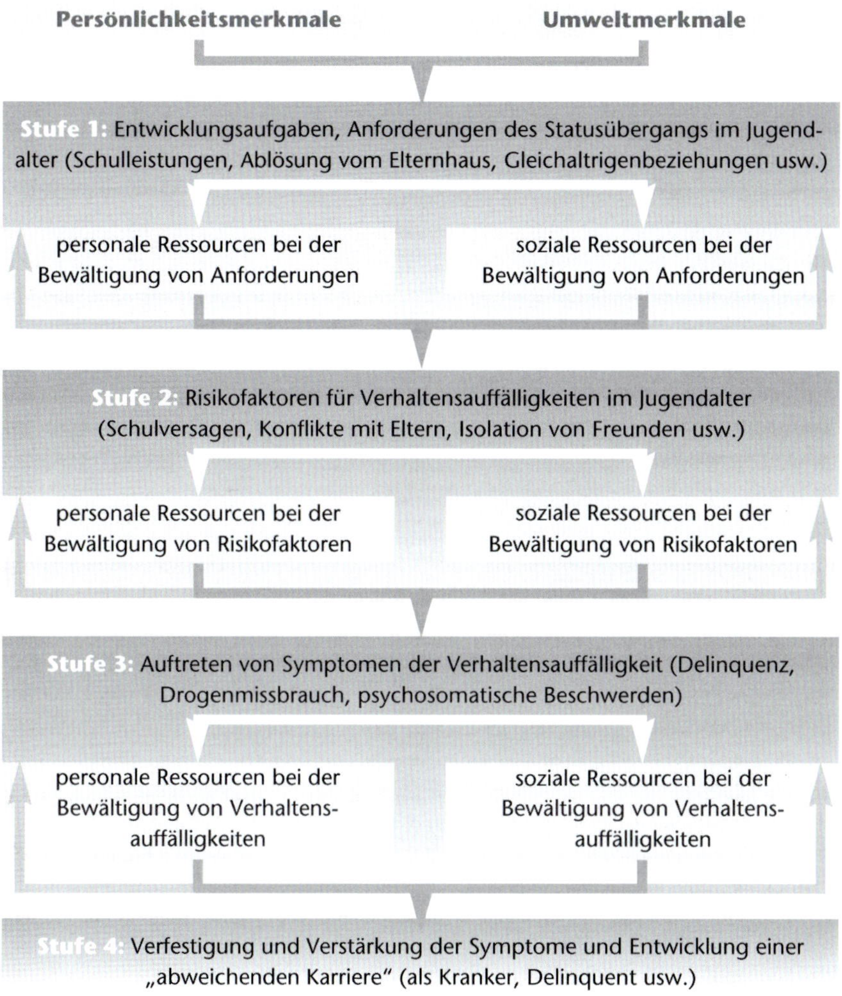

Abbildung 14
Sozialisationsmodell für den stufenweisen Entstehungsprozess sozialer Abweichung, Verhaltensauffälligkeit und Gesundheitsbeeinträchtigung
(nach Hurrelmann 1988, S. 159)

Das Besondere an diesem Modell ist, dass die Erhaltung der Gesundheit (wie auch die Entwicklung der eigenen Identität) als **lebenslanger Prozess** angesehen wird. In der Abbildung oben wird die stufenweise Entstehung von Beeinträchtigungen der Gesundheit im Lebenslauf veranschaulicht.

Bei diesem Modell von Hurrelmann wird immer wieder kritisch angemerkt, dass die Herstellung von Gesundheit als sehr defensives **Geschehen** dargestellt wird. Gesundheit wird sozusagen nur in einem ständigen Kampf gegen „Krankheitsverursacher" gewonnen: Sie entsteht nur dann, wenn es einer Person gelingt, Stresssituationen abzuwehren, die durch ihre Lebensweise bedingt sind. Dazu muss die Person persönliche und soziale Ressourcen einsetzen. Demzufolge befindet sich der Mensch in einem ständigen Kampf gegen soziale, psychische und physische Überforderungen. Gelingt dieser Kampf nicht, so kommt es zu einer Abweichung im Gleichgewicht und zum Auftreten von Krankheiten. Kritiker vertreten die Auffassung, dass

defensiv
verteidigend, abwehrend

man auch eine gesundheitswissenschaftliche Sichtweise einbeziehen sollte. Das bedeutet, dass Gesundheit nicht ausschließlich auf die Bewältigung von Risiken reduziert werden sollte (vgl. Gerber/Stünzner 1999, S.36 ff.).

9.5 Das Mandala-Modell nach Trevor Hancock

Dieses Modell wurde von der Abteilung für öffentliche Gesundheit der Stadt Toronto entwickelt und von Trevor Hancock veröffentlicht. Es behauptet die **Einheit von Universum und Mensch**. Zur Veranschaulichung dieser Verbindung wurde das Mandala-Symbol gewählt.

Abbildung 15
Das Mandala-Modell der Gesundheit von Trevor Hancock
(nach Waller [2]1996, S. 23)

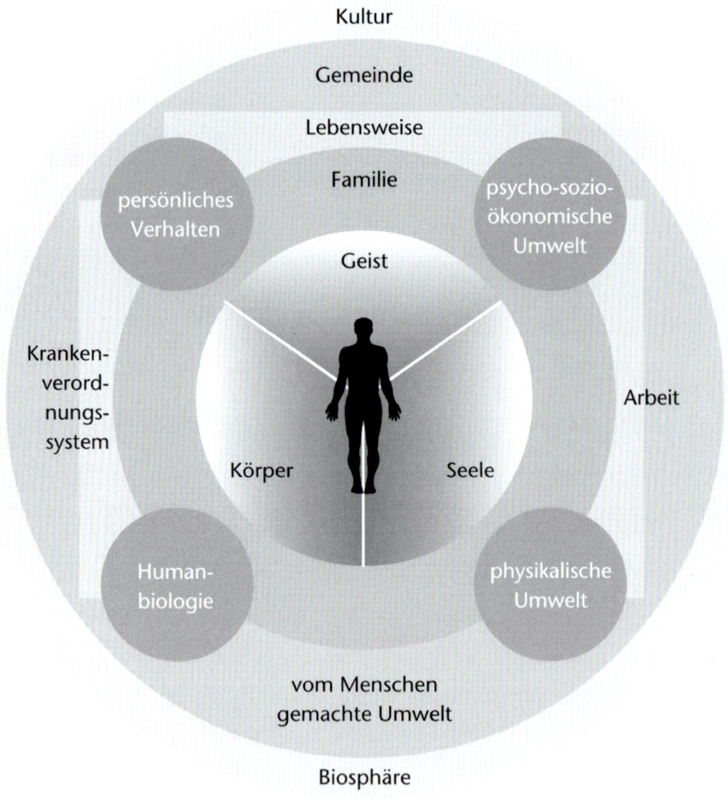

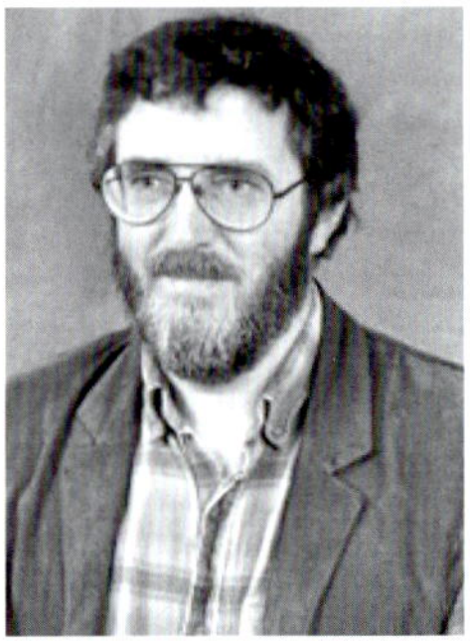

Trevor Hancock, geb. 1948, Mediziner und Berater für Gesundheitsförderung in Kanada

dynamisch
bewegt, schwungvoll

interaktiv
sich im Dialog mit jemand anderem befindend, im Austausch mit jemand anderem stehend

Dieses Modell wird als dynamisch **und** interaktiv beschrieben. Dynamisch ist es, weil einerseits verschiedene Faktoren auf die Gesundheit des Menschen einwirken, andererseits aber auch der Mensch alle Faktoren beeinflussen kann. Als interaktiv wird es bezeichnet, weil alle Faktoren miteinander in Verbindung stehen, d.h. einander gegenseitig beeinflussen, verstärken oder aufheben können.

Das Mandala-Modell wird auch als **„ökologisches Modell"** bezeichnet, weil es vier unterschiedliche Ebenen miteinander verbindet:

- **Die Ebene der Humanbiologie:** Das Modell bezieht die genetische Veranlagung, den Zustand des Immunsystems sowie biochemische, physiologische und anatomische Charakteristika einer Person mit ein;
- **die Ebene der Lebensweisen:** Der Ansatz berücksichtigt Ernährungsgewohnheiten, Laster wie Rauchen oder Alkoholkonsum, das generelle Risikoverhalten sowie die Vorsorge, die eine Person trifft;
- **die Ebene der psychosozialen Umwelt:** Sozialer und ökonomischer Status, Gruppendruck durch Peergroups, der Einfluss der Werbung und das Vorhandensein sozialer Unterstützungssysteme werden bedacht;
- **die Ebene der physischen Umwelt:** Sie betrifft die Wohn-, Arbeits- und Umweltbedingungen.

(vgl. Waller 1996, S. 22 f.)

9.6 Der Setting-Ansatz

Der Setting-Ansatz ist eine der **zentralen Umsetzungsstrategien der Gesundheitsförderung**. Er geht davon aus, dass gesundheitsförderliche Rahmenbedingungen geschaffen werden können und positive Auswirkungen auf Gesundheit haben (vgl. Engelmann/Halkow 2008, S. 9). Die Maßnahmen, die geschaffen werden (sollen), beziehen sich dabei nicht auf den einzelnen Menschen und dessen Verhalten, sondern auf das soziale System – das Setting –, das ihn umgibt. Dabei kann der Schwerpunkt dennoch auf einzelne Gesundheitsprobleme innerhalb dieses Settings gelegt werden, z. B. auf die Verkehrssituation innerhalb eines Gesunde-Stadt-Projekts.

Unter Setting versteht man hier ein (mehr oder weniger abgeschlossenes) System, das aus den **alltäglichen Rahmenbedingungen für die Gesundheit eines Individuums** besteht. Dazu gehören beispielsweise Gemeinden, Betriebe, Schulen oder auch Krankenhäuser. Allgemein formuliert, beschreibt der Setting-Ansatz die Bedingungen, unter denen Menschen leben, lernen, arbeiten oder konsumieren, d. h. ihren Alltag gestalten.

> *„Ein Setting wird einerseits als ein soziales System verstanden, das eine Vielzahl relevanter Umwelteinflüsse auf eine bestimmte Personengruppe umfasst, und andererseits als ein System, in dem diese Bedingungen von Gesundheit auch gestaltet werden können. [...] Der Setting-Ansatz fokussiert die Rahmenbedingungen, unter denen Menschen leben, lernen, arbeiten und konsumieren.“*
> *(Bundeszentrale für gesundheitliche Aufklärung 1996, S. 100)*

Setting – auch hier existieren verschiedenste Definitionsversuche – meint sowohl konkrete Orte wie auch umfangreichere Einheiten des sozialen Raumes. Es kann aber auch einzelne Menschen, Personengruppen oder andere Einheiten bezeichnen, die nicht konkreten Räumen oder Orten zugehören (vgl. Engelmann/Halkow 2008, S. 30).

Der Setting-Ansatz ist also ein Modell, das es erlaubt, die Zusammenhänge bei der Entstehung von Gesundheit zu beleuchten. Das Setting prägt zwar die Umgebung, in der man sich aufhält und in der Gesundheit ermöglicht wird, es kann aber auch verändert werden. Auf diese Weise bietet es die Möglichkeit, die Bedingungen zu beeinflussen. Indem der Schwerpunkt auf diese verändernde Kraft gelegt wurde, ist der Setting-Ansatz zu einer Strategie der Gesundheitsförderung geworden.

Der Setting-Ansatz setzt bei den Lebenswelten bzw. Lebensräumen der Menschen an, bei ihrer Alltagswelt, ihrem „gesamthaften Erfahrungshorizont" – all das wird mit dem Begriff „Setting" bezeichnet.[1] Im Mittelpunkt stehen dabei die vermuteten Zusammenhänge und gegenseitigen Einflussnahmen von Mensch und sozialer Umwelt, Natur, Kultur und Gesellschaft (vgl. Engelmann/Halkow 2008, S. 12 f.), die eine Auseinandersetzung notwendig machen. Viele Projekte, die von der WHO vorbereitet und über modellhafte Netzwerke gestartet wurden, stützen sich auf diesen Setting-Ansatz, etwa das „Netzwerk gesundheitsfördernder Schulen" oder das Projekt „Gesundheitsförderndes Krankenhaus" (vgl. Hurrelmann 1999, S. 48 f.).

Der Setting-Ansatz stellt somit die zentrale Strategie der Gesundheitsförderung dar; Gesundheitsförderung muss in der Lebenswelt ansetzen. In diesem Ansatz werden Individuum und umweltbezogene Maßnahmen verbunden.

Ausgehend von der (in der wissenschaftlichen Literatur überwiegend vertretenen) Annahme, dass der Blick sich nicht auf das Individuum und sein individuelles Verhalten zu richten hat, sondern auf die gesundheitlichen Aspekte in den sozialen Systemen, hat sich die Unterscheidung zwischen „Gesundheitsförderung im Setting" und „gesundheitsförderndem Setting" herausgebildet. Während **„Gesundheitsförderung im Setting"** versucht, über den Rahmen eines Settings Zugang zu den Zielgruppen zu bekommen, konzentriert sich das eher neuere **„gesundheitsfördernde Setting"** darauf, gesundheitsfördernde Aspekte in ein bestimmtes Setting einzubinden. (Das Setting ist hier ein soziales System mit bestimmten Strukturen, Funktionsbedingungen, Abläufen, Kultur etc.)

Der Setting-Ansatz gilt als gesundheitsförderliche Interventionsstrategie, rückt insbesondere sozial benachteiligte Gruppen ins Zentrum und verfolgt das Ziel, die durch soziale Umstände bedingten schlechteren Gesundheitschancen dieser Gruppen zu verbessern. Im Zentrum stehen dabei „Life Skills" (Lebenskompetenzen), aber auch „Empowerment" und Partizipation, um die je eigene Umwelt bzw. Lebenswelt und die Entwick-

---

1 Die Begriffe Setting und Alltagswelt entstammen eigentlich unterschiedlichen Disziplinen und müssen bei einer tiefer gehenden wissenschaftlichen Analyse differenziert werden, worauf hier im Sinne einer diesem Lehrbuch angemessenen Verständlichkeit jedoch verzichtet wurde.

lung von gesundheitsfördernden Strukturen aktiv zu beeinflussen (vgl. Engelmann/Halkow 2008, S. 33 ff.).

Für fast alle Setting-Ansätze wurden Qualitätskriterien (nach Struktur und Prozess) festgelegt. Die Ergebnisqualität von Setting-Ansätzen steht jedoch noch nicht im Mittelpunkt der Forschung (vgl. Hurrelmann/Klotz/Haisch 2004, S. 45). Die vielfältigen Maßnahmen und Projekte dazu „warten" noch auf eine entsprechende **Evidenzbasierung**. Dafür müsste man aber die Frage stellen (und beantworten), welches Ziel die gesundheitsfördernden Maßnahmen haben. Eine Schwierigkeit dabei ist wohl der umfassende Anspruch, denn: Es könnte zu jeder Zeit an jeder Stelle immer noch mehr gemacht und könnten vielfältige andere Strategien versucht werden. Daran zeigt sich, dass die Wissenschaft noch keine gemeinsame Ansicht darüber hat, in welchem Umfang passende Setting-Interventionen erfolgen sollen. Darüber hinaus sind Messung und Bewertung gesundheitlichen Gewinnes nach finanziellen und/oder ökonomischen Kriterien immens problematisch.

Evidenzbasierung
ein wissenschaftliches Vorgehen auf der Basis von empirischen Daten, die mit den bestmöglichen wissenschaftlichen Studiendesigns gewonnen wurden

Ein Ansatz in der Evidenzentwicklung könnte der Good-Practice- oder Best-Practice-Ansatz sein, in dem bewährte Projekte oder Abläufe systematisch verglichen und so darauf geprüft werden, ob sie auf andere Handlungsfelder umgelegt werden können. Auch eine Umsetzungsanleitung wird dabei zur Verfügung gestellt (vgl. Engelmann/Halkow 2008, S. 26 ff.).

Anregung zur Diskussion

Welche Rahmenbedingungen sollten Ihrer Meinung nach in Schulen und Krankenhäusern geschaffen werden, um den Setting-Ansatz zu erfüllen?

9.7 Das Konzept der Salutogenese nach Aaron Antonovsky

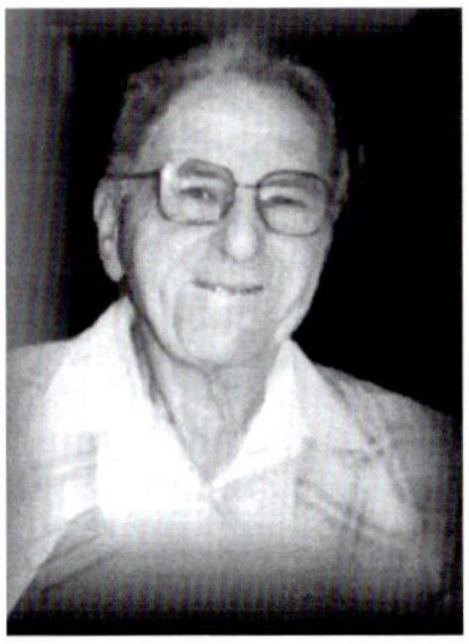

Aaron Antonovsky, geboren 1923 in Brooklyn (USA), gest. 1994, Sozialforscher, Begründer der Salutogenese

Das Wort „Salutogenese" bedeutet „Entstehung von Gesundheit". Die Salutogenese ist ein Ansatz, der entwickelt wurde, um sich von der Denkweise der Pathogenese abzugrenzen. Das Konzept der Salutogenese beschäftigt sich mit allen Kompetenzen und Kräften, die dem Menschen helfen, gesund zu bleiben, und er beschreibt die Wege, auf denen Gesundheit entsteht.

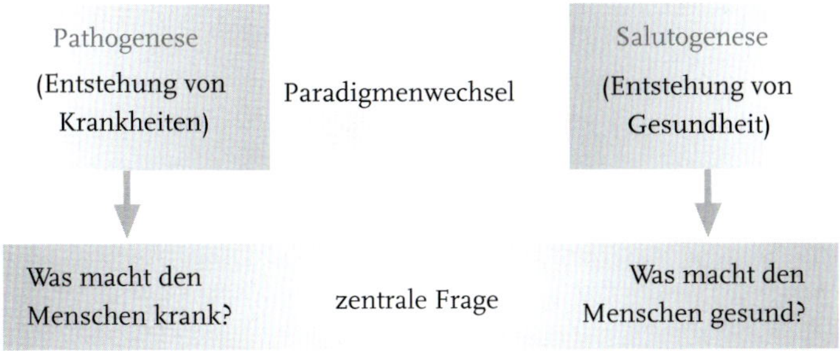

Abbildung 16
Das Konzept der Salutogenese

Fördert der beständige Kampf gegen Krankheit tatsächlich Gesundheit? (vgl. Lorenz 2005, S. 21)

Schon alleine diese Frage schärft den Blick dafür, dass es überlegenswert und für den Menschen und seine Lebensqualität möglicherweise angemessener ist, nicht nur das Negative und Defizitäre zum Ausgangspunkt zu nehmen, sondern auch – und vielleicht vor allem – das Positive und Stärkende.

Der Wechsel von der Pathogenese zur Salutogenese stellt einen **Paradigmenwechsel** (vgl. zu „Paradigmenwechsel" Kuhn 1973, S. 57 ff.) dar: Die Salutogenese rückt vom Defizitdenken der Pathogenese ab und beschäftigt sich mit all dem Positiven, das wir für unsere Gesundheit tun können. Gesundheit kann aus dieser Perspektive deutlich mehr sein als „nur" die Verhinderung bzw. Heilung von Krankheit. Prävention ist ganz klar krankheitsspezifisch, Gesundheitsförderung aber unspezifisch. Damit verengt sie den Blick nicht, sondern eröffnet ein viel weiteres Feld als die Beschränkung auf Krankheiten und deren Vorbeugung (vgl. Kaluza 2011, S. 34).

Eine wichtige Bedingung für die Erhaltung der Gesundheit ist, dass der Mensch das Gefühl hat, sein Leben selbst in die Hand nehmen zu können, es zu bestimmen und zu gestalten.

Das Konzept der Salutogenese beschreibt also Kräfte, die dem Menschen helfen, Gesundheit zu entwickeln. Diese Kräfte fördern die Fähigkeit, mit Problemen und Belastungen fertigzuwerden; sie sind individuell jedoch sehr unterschiedlich ausgeprägt.

Das Ziel des Soziologen **Aaron Antonovsky**, der als sehr geradliniger und ehrlicher Mensch beschrieben wird, war es, die vorherrschende Sicht der Pathogenese durch eine positivere Denkweise zu ersetzen. Er entwickelte daher den Ansatz der Salutogenese, in deren Zentrum die Frage steht: **„Was hält Menschen gesund?"** Diese Frage sollte den pathogenetischen Ansatz ablösen, dessen Fragestellung lautete: „Was macht Menschen krank?"

Antonovsky hat seine Überlegungen mithilfe von statistischen Daten empirisch begründet und untermauert. Er untersuchte in den 1960er- und 1970er-Jahren die Anpassung von Frauen an ihre Menopause. Seine Stichprobe bestand aus Frauen im Alter von 45 bis 54 Jahren, die aus fünf ethnischen Gruppen stammten. Die Studie hatte ursprünglich eine soziologisch-sozialpsychiatrische Fragestellung, und zunächst deutete nichts darauf hin, dass Antonovsky hier etwas entdecken würde, was sein späteres Denken entscheidend prägen sollte.

Nachdem er die Untersuchung abgeschlossen hatte, stellte Antonovsky fest, dass ein Teil der Frauen, die er untersucht hatte, aus Mitteleuropa nach Israel emigriert war. Einige von ihnen waren vor, einige erst nach dem Holocaust nach Palästina gekommen. Diese Besonderheit wollte Antonovsky nun in seine Studie einbeziehen. Er stellte die Hypothese auf, dass jene Frauen, die den Holocaust überlebt hatten, die Meno-

Menopause
Zeitpunkt der letzten spontanen Menstruation, der meistens ein Jahr lang keine weitere gesteuerte Blutung folgt; meistens zwischen dem 45. und 50. Lebensjahr

Holocaust
Tötung einer großen Zahl von Menschen. In der Geschichte des 20. Jahrhunderts die planmäßige, organisierte Massentötung der Juden im Dritten Reich mit dem Ziel der Ausrottung des Judentums.

pause schlechter bewältigten. Diese Hypothese ging von der Auffassung aus, dass einschneidende Lebensereignisse die Anpassungsfähigkeit an bestimmte Lebensumstände beeinflussen. Tatsächlich bestätigten die Ergebnisse, dass sich die Mehrheit der Holocaust-Überlebenden schlechter an die Menopause angepasst hatte als jene Frauen, die den Holocaust nicht erlebt hatten. Allerdings hatte sich eine Minderheit von 29 Prozent der Holocaust-Überlebenden sehr gut an die Menopause angepasst. Dieses Ergebnis erstaunte Antonovsky. Er rückte nun diese Frauen in den Mittelpunkt seines Interesses, um zu untersuchen, wie Menschen, die so grauenhafte Dinge erlebt hatten, die Anpassung an eine neue Lebensphase dennoch so gut bewältigten.

Zunächst ging er von der fast volkstümlichen Hypothese der „Abhärtung" aus, wonach jemand, der sogar ein Konzentrationslager überlebt hat, mit dem viel weniger einschneidenden Erlebnis der Menopause erst recht keine Probleme haben sollte. Doch diese Hypothese erwies sich als nicht haltbar. In der Folge führte er noch viele andere Studien durch und legte sein Hauptaugenmerk dabei immer auf das, was die Menschen gesund erhielt. Er versuchte, die Eigenschaften gesunder Menschen, die sich in seinen Studien herauskristallisierten, zusammenzufassen und zu benennen, um innere und äußere gesunderhaltende Ressourcen beschreiben zu können.

Insgesamt beschreibt Antonovsky also gesundheitliche Schutzfaktoren sowie soziale und personale Ressourcen, auf die Menschen bei der Bewältigung von Belastungen zurückgreifen, die sie also nutzen können (vgl. Kaluza 2011, S. 36).

9.7.1 Antonovskys Denkansätze

Antonovsky vergleicht bildlich die vorherrschenden Anschauungen der Medizin mit dem Ansatz der Salutogenese: Im pathogenetischen Ansatz versucht man demnach, Menschen aus einem reißenden Fluss zu retten, ohne zu überlegen, wie sie in diesen Fluss geraten sind und weshalb sie nicht besser schwimmen können. In der Salutogenese geht man dagegen davon aus, dass Menschen aus eigenem Willen in diesen Fluss gesprungen sind und sich weigern, das Schwimmen zu lernen. Dieses Bild verwendet Antonovsky, um zu erklären, womit sich die Gesundheitserziehung befasst: Demnach befinden sich Menschen während ihres ganzen Lebens in einem Fluss. Es hängt von den Eigenschaften des Flusses und des Menschen ab, wer dabei schneller ertrinkt und wer besser schwimmen kann und somit länger durchhält. Damit zeichnet Antonovsky sein „psychologisches Modell zur Erklärung von Gesundheit" (BZgA 2001, S. 25).

> *„(...) meine* **fundamentale** *Annahme ist, daß der Fluß der Strom des Lebens ist. Niemand geht sicher am Ufer entlang. Darüber hinaus ist für mich klar, daß ein Großteil des Flusses sowohl im wörtlichen als auch im übertragenen Sinn verschmutzt ist. Es gibt Gabelungen im Fluß, die zu leichten Strömungen oder in gefährliche Stromschnellen und Strudel führen. Meine Arbeit*

fundamental
grundlegend, schwerwiegend

ist der Auseinandersetzung mit folgender Frage gewidmet: ‚Wie wird man, wo immer man sich in dem Fluß befindet, dessen Natur von historischen, soziokulturellen und physikalischen Umweltbedingungen bestimmt wird, ein guter Schwimmer?'"(Antonovsky 1997, S. 22, zit. nach BZgA 2001, S. 25)

„Ich gehe davon aus, dass Heterostase, Ungleichgewicht und Leid inhärente Bestandteile menschlicher Existenz sind, ebenso wie der Tod. Wir alle, um mit der Metapher fortzufahren, sind vom Moment unserer Empfängnis bis zu dem Zeitpunkt, an dem wir die Kante des Wasserfalls passieren, um zu sterben, in diesem Fluss. Der menschliche Organismus ist ein System und wie alle Systeme der Kraft der Energie ausgeliefert." (Antonovsky 1993, S. 8f.)

Entropie
eine physikalische Größe der Thermodynamik (Wärmelehre); Maß für den Grad der Ungewissheit in Bezug auf den Ausgang eines Versuchs

Gesundheit versteht Antonovsky nicht als normalen Zustand des Gleichgewichts, sondern als ein **aktives, sich ständig regulierendes Geschehen**: Nicht „Gleichgewicht und Gesundheit, sondern Ungleichgewicht, Krankheit und Leiden" (ebd.) bestimmen dabei unser Leben. Der menschliche Organismus ist wie alle Systeme der „Kraft der **Entropie**" (ebd.) ausgesetzt, d. h. die einzelnen Elemente wollen sich zu einem „Zustand immer größerer Unordnung" (ebd.) hinbewegen – also zum Verlust von Gesundheit, was demnach ein natürlicher Vorgang ist. Gleichzeitig besitzt unser Körper die Fähigkeit, dieses Ungleichgewicht zu beeinflussen und die Ordnung wiederherzustellen (vgl. Lorenz 2005, S. 23 f.). In diesem Fall spricht man von „negativer Entropie". Gesundheit kann also immer wieder aufgebaut werden; dabei handelt es sich nach dem Ansatz der Salutogenese aber um einen ständigen und nie ganz erfolgreichen Kampf.

generalisiert
allgemein, verallgemeinert

Die Frage nach der Entstehung von Gesundheit beantwortet Antonovsky u. a. mit den **„generalisierten Widerstandsressourcen"**, über die jeder Mensch in je individueller Ausprägung verfügt; diese Ressourcen, die bei der Bewältigung von Belastungen genutzt werden, liegen sowohl im Individuum selbst als auch in dessen Umwelt und Umfeld. Diese Ressourcen können mannigfaltig sein: die sozialen Strukturen, die Interaktion mit anderen, funktionierende soziale Netze, Einbettung in familiäre Gegebenheiten, Freundschaften, angemessener Wohnraum, sozialer Friede, die ökonomische Situation; bei den personenbezogenen individuellen Faktoren sind es z. B. Wissen, Kompetenzen, Intelligenz, Ich-Stärke, Selbstbewusstsein, Neugier, Problemlösefähigkeiten, aber etwa auch Bindungsfähigkeit. All diese Umstände und Eigenschaften unterstützen bzw. erleichtern die Auseinandersetzung mit der Umwelt und ihren Anforderungen (vgl. Kaluza 2011, S. 38).

9.7.2 Kernstück des salutogenetischen Modells – das Kohärenzgefühl

Als Ergebnis all seiner Untersuchungen formulierte Antonovsky schließlich das Konzept des **„Sense of Coherence"** (SoC, Kohärenzgefühl, Kohärenzsinn). Die Ressourcen der Einzelnen sind jedoch sehr verschieden und die Erstellung eines einheitlichen Konzepts ist daher sehr schwierig.

Aus diesem Grund entwickelte Antonovsky ein Konzept, in dem er zum Ausdruck bringen konnte, worin sich Menschen in ihrer Position auf dem Kontinuum zwischen Gesundheit und Krankheit unterscheiden (vgl. Renneberg/Hammelstein 2006, S. 15): das Konzept des Kohärenzgefühls.

Ein hohes Kohärenzgefühl als Lebenseinstellung ist jedoch immer gebunden an die Verfügbarkeit von Ressourcen.

„Sense of Coherence" (SoC) wird mit „Kohärenzgefühl" übersetzt und kann folgendermaßen definiert werden: Das Kohärenzgefühl (SoC) ist eine Grundhaltung, eine Weltanschauung: ein umfassendes und dauerhaftes Gefühl des Vertrauens darauf, dass die Ereignisse im Leben vorhersehbar und erklärbar sind, also strukturiert ablaufen. Das Kohärenzgefühl ist das Vertrauen darauf, dass genügend Ressourcen vorhanden sind, um die verschiedenen Lebensanforderungen zu bewältigen, und es ist die Zuversicht, dass diese Anforderungen unsere Bemühungen und unser Engagement lohnen (vgl. Schüffel et al. 1998, S. 2).

Bei gleichen äußeren Bedingungen wird es von dieser Grundeinstellung abhängen, „wie gut Menschen in der Lage sind, vorhandene Ressourcen zum Erhalt ihrer Gesundheit und ihres Wohlbefindens zu nutzen" (BZgA 2001, S. 28). Das Kohärenzgefühl ist also für die Gesundheit eines Menschen bedeutsam, weil es bei der Bewältigung der verschiedensten – auch länger anhaltenden – Herausforderungen und Belastungen des Lebens unterstützend wirkt und dabei die Stressreaktionen und -wirkungen verringert (vgl. Kaluza 2011, S. 40).

Zwischen Kohärenzgefühl und Gesundheit besteht also ein Zusammenhang: Je stärker das Kohärenzgefühl ist, desto gesünder kann bzw. wird eine Person sein und bleiben.

Personen mit starkem Kohärenzgefühl zeigen eine enorme Anpassungsfähigkeit und können auch Grenzen wie den Tod anerkennen. Das Kohärenzgefühl ist also niemals starr, sondern flexibel bzw. dynamisch. Es wird ständig neuen Lebenserfahrungen ausgesetzt und von ihnen beeinflusst. Umgekehrt beeinflusst es selbst die Art von Lebenserfahrungen, die diese Grundhaltung normalerweise bestätigen. Dadurch kann das Kohärenzgefühl stabil bleiben und überdauern (vgl. BZgA 2001, S. 29).

Antonovsky bezog den Zusammenhang zwischen Kohärenzgefühl und Gesundheit auf die körperliche Gesundheit (worauf die Ergebnisse allerdings nicht zwingend schließen lassen). Es zeigt sich jedoch, dass der Zusammenhang zwischen Kohärenzgefühl und verschiedenen Aspekten psychischer Gesundheit deutlicher ist (vgl. Lorenz 2005, S. 40).

9.7.3 Elemente des Kohärenzgefühls

Das Kohärenzgefühl besteht aus drei verschiedenen Elementen:

- Sense of Comprehensibility (Gefühl von Verstehbarkeit, Überschaubarkeit)
- Sense of Manageability (Gefühl von Handhabbarkeit)
- Sense of Meaningfulness (Gefühl von Bedeutsamkeit, Sinnhaftigkeit)

Ad 1: Sense of Comprehensibility (Gefühl von Verstehbarkeit)
„Comprehensibility" bezeichnet die kognitiven Fähigkeiten einer Person. Ein Mensch kann seine Umwelt also als kognitiv verstehbar einschätzen. Die kognitiven Fähigkeiten erlauben es, Informationen geordnet, klar, strukturiert und in sich schlüssig wahrzunehmen. Dazu gehört auch, Art, Umfang, Ausmaß, Begriff und Definition eines Problems oder einer Herausforderung zu erfassen (wenngleich das im Alltag der Menschen natürlich nicht in wissenschaftlicher, sondern in „alltagstauglicher" Form erfolgt und vielfach auch mit erheblichem intellektuellem Aufwand verbunden ist; vgl. Lorenz 2005, S. 37). Mithilfe der kognitiven Fähigkeiten kann man innere und äußere Abläufe ordnen und überschauen. Menschen, die ein hohes Maß an „Comprehensibility" besitzen, vertrauen darauf, dass die Ereignisse und Situationen, die ihnen begegnen, vorhersehbar und verstehbar sind. Was nicht vorhersehbar ist und sehr plötzlich eintritt, das – so denken diese Menschen – kann man zumindest einordnen.

Ad 2: Sense of Manageability (Gefühl von Handhabbarkeit)
„Manageability" bedeutet das Vertrauen darauf, dass das Leben sich meistern lässt. Damit ist die Zuversicht gemeint, dass alle Aufgaben, Hindernisse und Herausforderungen, die einem im Leben begegnen, sich bewältigen lassen – entweder aus eigener Kraft oder durch die Unterstützung von anderen. Diese Manageability hängt von den Ressourcen ab, die für die betreffende Person verfügbar sind; damit sind sowohl die individuellen, personenbezogenen Ressourcen gemeint (inklusive der Erfahrungen, die ein Mensch bei der Bewältigung vergangener Herausforderungen gemacht hat) als auch die Ressourcen des Umfeldes. Das Gefühl der Handhabbarkeit entsteht aus dem Vertrauen in die je eigenen kognitiv-emotionalen Fähigkeiten und Fertigkeiten, aus dem Vertrauen auf die Hilfsbereitschaft und Möglichkeiten des sozialen Umfeldes und nicht zuletzt auch aus dem Bewusstsein, sich einer höheren Kraft zuwenden zu können (vgl. Lorenz 2005, S. 37 f.).

Ad 3: Sense of Meaningfulness (Gefühl von Sinnhaftigkeit)
Mit „Meaningfulness" ist die Überzeugung gemeint, dass die Lebensaufgaben, denen man sich stellen muss, sinnvoll sind und dass es sich lohnt, sich dafür zu engagieren. Vereinfacht gesagt, sieht man mit dieser Lebenseinstellung neue Probleme und Lebensfragen eher als willkommene Herausforderung an und nicht so sehr als Last (vgl. Lorenz 2005, S. 38).

Antonovsky schreibt der „Meaningfulness", also der Überzeugung, dass das Leben etwas Sinnvolles ist, die größte Bedeutung zu.

Unter den drei Bestandteilen des Kohärenzgefühls (von denen die beiden erstgenannten deutlich kognitiv orientiert sind) nimmt die **Sinnhaftigkeit** daher eine Sonderrolle ein. Antonovsky ist der Überzeugung, dass die beiden anderen Elemente, die Verstehbarkeit und die Handhabbarkeit, ohne die Sinnhaftigkeit keine so starke gesundheitserhaltende Wirkung hätten.

Im Folgenden zwei Beispiele für die unterschiedliche Ausprägung des Kohärenzgefühls aus einer qualitativen Untersuchung Antonovskys (1979) mit der Fragestellung „Bitte erzählen Sie von Ihrem Leben".

„Beispiel 1: Befragte 43 (weiblich, 55, verheiratet, ein Kind, Hausfrau, Sohn in Kampfhandlung getötet): ‚Als ich nach Israel kam, entwickelte sich alles wunderbar (...) [Nach dem Tod des Sohnes] Wenn etwas Furchtbares geschieht, suchen die Menschen nach einem Schuldigen. Aber ich tue das nicht, absolut nicht (...) Ich beschloß, daß ich ihn lebend in Erinnerung behalten möchte voller Freude und Glück (...) Vielleicht hat die Tatsache, daß unser Leben all die Jahre so gut verlaufen war, uns Kraft verliehen (...). Sogar als wir unsere shiva [Trauer] abhielten, sagte ich, dass man niemandem die Schuld geben kann. Offensichtlich hatte es geschehen müssen und das war's (...) Du schluckst deine Tränen und machst weiter.'

Beispiel 2: Befragte 29 (weiblich, 59, verheiratet, zwei Kinder, mittlere Verwaltungstätigkeit, Überlebende des Holocaust): ‚[Nach dem Zweiten Weltkrieg] Ich heiratete den ersten jüdischen Mann, dem ich begegnete. Wir gehörten zwei verschiedenen Welten an; unsre Ehe war nie ein Erfolg (...) Ich brachte ein Kind zur Welt (...) widmete mich ihr völlig (...) schreckliche Schuldgefühle (...) ein permanentes ‚Mit-dem-Kopf-durch-die-Wand-Wollen' meinerseits (...) Ich habe alles aufgegeben (...) Wenn ich liebe, ist es grenzenlos. Haß ist bei mir ebenfalls grenzenlos (...) was ich wirklich bedauere, ist, daß ich meiner Schwester im Konzentrationslager das Leben gerettet habe (...) es endete damit, daß der Kontakt zu ihr abbrach. Ich weiß nicht, wie man Kompromisse schließt (...) das ganze Leben ist ein Kampf." *(Renneberg/Hammelstein 2006, S. 16f.)*

Antonovsky entwickelte einen „Fragebogen zur Lebensorientierung" (SoC-Fragebogen). Inhaltliche Fragestellungen konzentrieren sich auf Fragen und Aussagen zum Leben und zu Lebensereignissen sowie auf die Dimension des Lebenssinns. Trotz einiger Untersuchungsergebnisse bleibt es bis heute jedoch fraglich, ob der Fragebogen wirklich das Kohärenzgefühl misst (vgl. Lorenz 2005, S. 113). Weiters muss man zugeben, dass sich die drei Komponenten empirisch nicht getrennt voneinander nachweisen lassen, obwohl sie in der Theorie unterschieden werden können.

Das Kohärenzgefühl ist somit nicht selbst ein Copingmechanismus. Es ist als Persönlichkeitsdisposition bzw. -eigenschaft vielmehr Voraussetzung dafür, dass Menschen mit den verschiedensten Anforderungen flexibel umgehen können und somit die Zahl ihrer potenziellen Copingstrategien erhöht ist. Ein ausgeprägtes Kohärenzgefühl schafft in kognitiv-emotionaler Hinsicht eine günstige Ausgangslage, die es den betreffenden Personen ermöglicht, in flexibler Weise Copingstrategien auszuwählen, die geeignet erscheinen, mit der jeweiligen Anforderung umzugehen. In Antonovskys Worten: Es ist geeignet, „aus dem Repertoire generalisierter und spezifischer Widerstandsressourcen, die ihr [der Person] zur Verfügung stehen, die Kombination [auszuwählen], die am angemessensten zu sein scheint" (vgl. Antonovsky 1997, S. 130, zit. nach Franke 2005, S. 12).

Antonovskys Theorie fußt auf **zwei Grundannahmen**. Die erste stammt aus der Systemtheorie und besagt, dass Gesundheit etwas sehr Labiles ist, das ständig erhalten werden muss. Dieser Gedanke steht im Gegensatz zu der Annahme, dass sich unser Organismus in einer Art Gleichgewicht befindet, dessen Störung zum Auftreten von Krankheiten führt. Antonovsky bezweifelt, dass es diesen Gleichgewichtszustand gibt. Er geht vielmehr davon aus, dass Ungleichgewicht ein unvermeidlicher Bestandteil/Zustand des menschlichen Lebens ist (vgl. Antonovsky 1993, S. 8 f.).

ubiquitär
überall anzutreffen, überall verbreitet

> *„Zu jedem Zeitpunkt kann mindestens ein Drittel, möglicherweise mehr als die Hälfte der Bevölkerung jeder Industrienation auf Grund (...) eines pathologischen Merkmals als krank bezeichnet werden. Das zeigt, dass Krankheit keine relativ seltene Abweichung von irgendeiner Norm, sondern ein* ubiquitäres *Phänomen ist."*
> *(Antonovsky 1987, S. 327)*

dichotom
zweigeteilt

Die zweite Grundannahme besagt, dass Krankheit und Gesundheit keine dichotomen, d. h. keine einander gegenüberstehenden, völlig verschiedenen und unvereinbaren Zustände sind. Vielmehr, so Antonovsky, lassen sich Gesundheit und Krankheit nicht voneinander abgrenzen, sondern gehen ineinander über.

9.7.4 Entwicklung des Kohärenzgefühls

Nach Antonovskys Theorie (1979; 1993) bildet sich das Kohärenzgefühl in Kindheit und Jugend aus und wird dabei von den verschiedenen Erfahrungen und Erlebnissen beeinflusst. Im Alter von ca. 30 Jahren ist die Entwicklung abgeschlossen – das Kohärenzgefühl zeigt sich jetzt als relativ stabile Persönlichkeitseigenschaft, die auch in der Folge ziemlich gleich ausgeprägt bleibt. Veränderungen sind nach Antonovsky selten. Wenn sie doch auftreten, entstehen sie aus neuen Mustern, also aus einer neuen Lebenserfahrung oder einem neuen Lebenskonzept heraus.

Ob das Kohärenzgefühl sich stark oder schwach ausbildet, hängt vor allem von den gesellschaftlichen Rahmenbedingungen ab. Antonovsky spricht von der „Verfügbarkeit generalisierter Widerstandsressourcen“ (BZgA 2001, S. 31), d. h. von persönlichen, sozialen oder kulturellen Faktoren, die mit der Gesundheit zusammenhängen (siehe Kap. 9.7.7).

generalisiert
hier: über den ganzen Körper verbreitet

Unter „**generalisierten Widerstandsressourcen**“ kann man das Wirksamwerden spezifischer Ressourcen verstehen, die in verschiedensten Lebenslagen die Widerstandsfähigkeit des Menschen bei der Bewältigung von Spannungen erhöhen (vgl. Lorenz 2005, S. 34). Die Reize aus der Umgebung des Menschen werden als lebensweltlich feststellbare Widerfahrnisse beschrieben. Diese führen zu einer gewissen „Spannung“. Aus dieser Spannung kann Stress entstehen, wenn der Mensch den Eindruck hat, diese Anforderungen mit den ihm zur Verfügung stehenden Bewältigungsmitteln nicht ohne Schwierigkeiten meistern zu können. Wenn dieser Zustand über einen längeren Zeitraum andauert bzw. sich wiederholt, so kann er Krankheitsursache werden. Der Ansatz Antonovskys besagt nun, dass Personen, die über entsprechende Ressourcen verfügen, um mit diesen Zuständen adäquat umzugehen, und sich dessen bewusst sind, gesünder sind als andere. (vgl. Kiesel 2012, S. 233)

Wenn Unter- und Überforderung, Kontrollierbarkeit und Unvorhersehbarkeit von Erlebnissen und Erfahrungen in einem ausgewogenen Gleichgewicht zueinander stehen, entwickelt sich ein starkes Kohärenzgefühl. Dauernde Unsicherheit und das Gefühl von Unkontrollierbarkeit hingegen führen zu einem schwachen Kohärenzgefühl.

Offen bleibt indessen die Frage, ob man das Kohärenzgefühl bei Erwachsenen und älteren Menschen fördern kann bzw. ob man Personen, die aufgrund einer Störung im Laufe ihrer Entwicklung kein Kohärenzgefühl entfalten konnten, durch eine Therapie helfen kann, es zu erwerben. Eine grundlegende Veränderung des bereits ausgebildeten Kohärenzgefühls hält Antonovsky nur für begrenzt möglich. Eine Veränderung kann lediglich stattfinden, wenn Einflüsse oder Lebensumstände einer radikalen Veränderung unterzogen werden. Beispiele dafür wären ein Wohnortwechsel, Auswanderung, Scheidung oder Arbeitslosigkeit. Es ist aber auch denkbar, dass im Leben eines Menschen auf einmal vermehrt externe Ressourcen zur Verfügung stehen, auf die er zurückgreifen kann, oder dass er bei der Bewältigung von Herausforderungen positive Erfahrungen macht.

Klare empirische Befunde zur Frage, ob ein gut ausgeprägtes Kohärenzgefühl zu guter subjektiver Gesundheit führt oder aber eine gute Gesundheit zu einem starken Kohärenzgefühl, stehen noch aus (vgl. Kaluza 2011, S. 40 f.).

9.7.5 Das Gesundheits-Krankheits-Kontinuum

Kontinuum
lückenlose, zusammenhängende Reihe

Antonovsky (1993) geht nicht von einer Trennung der Zustände „gesund“ und „krank“ aus, sondern von einem Kontinuum, einem fließenden Übergang zwischen den beiden Polen „Gesundheit bzw. körperliches Wohlbefinden“ und „Krankheit bzw. körperliches Missempfinden“. Dieses „health ease/dis-ease continuum“ wird mit „Gesundheits-Krankheits-Kontinuum“ übersetzt. Allerdings definiert Antonovsky nicht, was er unter Gesundheit und Krankheit versteht, oder wie eine Person auf dem beschriebenen Kontinuum zu lokalisieren ist (vgl. Kiesel, 2012, S. 232).

Beim Gesundheits-Krankheits-Kontinuum können die beiden Endpole „völlig gesund“ oder „völlig krank“ niemals ganz erreicht werden: Ein großteils gesunder Mensch hat immer auch kranke Anteile in sich. Es geht also nicht darum, „ob jemand gesund oder krank ist, sondern wie weit entfernt bzw. nahe er den Endpunkten Gesundheit und Krankheit jeweils ist“ (BZgA 2001, S. 32). Daher werden mit einem salutogenetischen Blick immer sowohl gesunde als auch kranke Aspekte oder Anteile gesehen und nicht ein dualistisches „entweder – oder“ (vgl. Petzold 2013, S. 20).

Salutogenese ermöglicht also ein Nachdenken über Faktoren, die in Richtung des gesunden Endes des Gesundheits-Krankheits-Kontinuums weisen; ebenso fordert Salutogenese das Nachdenken über Faktoren, die dabei helfen, aus äußeren Reizen etwas je individuell Besonderes zu machen (vgl. Reinshagen 2008, S. 147).

9.7.6 Stressoren und ihre Bewertung

Stressor
ein Mittel bzw. Faktor, das/der Stress bewirkt bzw. auslöst

Reize, die Stress auslösen, bezeichnet man als „Stressoren“. Stressoren können zu Defiziten führen, die das Kohärenzgefühl schwächen (vgl. Lorenz 2005, S. 108). Man kann sie nur an ihren Wirkungen erkennen, sie aber nicht vorhersagen. Das ist ein Problem, dem Antonovsky begegnet, indem er Stressoren folgendermaßen definiert:

> „[Ein Stressor ist] eine von innen oder außen kommende Anforderung an den Organismus, die sein Gleichgewicht stört und die zur Wiederherstellung des Gleichgewichtes eine nicht-automatische und nicht unmittelbar verfügbare, energieverbrauchende Handlung erfordert.“
>
> (Antonovsky 1979, S. 72, zit. nach BZgA 2001, S. 32 f.)

Antonovsky erkennt, dass Stressoren untrennbar mit dem menschlichen Leben verbunden und gleichsam überall vorhanden sind; letztendlich gibt es kein Entkommen – worum es geht, ist die Frage des besseren oder schlechteren Umgangs mit den Stressoren (vgl. Reinshagen 2008, S. 155).

Ein Mensch weiß also vielleicht nicht, wie er in einer bestimmten Situation reagieren soll – und das führt zu einem **körperlichen Spannungszu-**

stand. Unser Körper hat dabei die zentrale Aufgabe, diese Spannung zu bewältigen. Gelingt ihm das, hat das eine „gesunderhaltende bzw. gesundheitsförderliche Wirkung" (BZgA 2001, S. 33). Gelingt ihm das nicht, wird die Situation als belastend empfunden oder es entsteht Stress. Das allein führt noch nicht zu negativen Folgen, sondern kann eine „neutrale oder sogar gesundheitsfördernde Wirkung" (ebd.) haben. Erst in Verbindung mit Krankheitserregern, Schadstoffen oder körperlichen Schwächen wird die Gesundheit geschwächt.

Stressoren können physikalischer (etwa Lärm, aber auch z. B. Hungersnöte), biochemischer (z. B. Gifte, Keime) oder psychosozialer Natur sein; vor allem letztere Faktoren spielen in unserer Kultur eine wichtige Rolle. Das Kohärenzgefühl beeinflusst die Bewertung von Stressoren:

Eine Person mit hohem SoC (Sense of Coherence) wird viele Reize als neutral bewerten, die eine Person mit niedrigem SoC als belastend (als Stressoren) empfindet („primäre Bewertung I").

Bewertet eine Person mit hohem SoC einen Reiz als Stressor, kann sie unterscheiden, ob er bedrohlich, günstig oder unerheblich ist („primäre Bewertung II").

(vgl. BZgA 2001, S. 33)

Günstig oder unerheblich bedeutet, dass die Person davon ausgeht, dass die Anspannung wieder aufhört, ohne dass man dafür Ressourcen aktivieren muss. Vor Reizen, die als bedrohlich bewertet werden, schützt ein hoher SoC: Das Vertrauen, die Situation bewältigen zu können, führt zu angemessenen und zielgerichteten Gefühlen. Hat eine Person dagegen einen niedrigen SoC, fehlt dieses Vertrauen. Unangemessene Emotionen, z. B. ein Wutausbruch, und Handlungsunfähigkeit sind die Folgen.

9.7.7 Generalisierte Widerstandsressourcen und Widerstandsdefizite

Generelle Widerstandsressourcen sind Kräfte, die Menschen dazu befähigen, krankmachende Einflüsse zu bewältigen, ohne zu erkranken. Man unterscheidet interne (z. B. das Empfinden von Entspannung, Ich-Stärke, Introspektionsfähigkeit) und externe (z. B. soziale und materielle Unterstützung) Ressourcen.

(vgl. Renneberg/Hammelstein 2006, S. 15)

Generalisierte Widerstandsressourcen sind damit auch Faktoren, die bei der Bewältigung von Spannungszuständen helfen und auf diese Weise die Gesundheit erhalten bzw. verbessern. Antonovsky zählt hierzu individuelle, soziale und kulturelle Faktoren. Brieskorn-Zinke (2000, S. 378) hat diese um weitere Bereiche ergänzt (in Anlehnung an Faltermaier et al. 1998, S. 26):

Indikator
ein Umstand oder Merkmal, das etwas anzeigt bzw. als Hinweis auf etwas anderes dient

interpersonal
zwischen zwei oder mehreren Personen ablaufend; mehrere Personen betreffend

- **körperliche und konstitutionelle Ressourcen:** Körpermerkmale und medizinisch messbare Indikatoren für einen funktionierenden Organismus;
- **materielle Ressourcen:** z. B. Geld, Güter, Dienstleistungen;
- **personale und psychische Ressourcen:** kognitive und emotionale Ressourcen (z. B. Wissen, vorbeugende Gesundheitseinstellung), persönlichkeitsbezogene Ressourcen (z. B. Intelligenz, Selbstvertrauen), Handlungskompetenzen (Bewältigungsverhalten, Voraussicht), soziale Kompetenzen;
- **interpersonale Ressourcen:** z. B. soziale Bindungen und Unterstützung durch Bezugspersonen;
- **soziokulturelle Ressourcen:** z. B. Einbindung in eine stabile Kultur, Glaubenssysteme oder philosophische Überzeugungen.

Die generalisierten Widerstandsressourcen beeinflussen Situationen aller Art (deswegen „generalisiert") und erhöhen die Widerstandsfähigkeit einer Person. Es sind dies innere sowie äußere Faktoren bzw. Einflüsse, von denen Menschen umgeben sind. Sie spielen auch im pflegerischen Handeln eine wichtige Rolle, wo neben der Interaktion mit dem Patienten auch die pflegerische Umgebung gestaltet wird.

Stressoren sind dagegen generalisierte Widerstandsdefizite. Hier mangelt es an entsprechenden Ressourcen, d. h. etwa an finanziellen Mitteln, sozialer Unterstützung, Bildung etc.

Widerstandsressourcen und Widerstandsdefizite werden von Antonovsky als zwei verschiedene Pole auf einem Kontinuum gesehen (ähnlich wie beim „Gesundheits-Krankheits-Kontinuum"). Erfahrungen auf dem positiven Pol stärken das Kohärenzgefühl, sie fördern die „negative Entropie". Erlebnisse auf dem negativen Pol schwächen es hingegen, sie führen zu „Entropie" (vgl. BZgA 2001, S. 34).

Das Wissen und Bewusstsein um diese Ressourcen und Defizite sieht Brieskorn-Zinke (2000, S. 379) als wichtige Voraussetzung dafür an, im Pflegehandeln im Rahmen der vorhandenen Möglichkeiten darauf einzugehen. Damit wagt sie den Schritt einer praktischen Umsetzung des salutogenetischen Konzepts.

Während in der Theorie der Umgang mit sozialer Ungleichheit bzw. die Förderung von Chancengleichheit lange kaum behandelt wurde, spielt dies in der Praxis eine große Rolle. Das Modell der Salutogenese ist ein erster Schritt in die Richtung, eine ursprünglich für das Individuum konzipierte Sichtweise um Wissen über generelle Widerstandsfaktoren bzw. -mängel zu erweitern. Pflegende können diese Faktoren wahrnehmen und versuchen, sie gezielt zu beeinflussen.

9.7.8 Die Bedeutung der Salutogenese für das Praxisfeld Pflege

Wenn wir salutogenetische Aspekte in die Pflege von Patienten einbringen wollen – und das ist das Ziel der Gesundheitsförderung –, so müssen wir auch unsere Haltung dem Patienten gegenüber sowie unsere Handlungen zur Förderung seiner Gesundheit neu überdenken und, wenn nötig, verändern. Priska Frank (2000) hat in ihrer Arbeit über Gesundheitsförderung mithilfe der Salutogenese die notwendigen Veränderungen bzw. **Erweiterungen der pflegerischen Haltung** sehr klar formuliert:

Zunächst müssen wir unser Verständnis des Begriffs Gesundheit überdenken. Gesundheit ist keine Ware, die beliebig hergestellt werden kann, **kein „produzierbarer Artikel"**. Gesundheit kann überhaupt nicht produziert werden (zumindest nicht so, wie man das Wort „produzieren" normalerweise versteht). Gesundheit kann nur ermöglicht werden. Pflegende können einen Beitrag leisten oder Umstände schaffen, die Gesundheit ermöglichen. Die Arbeit an der und für die Gesundheit ist ein aktiver Prozess, in dessen Mittelpunkt der Patient steht. Er ist es auch, der die Hauptarbeit leistet. Die Aufgabe der Pflegeperson ist es, den Patienten dabei zu unterstützen.

Von Bedeutung ist weiters, welche Strategien zur Förderung der Gesundheit man wählt. Hierbei ist ein **ressourcenorientiertes Denken** unverzichtbar. Der Blick der Pflegeperson darf nicht nur auf die bestehenden Defizite gerichtet sein, sondern muss auch den gesunden, entwicklungsfähigen Seiten gelten. Das ist für die pflegerische Einstellung gegenüber dem Patienten von großer Bedeutung.

Der Patient oder Klient muss als aktives, selbstverantwortliches und lernfähiges Individuum angesehen werden. Er ist der **Experte für seine eigene Gesundheit**. Die Pflegeperson begleitet und berät nur. Ihre pflegerische Aufgabe im Sinne der Salutogenese ist, ihn zu Selbstverantwortung und Eigeninitiative für seine Gesundheit zu befähigen (vgl. Frank 2000, S. 312).

> Im Zentrum aller Bemühungen um Gesundheit steht also das Bemühen, das Kohärenzgefühl der Patienten zu stärken.

Ressourcenaktivierung
Mittel oder Fähigkeiten in Gang bringen

Das bedeutet in erster Linie **Ressourcenaktivierung**: Besonders wichtig ist es, das Kohärenzgefühl für den Patienten erfahrbar zu machen. Dies geschieht, indem die Pflegeperson das Kohärenzgefühl, wo es vorhanden ist, erfasst und positiv stärkt. Dies legt einen dialogischen Austausch zwischen Pflegeperson und Patienten nahe, denn gerade Dialoge, die die Anerkennung der jeweils betroffenen Person deutlich machen (und dies nicht nur im verbalen Bereich), sind eine gute Möglichkeit der Beziehungsarbeit – um wahrzunehmen, zu erkennen, Unstimmigkeiten zu klären, zuzulassen und zu stärken (vgl. Petzold 2013, 48).

All dies steht im Widerspruch zu einem routinemäßigen Vorgehen nach einem bestimmten Schema. Denn – erinnern wir uns: Gesundheit ist kein

Artikel, der routinemäßig produziert werden kann. Jeder Patient besitzt eigene und einmalige Ressourcen, die so individuell sind wie er selbst. Das nachfolgende Beispiel zeigt, wie Salutogenese in den Pflegealltag integriert werden kann.

reversibel
umkehrbar, wieder rückgängig zu machen

Beispiel

Frau Huber wurde vor zwölf Tagen operiert; sie leidet seit ihrer Jugend an Morbus Crohn. Im Zuge der vielen Schübe erhielt sie jetzt eine Transversostomie, d. h. einen nicht **reversiblen** künstlichen Darmausgang. Diese Tatsache erschüttert Frau Huber nicht besonders – im Gegenteil, sie erhofft sich dadurch mehr Lebensqualität und einen größeren Aktionsradius. Die ständigen Durchfälle schränkten ihre Lebensqualität sehr ein.

Die Patientin ist sehr aktiv und unternimmt viel mit ihrem Mann und ihren beiden Enkelkindern; sie lebt als aktives Mitglied in einem Familienverband. Kurz vor der Entlassung aus dem Krankenhaus äußert sie jedoch Bedenken, ob sie mit dem Wechseln des Versorgungssystems allein zurechtkommen werde. Bis jetzt führte sie den Beutelwechsel immer in Gegenwart einer Pflegeperson durch. Die bevorstehende Entlassung weckt jedoch Unruhe bei der Patientin. Einerseits freut sie sich auf das sogenannte „neue Leben", andererseits weiß sie aber, dass sie dieses nur führen kann, wenn die Versorgung des Stomas optimal angepasst und geklebt ist.

Dieser Zweifel ist ein massiver Stressor, der nicht nur ihr körperliches Wohlbefinden, sondern auch ihr Kohärenzgefühl bedroht. Gewohnte Bewältigungsmuster stehen nicht zur Verfügung, da die Situation für die Patientin vollkommen neu ist. Sie freut sich so sehr über ein kleines Stückchen Unabhängigkeit, empfindet aber gleichzeitig Verzweiflung angesichts der Vorstellung, den Anforderungen nicht gewachsen zu sein.

Um der Patientin zu helfen, empfiehlt sich ein Vorgehen in drei Schritten:

1. Fördern des (kognitiven) Verständnisses der Situation;
2. professionelle Beratung;
3. Gespräch über Sinn und Bedeutung der Situation für das Leben der Patientin.

In der Praxis finden diese drei Schritte nicht unbedingt hintereinander statt, sondern erfolgen auch gleichzeitig bzw. gehen ineinander über. Zur besseren Übersicht sind sie hier jedoch nacheinander dargestellt.

Ad 1: Fördern des (kognitiven) Verständnisses der Situation

Um mit der neuen Anforderung (Wechsel des Versorgungssystems = neuer Stimulus) zurechtzukommen, muss die Patientin die Situation zunächst klar sehen und verstehen. Antonovsky beschreibt, dass man mit einem neuen Stressor so lange nicht zurechtkommt, bis man das Problem und sein Ausmaß verstanden hat. Aufgabe der Pflege ist es daher, jetzt mit Frau Huber ein Gespräch zu führen, in dem die Situation geklärt und ihr geholfen wird, das Problem kognitiv zu verarbeiten. Alle Schwierigkeiten, die durch die neue

Situation auftreten, sollen durch gezielte Fragestellungen klargelegt werden (Fragen zur privaten Situation, zur Arbeitssituation etc.). Dabei kann auch das Anamnesegespräch zu Hilfe genommen werden. Auf diese Weise kann die Pflegeperson erkennen, wo die Patientin steht, wo ihre Probleme liegen und welche Informationen sie benötigt.

Ad 2: Professionelle Beratung

Im zweiten Schritt führt die Pflegeperson eine professionelle Beratung durch. Sie erklärt der Patientin z. B. den Wechsel des Versorgungssystems, informiert sie darüber, welche Versorgungssysteme es gibt, welche für sie empfehlenswert sind (und warum) und verrät ihr Hilfsmittel, Tipps und Tricks. So erhält die Patientin sachliche Informationen, kann sie verarbeiten und mit ihrer Hilfe die Situation realistischer einschätzen. Sie erkennt, was sie tun kann – und da sie Möglichkeiten sieht, durch ihr Handeln selbst etwas zur Verbesserung ihrer Situation beizutragen, fühlt sie sich ihrer Situation nicht mehr hilflos ausgeliefert.

Dabei steht die Bewältigung der Situation im Mittelpunkt. Ziel ist es, der Patientin die Überzeugung zu vermitteln, dass sie Probleme lösen kann. Um das zu erreichen, müssen die Ressourcen der Patientin gestärkt werden. Dies geschieht, indem die Pflegeperson die Ressourcen der Patientin (z. B. manuelle Geschicklichkeit) offenlegt; sie sollte aber auch Hilfsangebote aus der Umgebung durchdenken (Selbsthilfegruppen, Erfahrungsaustausch, Hilfestellung durch Angehörige etc.). Weitere Schulungsangebote durch die Pflegeperson (z. B. regelmäßige Termine in der Stomaambulanz) vermitteln der Patientin den Eindruck, dass ihre Probleme zu bewältigen sind.

Ad 3: Gespräch über Sinn und Bedeutung der Situation für das Leben der Patientin

Das Gefühl der persönlichen Sinnhaftigkeit im Leben der Patientin, das im dritten Schritt besprochen werden sollte, ist für Pflegepersonen sicherlich am schwierigsten zu beeinflussen. Ebenso wie Gesundheit ist auch der persönliche Lebenssinn kein Artikel, der beliebig produziert werden kann. Pflegende können keinen Sinn „liefern". Sie können aber auf Fragen empathisch reagieren und auf Äußerungen, die dieses Thema berühren, vorbereitet sein. Im Falle von Frau Huber ist das Gefühl, dass die Bewältigung ihrer Schwierigkeiten etwas Sinnvolles sei, ja vorhanden – denn sie ist der festen Überzeugung, dass die Anlage des Stomas sie von den ständigen Toilettenbesuchen befreit, sodass sie dadurch wieder mehr Lebensqualität erfährt.

Das salutogenetische Konzept bietet die Möglichkeit, dass Gesundheitsberufe in gegenseitiger Abstimmung zusammenarbeiten und gleichzeitig für spezifische Vorgehensweisen innerhalb dieser Berufe Platz bleibt.

Zum Wiederholen – Kapitel 7

Lerntheorien
klassische und operante Konditionierung
Modelllernen
verletzliche versus unverletzliche Persönlichkeit
Verhaltenskontrolle
seelische Gesundheit
Stress- und Bewältigungstheorien
reaktionszentrierte Stressmodelle
transaktionale Stressmodelle
Belastungs- und Überforderungsprozess
Psychosomatik
Soziosomatik
Strukturfunktionalismus
Systemtheorie
Interaktionstheorie
Handlungs- und Rollenerwartung
Public Health
Risikofaktorenmodell

Zum Wiederholen – Kapitel 8

Bewältigung von Anforderungen
Anpassung
Kohärenzsinn
Gleichgewicht
Ungleichgewicht
Risikofaktoren
Schutzfaktoren
relative Gesundheit
subjektive Kriterien
objektive Kriterien
Einschätzung
Gesellschaft
Individualisierung

Zum Wiederholen – Kapitel 9

Krankheitsmodelle

Belastungs- und Bewältigungsmodelle

Life Events

Stressoren

Bewältigungsstrategien

Devianzmodell

sozialisationstheoretisches Modell

personale und soziale Ressourcen

Mandala-Modell

ökologisches Modell

Setting-Ansatz

Salutogenese

Pathogenese

Paradigmenwechsel

Kohärenzgefühl

Verstehbarkeit

Handhabbarkeit

Sinnhaftigkeit

Praxisfeld Pflege

Ressourcenaktivierung

Aufgabenstellung

Versuchen Sie in Form eines Rollenspiels ein Gespräch zwischen Frau Huber (Beispiel S. 146) und einer Pflegeperson durchzuführen und den salutogenetischen Ansatz zu verwenden.

Zum Üben – Teil V

1. Wie teilt Hurrelmann wissenschaftliche Theorien ein, die sich mit der Entstehung von Gesundheit und Krankheit beschäftigen?
2. Was kennzeichnet Lerntheorien?
3. Welche Lerntheorien gibt es und was sind die wesentlichen Grundzüge der einzelnen Theorien?
4. Was kennzeichnet Persönlichkeitstheorien?
5. Welche Persönlichkeitstheorien gibt es und was sind die wesentlichen Grundzüge der einzelnen Theorien?
6. Was kennzeichnet Stress- und Bewältigungstheorien?
7. Welche Stress- und Bewältigungstheorien gibt es und was sind die wesentlichen Grundzüge der einzelnen Theorien?
8. Was kennzeichnet Interaktions- und Sozialstrukturtheorien?
9. Welche Interaktions- und Sozialstrukturtheorien gibt es und was sind die wesentlichen Grundzüge der einzelnen Theorien?
10. Was versteht man unter „Gesundheit als Bewältigung von Anforderungen"?
11. Erläutern Sie die Definition „Gesundheit als Stadium des Gleichgewichts"!
12. Was versteht man unter dem Konzept der „relativen Gesundheit"?
13. Was bedeutet „Gesundheit als Reaktion auf gesellschaftliche Gegebenheiten"?
14. Welche Modelle von Gesundheit und Krankheit gibt es und was sind die wesentlichen Grundzüge der einzelnen Modelle?
15. Welche Untersuchung lieferte Antonovsky die Grundidee für sein Salutogenese-Modell? Beschreiben Sie dieses Modell!
16. Was versteht man unter „Kohärenzgefühl"? Aus welchen drei Elementen setzt es sich zusammen?
17. Erläutern Sie die Bedeutung des Salutogenese-Konzepts für das Praxisfeld Pflege anhand eines konkreten Beispiels!

Teil VI Gesundheitsförderung in der Gesundheits- und Krankenpflege

Nach dem Studium dieses Abschnitts sollten Sie ...

... erklären können, warum die Verwirklichung von Gesundheitsförderung im Pflegealltag noch auf große Schwierigkeiten stößt.

... die Darstellung des Schlüsselkonzepts Gesundheit aus der Sicht einiger Pflegetheoretikerinnen kennen.

... die Schritte des Pflegeprozesses den Schritten des Gesundheitsprozesses gegenüberstellen und sie erklären können.

... den Gesundheitsprozess erklären und die einzelnen Schritte kennen und beschreiben können.

... den Unterschied zwischen Alltagsberatung, professioneller Beratung und Therapie kennen.

... den Stellenwert der Beratung für die Gesundheits- und Krankenpflege erklären können.

... die Grundlagen und wichtigsten Komponenten des „Health-Belief-Modells", der „Theory of Reasoned Action" und der „Theory of Planned Behavior" kennen und beschreiben können.

... die Ansatzpunkte des Gesundheitsaktionsmodells kennen und mit den Schwerpunkten des Modells der stufenweisen Veränderung nach Prochaska vergleichen können.

... die einzelnen Phasen des Modells der stufenweisen Veränderung beschreiben und erklären können.

Gesundheitsförderung als Konzept ist ein moderner Ansatz, der sich von vielen der Denkmodelle unterscheidet, die bislang angewendet wurden. Wie überall, wo etwas „Neues" Eingang in das Denken, Handeln und Fühlen Einzelner und nicht zuletzt in die Organisationskultur der für Gesundheit zuständigen Institutionen finden soll, erfolgt dies nicht sofort mit einem „Hurra", überschäumender Freude und ungebrochenem Elan. Selbstverständlich – und auch dies zeigt dieser Abschnitt – sind mit einem Paradigmenwechsel, neuen Denkweisen und Methoden Implementierungs- und Umsetzungsprobleme sowie sogar konkrete Abwehrhaltungen verbunden. Andererseits lohnt es sich, sich mit den Möglichkeiten und Chancen der neuen Methoden und Denkweisen auseinanderzusetzen. Daher werden hier verschiedene Modelle und Methoden diskutiert, die geeignet sind, den modernen Ansatz der Gesundheitsförderung nachhaltig zu implementieren – dies auch unter dem Gesichtspunkt, dass Vertrautes und Bewährtes nicht sofort und vollständig über Bord geworfen werden muss.

10 Gesundheitsförderung als neues Teilgebiet der Krankenpflege

In Österreich änderte sich mit der Einführung des **Gesundheits- und Krankenpflegegesetzes** im Jahre 1997 u.a. auch die Berufsbezeichnung der professionell Pflegenden. Die ehemaligen Krankenschwestern und Krankenpfleger heißen seither „Diplomierte Gesundheits- und Krankenpflegepersonen". Das Wort „krank" wurde um das Wort „gesund" ergänzt. Mit der Berufsbezeichnung wurde aber auch eine neue Dimension im Aufgabenbereich der Pflegenden festgeschrieben: die Ausrichtung auf das „Gesundsein" (statt wie bisher einzig auf das „Gesundwerden").

> *„§11 (1) Der gehobene Dienst für Gesundheits- und Krankenpflege ist der pflegerische Teil der gesundheitsfördernden, präventiven, diagnostischen, therapeutischen und rehabilitativen Maßnahmen zur Erhaltung und Wiederherstellung der Gesundheit und zur Verhütung von Krankheiten.*
> *(2) Er umfasst die Pflege und Betreuung von Menschen aller Altersstufen bei körperlichen und psychischen Erkrankungen, die Pflege und Betreuung behinderter Menschen, Schwerkranker und Sterbender sowie die pflegerische Mitwirkung an der Rehabilitation, der primären Gesundheitsversorgung, der Förderung der Gesundheit und der Verhütung von Krankheiten im* intra- *und* extramuralen *Bereich."*
> *(Gesundheits- und Krankenpflegegesetz,* BGBl. *I 1997/108 idF BGBl. 1998/95)*

intramural
hier: „innerhalb der Mauern", also z. B. innerhalb eines Krankenhauses

extramural
hier: „außerhalb der Mauern", d. h. die niedergelassene Versorgung

BGBl.
Bundesgesetzblatt

Inwieweit ist das Einbeziehen der Gesundheitsförderung in die Pflege aber etwas Besonderes? Ist die bisherige Tätigkeit der Pflegenden nicht auch bisher schon auf das Gesundwerden ausgerichtet gewesen?

Pflegende bewegen sich, wie Marianne Brieskorn-Zinke (1996) beschreibt, immer zwischen den beiden Polen von Gesundheit und Krankheit. Tätigkeiten, die sich auf Erkrankungen beziehen, sind z. B. das Verabreichen von Medikamenten, die Überwachung von Funktionen (z. B. das Messen von Puls und Blutdruck), die Übernahme eines Patienten nach einer Operation oder das Verbinden von Wunden. Tätigkeiten, die eher die Erhaltung der Gesundheit im Auge haben, sind Körper- und Mundpflege, Ernährungsberatung oder Mobilisation, um hier nur einige anzuführen.

Mobilisation
pflegerische Maßnahmen, um selbstständiges Aufstehen und Bewegung wieder zu erlernen oder zu unterstützen

Neu ist jedoch, dass die Pflege nun nicht mehr nur auf das „Gesundwerden“, sondern auch auf das „Gesundsein“ ausgerichtet ist. Daher bedeutet Gesundheitsförderung in der Pflege in erster Linie eine Neuorientierung, ein Umdenken.

International liegt der Schwerpunkt des Handelns von Pflegenden vielfach auf der Zielgruppe der älteren, (chronisch) kranken und pflegebedürftigen Menschen. Innerhalb dieser Zielgruppe sind auch positive Effekte durch Maßnahmen der Prävention und der Gesundheitsförderung feststellbar: Sie reichen von der Abwehr von Krankheitsrisiken über die Wiedergewinnung verlorener Fähigkeiten und einen günstigeren Krankheitsverlauf bis hin zur Förderung des subjektiven Wohlbefindens der Menschen, was wiederum positive Einflüsse auf die Lebensqualität hat. Im Bereich der stationären Langzeitpflege erstrecken sich die präventiven und gesundheitsfördernden Aufgaben beispielsweise auf Bereiche wie ernährungsbezogene Interventionen, Interventionen zur Förderung funktionaler Fähigkeiten, biografieorientierte Pflegekonzepte, aktivierende Pflegekonzepte, Kontinenztraining oder Interventionen zur Reduktion freiheitseinschränkender Maßnahmen. Bei entsprechenden pflegerischen Interventionen in der Akutpflege werden Themen wie Überleitungs- und Entlassungsmanagement und kognitionsbezogene Maßnahmen relevant. In der ambulanten Pflege geht es vielfach um Case-Management, Schulung und Beratung (vgl. Görres et al. 2014, S. 66 ff.).

Die systematische Übersichtsarbeit „Evidenz gesundheitsfördernder und präventiver Pflegeinterventionen bei älteren Menschen“ des Zentrums für Qualität in der Pflege (2014) weist allerdings darauf hin, dass in Deutschland trotz des erkannten Bedarfs in der genannten Zielgruppe im Bereich der Prävention und Gesundheitsförderung noch immer ein Defizit an Maßnahmen besteht. Als Ursache dafür wird ein Mangel an theoretischer Fundierung genannt (so ist z. B. die Frage, welche pflegerischen Tätigkeiten als präventiv bzw. gesundheitsfördernd zu bezeichnen sind, nicht eindeutig geklärt und auch in der deutschen Pflegewissenschaft wenig untersucht). Ebenso scheinen erhobene empirische Befunde über die Wirksamkeit von Maßnahmen nicht immer systematisch gesammelt, geordnet und analysiert worden zu sein, um daraus entsprechend abgesicherte Handlungsempfehlungen für die Pflege abzuleiten (vgl. Görres et al. 2014, S. 10 f.).

Nach Macleod Clark (1993) unterscheidet sich **„sick nursing“** (krankheitsorientierte Pflege) von **„health nursing“** (gesundheitsorientierte Pflege) dadurch, wie die Pflegenden mit den Patienten umgehen. „Sick nursing“ wird mit Verhaltensweisen wie „dominierend, vorschreibend, verallgemeinernd“ verbunden; „health nursing“ dagegen ist gekennzeichnet durch „das Eingehen auf die Individualität des Einzelnen“ und durch „unterstützendes, verhandelndes“ Verhalten (vgl. Strobel 2002). Die Umsetzung dieser Gesundheitsorientierung bedeutet jedoch eine radikale Wende für die Pflege, die immer noch tief im medizinischen Paradigma verwurzelt und hauptsächlich krankheits- und krankenhausorientiert ist.

Im Rahmen der Studie „Pflegerische Interventionen effektiv einsetzen" (2014) hat man versucht, eine Definition „gesundheitsfördernder und präventiver Pflegeinterventionen" zu finden: „Gesundheitsfördernde und präventive Pflegeinterventionen sind *zielgerichtete* [kursiv im Original, H. S.] pflegerische Maßnahmen. Das heißt nicht die Tätigkeit an sich definiert die Zugehörigkeit zum Feld der Gesundheitsförderung, sondern die Intention bzw. die Finalität." (Görres et al. 2014, S. 13) Diese Definition stellt also darauf ab, welche **Intention**, d. h. welchen gedanklichen, fachlichen Willen, welches Ziel die handelnde Person hatte. Das bedeutet, die Definition zielt auf etwas ab, was der Pflegeperson innewohnt.

Intention
Willen, Vorhaben, Absicht, Bestreben

Gesundheitsförderung in der Pflege muss daher einerseits mit bestimmten Haltungen einhergehen und andererseits bestimmte Handlungen oder Konsequenzen nach sich ziehen, die aus diesen Haltungen resultieren. Diese Konsequenzen sind z. B. das Setzen von anderen **Prioritäten** im Pflegeprozess, das Organisieren von und die Mitarbeit bei konkreten Projekten oder Programmen zur Gesundheitsförderung, die Ausrichtung der Pflegeforschung auf gesundheitsorientierte Themen etc. Eine wichtige Kompetenz, die die Pflegenden dabei entwickeln müssen, ist die Fähigkeit, den Patienten selbst zu befähigen (Empowerment), und die Fähigkeit, ihn dabei beratend zu unterstützen.

Priorität
Vorrang, (hoher oder höchster) Stellenwert innerhalb einer Reihenfolge, Vorrangigkeit

Unter diesem Gesichtspunkt sind die Schwerpunkte dieses Abschnittes, der sich mit Gesundheitsförderung in der Pflege auseinandersetzt, zu sehen. Nach einem kurzen Blick auf Gesundheit als Schlüsselbegriff der Pflegetheorien wird dem konventionellen Pflegeprozess der Gesundheitsprozess gegenübergestellt, der eine Möglichkeit bietet, einen gesundheitsorientierten Ansatz in der Pflege zu leben. Da die Beratung jene Tätigkeit der Pflegenden ist, die hier am meisten zum Tragen kommt, ist ihr der letzte Abschnitt gewidmet.

Public Health Nursing

Trotz intensiver Bemühungen hat Österreich im Vergleich zu den angloamerikanischen Ländern im Bereich „Public Health" noch einen Aufholbedarf – dies zeigt sich etwa in der Gründung entsprechender Aus- und Fortbildungseinrichtungen, Institutionen und Forschungsstellen bzw. beim politischen Zugang zum Thema.

Hier sei beispielsweise auf die „Harvard T. H. Chan School of Public Health" aus den USA verwiesen, die aus dem MIT (Massachusetts Institute of Technology) hervorging und ihre Wurzeln Anfang des 20. Jahrhunderts hat. Bereits im Jahr 1913 begann sie mit der ersten professionellen Ausbildung, einem „Public Health Training". Unterstützt durch die Rockefeller-Foundation wurde die Schule 1922 eine selbständige Ausbildungseinrichtung mit anerkannten Abschlüssen (vgl. http://www.hsph.harvard.edu/history-of-the-school/).

Die österreichische Gesellschaft für Public Health (ÖGPH), die im Jahre 1995 in Wien gegründet wurde, definiert den Begriff wie folgt:

„Public Health ist die Wissenschaft und die Praxis der Förderung der individuellen und gesellschaftlichen Gesundheit, der Verbesserung der Lebensqualität und der gesellschaftsorientierten Systemgestaltung im Gesundheitswesen. Dieser breite Anspruch macht deutlich, dass Public Health eine multidisziplinäre und interdisziplinäre Wissenschaft mit starkem Praxis- und Politikbezug sein muss."
(http://www.oeph.at/index.php/public-health-in-oesterreich)

Die **World Federation of Public Health Associations (WFPHA)** besteht als internationale Vereinigung; ihr aktueller Präsident ist Michael Moore (gewählt 2016).

(vgl. http://www.pathfinder.org/news/dr-mengistu-asnake-elected.html)

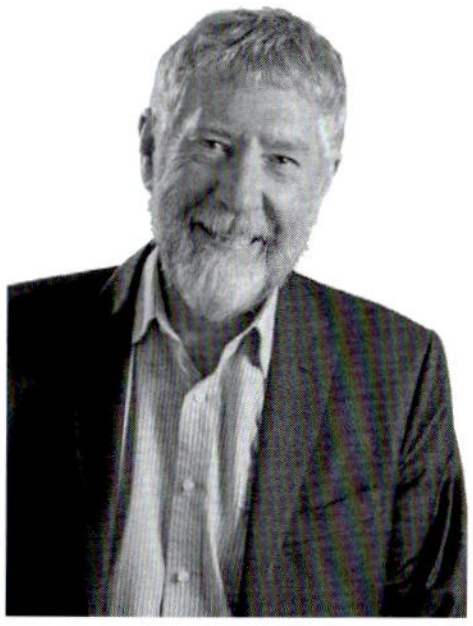

Michael Moore

Es ist schon an den Zielen der WFPHA abzulesen, worauf Public Health ihrem Verständnis nach den Fokus legt:

- "**Goal 1:** Advocate for effective global policies to improve the health of the population
- **Goal 2:** Advance Public Health practice, education, training, and research
- **Goal 3:** Expand and strengthen partnerships
- **Goal 4:** Promote and support the advancement of strong member associations
- **Goal 5:** Build an effective, responsive and sustainable WFPHA"

(http://www.wfpha.org/about-us-wfpha/values-and-goals)

Im Zentrum stehen also großflächige Themen mit entsprechender Breitenwirkung, Vernetzung, Partnerschaften und Unterstützung mit Nachhaltigkeitsanspruch. So merkte der letzte Präsident (2014–2016) der WFPHA, Dr. Mengistu Asnake, anlässlich der Ebola-Epidemie in Afrika ausdrücklich an: „Public Health has never been limited by national borders." (http://www.wfpha.org/images/WFPHA-annual-reports/WFPHA-Annual-Report-2014.pdf) Im Zeitalter der Globalisierung und der Öffnung nationaler Grenzen, der Mobilität, weisen grenzüberschreitende Gesundheitsfragen und die damit wohl auch verbundenen Fragen von sozialer Gerechtigkeit und Geschlechtergleichheit angesichts leichterer Grenzüberschreitungen auf die Herausforderungen für Public Health hin (vgl. http://www.wfpha.org/images/WFPHA-annual-reports/WFPHA-Annual-Report-2014.pdf).

Als Beispiel für Public-Health-Aktivitäten diene hier England, wo durch die nationale Agentur „Public Health England", deren Aufgabe u. a. die Versorgung lokaler Behörden mit evidenzbasierten Ratschlägen und Plänen in Gesundheitsfragen ist, folgende prioritäre Maßnahmen verfolgt werden:

- Unterstützung von/Hilfestellung für Menschen, länger und gesünder zu leben, indem die Gesundheitsbelastungen durch Alkohol- und Nikotinkonsum, Bluthochdruck, Fettleibigkeit, Ernährungsgewohnheiten, psychische Probleme und Bewegungsarmut reduziert werden;

- Reduktion von Aktivitätseinschränkungen und Unvermögen durch Vorbeugung bzw. Aktivierung bei Demenz, Angststörungen, Depressionen und Drogenabhängigkeit;
- Schutz der Bevölkerung des Landes vor Infektionskrankheiten und Umweltbelastungen;
- Unterstützung von Familien durch den Einsatz von „Health Visitors" [die sich vor allem mit sanitären und hygienischen Fragen beschäftigen; H. S.] und „School Nurses";
- Verbesserung der Gesundheit am Arbeitsplatz.
  (vgl. Bennett 2013, S. 21)

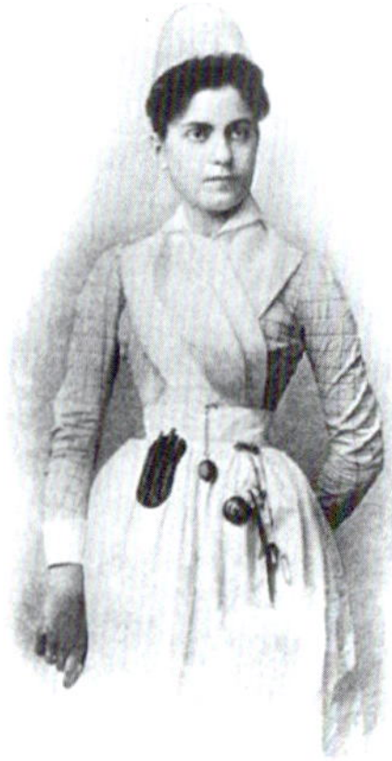

Lilian Wald

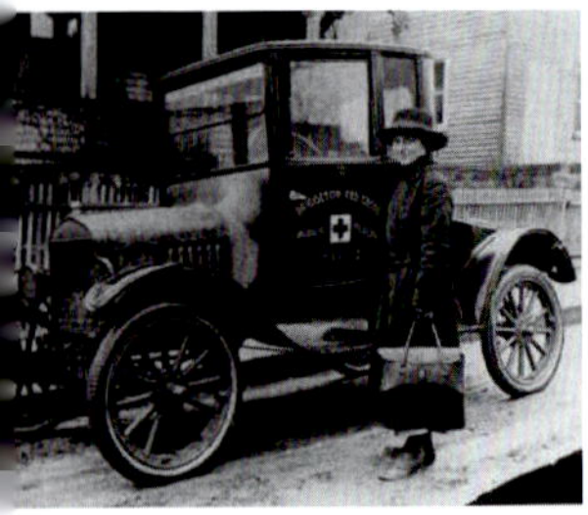

„A Red Cross Public Health Nurse Poses with her Model T Ford before Setting Out on Her Rounds."

Begründerin des Public Health Nursing war eine der meistgeschätzten Sozialreformerinnen: die Krankenschwester Lilian Wald (1867–1940). Sie gründete 1893 das „**Henry Street Settlement**" in New York, eine Einrichtung, die soziale Unterstützung leistet und in der Gesundheitsdienste für Stadtbewohner ungeachtet ihres Alters angeboten und wahrgenommen werden. Es werden ca. 50.000 Betreuungen pro Jahr durchgeführt. Die Angebote und Programme orientieren sich an den Bedürfnissen und Gegebenheiten in der Stadt (vgl. www.henrystreet.org).

Die Programme umfassen bis in die heutige Zeit Themen für Senioren, Fallmanagement, Bildungs- und Freizeitangebote für Jugendliche, psychologische Betreuung sowie Unterkunft und unterstützende Dienstleistungen für obdachlose Einzelpersonen und Familien. Aber auch der Zugang zu Kultur wird ermöglicht, etwa durch Angebote von Kunst, Tanz, Musik und Theater.

Die Dienste und Programme der „Henry Street" wurden entworfen, um den Einzelnen zu helfen, selbstständig zu werden, indem sie den Zugang zu Bildung, Wohnen, zu Grundnahrungsmitteln, der Gesundheitsversorgung sowie Beschäftigungsmöglichkeiten eröffnen (vgl. www.henrystreet.org).

Public Health Nursing wird nach Brieskorn-Zinke (2007) als allgemeiner Beitrag bezeichnet, den die Pflegenden zur Bewältigung von Public-Health-Aufgaben leisten können: „... präventiv orientierte pflegerische Arbeit im Bereich der Bevölkerungsgesundheit" (Brieskorn-Zinke 2007, S. 18).

Dieser Beitrag der Pflegeberufe zu Public-Health-Aufgaben kann ganz unterschiedlich sein und etwa auch in einem Akut-Setting seinen Platz haben, z. B. wenn es darum geht, im Dienste der Gesundung der Patienten deren soziale Situation zu erheben und einzubeziehen oder sie dabei zu unterstützen, ihren Ausstieg aus dem Alkohol- und Nikotinkonsum zu planen. Dabei ist es oftmals erforderlich, einfach Gespräche mit den Patienten zu suchen – nach dem Motto „Jeder Kontakt zählt". Die Menschen sollen dabei unterstützt werden, Gesundheit und Wohlbefinden zu erreichen. So ist etwa auch das Gespräch mit schwangeren Frauen über

Ernährungsgewohnheiten, Nikotinkonsum und das Trinkverhalten Teil des Public Health Nursing. Letztendlich sind die möglichen Themen und Aufgaben im Bereich des Public Health Nursing so vielfältig wie das Thema Gesundheit selbst (vgl. Trueland 2013, S. 22).

Pflegende haben sich nicht ständig und gänzlich nur einzelnen Individuen gewidmet; mit der Erfüllung ihrer Aufgaben wirkten und wirken sie oftmals sehr viel breiter. Sie pflegen arme und ältere Bevölkerungsschichten, sie leisten Aufklärung und Beratung z. B. in Bezug auf hygienische Maßnahmen. Dabei kann **durch Breitenwirkung auch Einzelwirkung** entfaltet werden.

> Die Hauptaufgabengebiete des Public Health Nursing, wie etwa die Prävention von Infektionskrankheiten oder die Unterstützung bei der gesundheitlichen Entwicklung von Kindern benachteiligter Familien, bilden zwar nach wie vor den Fokus, jedoch haben vielfältige Entwicklungen stattgefunden, denen auch Rechnung zu tragen ist: So haben sich die Krankheitsbilder verändert, therapeutische Systeme sind differenzierter und die Gesundheitssysteme in den einzelnen Ländern wurden durch unterschiedliche Trends in unterschiedlichen Ausprägungen neu bzw. anders ausgerichtet und weiterentwickelt.

Public Health gewinnt angesichts der Zunahme von hilfs- und pflegebedürftigen Personen, angesichts der Veränderung von Lebensstilen und Sozialstrukturen, Technisierung und Medikalisierung immer mehr an Bedeutung. Wichtige Zielgruppen bzw. Kernthemen von Public Health Nursing sind daher z. B. Kinder und Jugendliche, Frauen- und Männergesundheit, die Familie, ältere Bevölkerungsschichten, Obdachlose, ländliche Bevölkerungsgruppen und Migranten.

Es gibt **keine einheitliche Verwendung** der Bezeichnung Public Health Nursing; eine solche findet sich weder in der Praxis noch in der Literatur. In den Vereinigten Staaten verwendet man die Bezeichnungen „Community Health Nursing" oder „Caring for Populations". In den skandinavischen Ländern arbeiten „Health Visitors", „Public Health Nurses", „School Nurses" oder „Community Nurses". In anderen Ländern wird oft von präventiver Pflege oder Gesundheitsförderung gesprochen. Insgesamt geht es aber wohl um das gesundheitsfördernde Wirken im sozialen Raum.

Welche Kompetenzen und welche Wissensbasis benötigen Pflegepersonen nun im Zusammenhang mit Public Health Nursing? Folgende Themenbereiche sind hier von Bedeutung:

1. **Bevölkerungsbezug**
   Das Hauptaugenmerk des Public Health Nursing liegt auf Bevölkerungsgruppen; auch wenn die Aktivitäten der Public Health Nurse das einzelne Individuum bewegen, werden sie alle mit Blick auf die Bedürfnisse der Bevölkerungsgruppen – also vor dem Hintergrund populationsspezifischer Erkenntnisse – geplant. Das Ziel besteht aber immer in einer Verhaltensänderung breiter Bevölkerungsgruppen auf der Basis der Gesundheitsförderung, der Prävention und der Krankheitsbekämpfung.

Daher müssen sich Pflegende ein gewisses Basiswissen aus den Bevölkerungswissenschaften und der Epidemiologie sowie Kenntnisse über sozialdemographische Daten und die Arbeitsweise und Wirksamkeit der Gesundheitsdienste aneignen.

2. **Gesundheitsorientierung**
   Wichtig ist es darüber hinaus, die Begriffe Krankheit und Gesundheit voneinander zu unterscheiden und auch die Denkansätze der Gesundheitsförderung aktiv in der Praxis umzusetzen.

3. **Soziallagenbezug**
   Gesundheit ist das persönliche Gut eines jeden Menschen; sie ist zwischen den verschiedenen Bevölkerungsgruppen jedoch leider unterschiedlich verteilt. Daher ist die oberste Prämisse, allen Menschen unabhängig von Bildung, Beruf und Einkommen die gleiche Chance zu geben, ihre Gesundheit zu erhalten. Insofern kann Public Health Nursing auch als eine Unterstützungs- bzw. Ergänzungs- oder Ausgleichsmaßnahme in Bezug auf soziale „Schieflagen" angesehen werden.
   Eine Zielsetzung bei der Gesundheitsprävention in der Bevölkerung liegt auch darin, Benachteiligungen abzubauen, die durch die Geschlechtszugehörigkeit oder die soziale Schicht verursacht werden. Nach Brieskorn-Zinke (2007) sollen Pflegende folgende Fragen beantworten können:
   - Gibt es Unterschiede im Gesundheitszustand, in der Art und Ausprägung der Pflegebedürftigkeit zwischen einzelnen Gruppen, die sich durch Bildung, beruflichen Status oder Einkommen unterscheiden?
   - Wie kann man die Unterschiede erklären?
   - Wie kann man die Unterschiede verringern?
   - Welchen Beitrag können Pflegende dabei leisten?

4. **Interdisziplinarität und Zusammenarbeit**
   In den Gesundheitswissenschaften hat sich die Zusammenarbeit mit verschiedenen Disziplinen bewährt – gemeint sind hier z. B. Psychologen, Mediziner, Ernährungswissenschaftler, Epidemiologen, Ökonomen, Soziologen, Pädagogen oder Pflegewissenschaftler. Eine koordinierte Zusammenarbeit dieser Disziplinen ist notwendig: durch partnerschaftlichen Umgang miteinander, durch Erstellung und Angebot von Dienstleistungen sowie Verträgen zur Verbesserung der Gesundheitsförderung, durch gemeinsame lokale und nationale Aktionen und durch die Zusammenarbeit öffentlicher Dienststellen und Institutionen.

   Es ist aber ebenfalls von großer Wichtigkeit, dass die Pflege auch den Kontakt zu außermedizinischen Einrichtungen sucht. Pflege ist hier ein Bindeglied zwischen Einrichtungen, Gruppen und Einzelpersonen, damit Gesundheit ein Ganzes wird und in der Lebenswelt der Menschen präsent ist. Die Voraussetzungen dafür sind Kommunikation und Netzwerkarbeit, nicht aber Rivalität! (vgl. Brieskorn-Zinke 2007, S. 121 f.) Hier geht es darum, dass die jeweils einzelnen Disziplinen ihre Stärken betonen, aber auch ihre Grenzen erkennen und anerkennen: Es gibt in einigen Aufgaben- und Tätigkeitsfeldern andere, die bestimmte Dinge besser oder präziser wahrnehmen und erledigen bzw. auch wertvolle Unterstützungsleistungen erbringen können. Gerade dies ist in Zeiten ökonomischer Beschränkung jedoch schwierig – oftmals erleidet der einen ökonomischen Nachteil, der seine Leistungen nicht marktschreierisch genug anpreist und öffentlich darstellt. Dennoch muss man mit Blick auf das Ganze fordern, dass trotz dieser möglichen Begleiterscheinungen Zusammenarbeit gesucht und Konkurrenz vermieden werde.

10.1 School Nurse

Im Sinne von Public Health muss man auch die Frage stellen: In welchen Umgebungen, in welchen sozialen Beziehungen, in welchen Strukturen können gesundheitsbezogene Maßnahmen besondere Breiten- und Tiefenwirkung erreichen und besonders nachhaltig wirken? Hier kommen Institutionen ins Blickfeld, in denen sich eine große Anzahl von Menschen befindet, die auch dann leicht erreicht werden können, wenn sie aus unterschiedlichen Schichten oder Milieus stammen (d. h. die schicht- bzw. milieuübergreifend erreicht werden können): Das ist unter anderem die Schule. Aufgrund der Unterrichtspflicht müssen (fast) alle Kinder eines Geburtsjahrganges die Institution Schule besuchen.

Die Schule kann einerseits Möglichkeiten eröffnen, andererseits aber auch Risiken in sich bergen. So wurde in Schulen etwa in Form des Schulsportes oder des Aufklärungsunterrichtes schon vielfach Gesundheitsförderliches unternommen. Wenn man aber auch auf die möglichen Problemlagen blickt – Bewegungsarmut, Ernährungsgewohnheiten, soziale Beziehungen, gesellschaftliche und ökonomische Entwicklungen, die vor der Schule nicht haltmachen, Gewalt und Kriminalität –, so erkennt man auch einen Zusammenhang zwischen (Aus-)Bildung und Gesundheit. Daher liegt es nahe, auch einen Zusammenhang zwischen Kindern bzw. Jugendlichen und Public Health herzustellen und ihn unter einer gesundheitsförderlichen Perspektive zu betrachten.

Genau das ist das Aufgabengebiet einer pflegerischen Spezialisierung: der **School Nurse (SchulgesundheitspflegerIn)**.

Die School Nurse beschäftigt sich – dem Setting-Ansatz folgend – mit der Gesundheitsvorsorge und der Gesundheitsförderung von Kindern und Jugendlichen im Setting Schule. Sie verfolgt dabei das Ziel, Gesundheit, Prävention und Gesundheitsförderung in den Schulalltag zu integrieren, indem sie als professionelle Ansprechperson zur Verfügung steht und gesundheitsfördernde Potenziale unterstützt. Damit werden gleichzeitig Gesundheitsthemen im Setting Schule fest verankert und der damit in Zusammenhang stehende Bildungsauftrag wahrgenommen.

Die School Nurse findet sich aktuell in Grund- und weiterführenden Schulen, beispielsweise im angloamerikanischen Raum, in skandinavischen Ländern, aber auch in Australien oder Korea. Im deutschsprachigen Raum ist dieses Angebot organisiert und systematisch noch nicht vorhanden; man spricht immer von „Schulgesundheitspflege", wobei vergleichbare Aktivitäten in Zusammenhang mit Health Promotion in den letzten Jahren erst langsam institutionalisiert werden (vgl. Teutsch, 2016 in: Journal of Public Health Volume 24, Nr. 4, S. 263 ff.).

So hat sich auch in Deutschland eine Förderpolitik entwickelt, die vor allem die Stärkung von Gesundheitsressourcen im schulischen Zusammenhang im Blick hat und sich mit schulischer Belastungs- und Krankheitsentstehung auseinandersetzt (vgl. Schnabel 2009, in: Hurrelmann/ Klotz/Haisch, 2009 S. 290).

integral
unverzichtbar, fest dazugehörend

In **Schweden** etwa ist die Schulgesundheitspflegerin **integraler** Bestandteil des Gesundheitssystems und stellt eine Ergänzung zu anderen Elementen der Gesundheitsversorgung dar. Jede Schule ist verpflichtet, diesen Dienst vorzusehen. Die Schulgesundheitspflegerin ist dort Teil eines schulischen Gesundheitsteams, in dem in aller Regel noch Sozialarbeiter, Schulpsychologen und Schularzt aktiv sind. Aktuell betreut eine School Nurse ca. 600 Schüler, wobei – abhängig davon, wie groß die Schule ist – mehrere Schulgesundheitspflegerinnen zusammenarbeiten können. Es handelt sich hier um ein niederschwelliges, leicht zu erreichendes Angebot, das auf unmittelbare persönliche Kontakte abstellt, von denen im Schnitt etwa 25 pro Tag stattfinden (für Kinder wie auch Eltern). Der Kontakt der Kinder und Eltern mit der Schulgesundheitspflegerin, die der Schweigepflicht unterliegt, findet in der Regel in deren eigenen (Untersuchungs-)Räumlichkeiten statt.

Die School Nurse bildet angesichts der sozialen Gegebenheiten in Schweden (berufstätige Eltern, Schulunterricht bis 16:00 Uhr) einen wesentlichen Beitrag zur gesundheitlichen Versorgung(ssicherheit). Konkret versorgt sie verschiedenste Verletzungen, die sich die Schüler zuziehen, und unterstützt die Behandlung von Kindern mit akuten oder auch schon länger bestehenden Krankheiten (Initiierung oder Durchführung der ersten Untersuchungen, Erstellung von Diagnosen, evtl. therapeutische Maßnahmen, Zuführung zur Weiterbehandlung außerhalb der Schule). Darüber hinaus erhebt sie regelmäßig den Gesundheitszustand der Schüler (Screening-Untersuchungen), um durch die begleitende Beobachtung möglichst frühzeitig Ansatzpunkte für gesundheitliche Maßnahmen (etwa im Zusammenhang mit Ernährungsgewohnheiten oder Haltungsschäden) zu haben. Auch die Integration von Schüler mit Pflegebedarf (offene Sprechstunden, Notfallmanagement, Anpassung des Essensangebotes, bauliche Gegebenheiten, Information anderer Schüler, Beratung und Unterstützung der Lehrerinnen) sowie Maßnahmen der Prävention und Gesundheitsförderung gehören zu ihren Aufgaben.

Gerade im Bereich der Gesundheitsförderung kann die School Nurse durch die vielen Kontaktmöglichkeiten in den vielfältigsten Situationen und durch die individuelle, persönliche Arbeit eine Menge an wesentlichen Hinweisen und Anregungen geben, wobei keinesfalls nur schulische Themen behandelt werden, sondern auch Themen aus den Bereichen Familie und Freizeit. Damit wird deutlich, dass die Schulgesundheitspflege sich auch mit der Sozialarbeit überschneidet.

Die großen Vorteile dieses Gesundheitsdienstes bestehen darin, dass sich das Angebot **uneingeschränkt** an alle Schülerinnen einer Schule richtet, dass damit eine **Früherkennung** vieler Umstände und Problembereiche möglich ist und dass der Zugang **interdisziplinär** erfolgt. Damit kann sich für das gesamte schwedische Gesundheitssystem ein langfristiger Vorteil ergeben, der darin besteht, dass die Schülerinnen frühzeitig auf einen offenen, selbstbestimmten und selbstbewussten Umgang mit Gesundheit und Lebensqualität vorbereitet werden (vgl. Kocks 2008, S. 246 ff.).

10.2 Family Health Nurse

Da die Zahl älterer und pflegebedürftiger Menschen steigt, da ein angemessenes soziales Umfeld für die Pflegebedürftigen große Bedeutung hat und da die Gesundheitsversorgung im Bereich der Kommunen eine Herausforderung darstellt, hat die WHO im Rahmen des Konzeptes „Gesundheit 21“ eine neue Pflegequalifizierung empfohlen: die **Family Health Nurse**. Deren Aufgaben reichen von Gesundheitsförderung über Prävention und Rehabilitation bis hin zur Unterstützung von Angehörigen und Motivation des Patienten durch Beratung und Anleitung.

In einigen Ländern Europas gibt es unterschiedliche Ansätze zur Gesundheitsversorgung in den Kommunen: etwa Community Nursing, Family Nursing oder District Nursing. District Nursing z. B. umfasst die häusliche Beratung und Pflege des Patienten, Community Nursing hingegen stellt Prävention und Gesundheitsförderung durch die Organisation entsprechender Maßnahmen ins Zentrum.

Das Modell der Family Health Nurse (FHN) stellt darauf ab, eine Verbindung zwischen der Pflege im eigenen Wohnraum des Patienten und der Zielgruppe Familie herzustellen, wobei das Public-Health-Ziel „gesunde Familie“ im Vordergrund steht.

Family Nursing beschäftigt sich mit familienorientierter und familienzentrierter Pflege im ambulanten Bereich. Hier geht es vielfach um Beratung und um das Management von Interventionen.

Die Spezialisierung Family Health Nurse gibt es in zahlreichen Ländern, jedoch oft in recht unterschiedlicher Ausprägung und Ausformung. Die Unterschiede zeigen sich einerseits in der rechtlichen Fundierung dieses Dienstes bzw. artverwandter Aufgaben (z. B. in den nationalen Krankenpflegegesetzen), andererseits in den (Grund-)Ausbildungsmodellen für diese Spezialisierung (die nach Umfang und Inhalt verschieden gestaltet sind), in der Personalauswahl, der Finanzierung, der konkreten Aufgabenstellung sowie in der Weiterbildung (vgl. Seitz et al. 2008, S. 261 ff.).

Diversifizierung
Auffächerung, Vielfalt

Es stellt sich die Frage, ob angesichts der sozialen und ökonomischen Veränderungen der Gesellschaft, angesichts der **Diversifizierung**, der Bedeutung der extramuralen Pflege und der Rechte älterer und behinderter Menschen infolge entsprechender Gesetzesnovellen, angesichts der Entwicklung neuer Berufsbilder und der Schaffung eines Bewusstseins für die Bedeutung dieser Spezialisierungen der Bereich des Public Health Nursing in Zukunft nicht deutlich gestärkt werden sollte.

11 Die Beratung als Instrument der Gesundheitsförderung

Beratung, Aufklärung und Information gehören zu den Aufgaben der Pflege. Häufig wird Beratung aber nicht als zur Pflege gehörend empfunden und erfolgt eher nebenbei. Das liegt vielleicht auch daran, dass man unter Pflege vielfach nur die rein praktische, handwerkliche Arbeit versteht. Andere Tätigkeiten – ob es sich um das Verfassen der Patientendokumentation oder um die Durchführung eines Beratungsgespräches handelt – rücken zwar zunehmend in den Vordergrund, werden aber vielfach immer noch nicht ernst genommen und nicht geplant durchgeführt. Die Gründe hierfür sind nach Zegelin (2009) einerseits die steigende Arbeitsverdichtung, die Verknappung zeitlicher Ressourcen sowie die verkürzte Patientenverweildauer und andererseits auch die niedrige Bewertung von Beratungsgesprächen durch die Pflegenden selbst. (vgl. Zegelin 2009, in: PADUA, Jahrgang 12/Heft 1/2017). Hinzu kommt, dass Gespräch und Beratung zum Teil auf den unmittelbar verbalen Bereich reduziert werden und kaum in Betracht gezogen wird, dass oft schon die ersten Sekunden – bedingt durch Auftreten, Aussehen, Gestik, Tonlage, Blick, Kleidung etc. – über die Qualität der Beziehung zwischen den Gesprächspartnern entscheiden bzw. das Klima zwischen Beratendem und Klienten entscheidend beeinflussen können (vgl. Lisbach/Zacharopoulos 2007, S. 65).

Im Rahmen der Gesundheitsförderung soll speziell auf diese Thematik eingegangen werden, was auch bedeutet, die Beratung ins Aktionsfeld der Pflege zu rücken. Um im Bereich der Beratung kompetent zu werden, kann die Pflege auf eine Fülle von Beratungskonzepten aus anderen wissenschaftlichen Disziplinen zurückgreifen.

In diesem Kapitel werden Grundbegriffe wie „Therapie" und „Beratung" erklärt und Formen der Beratung dargestellt. In weiterer Folge steht die Frage im Vordergrund, wie man Patienten hilft, einen gesünderen Lebensstil zu erreichen.

Fragen wir uns zunächst, welche Bedeutung Beratung in der Pflege hat: Ist sie eine Hauptsache oder die selbstverständlichste Nebensache? Ist Beratung (Gespräche führen, gut zureden, beraten, anleiten, trösten) ein nicht wegzudenkender Bestandteil der Pflege, der daher nicht weiter beachtet werden muss, oder ist sie – das andere Extrem – nicht die Aufgabe der Pflegenden, sondern der Sozialarbeiter und Sozialpädagogen, der Ärzte, Psychologen, Psychotherapeuten und Seelsorger? (vgl. Koch-Straube 2001, S. 7)

Jeder von uns hat ein allgemeines Verständnis von Beratung. Beratung erfolgt beim Autokauf, vor der Anwendung eines neuen Kosmetikproduktes, und reicht bis hin zu Fragen der Ernährung.

Professionelle Beratung sollte dann einsetzen, wenn die persönlichen Fähigkeiten einer Person nicht mehr ausreichen, um ein Problem zu bewältigen.

Professionelle Beratung beruht auf der menschlichen Fähigkeit zur Unterstützung, zu Hilfe und Beistand, und ergänzt sie. Beratung ist ein Versuch, auf therapeutischer Grundlage das Verhalten, die Gefühle und die Gedanken einer Person zu erkunden, zu verstehen und zu verändern (vgl. Koch-Straube 2001, S. 64).

Die britische Vereinigung für Beratung und Psychotherapie („British Association of Counselling") beschreibt:

> *„Das übergeordnete Ziel der Beratung ist es, dem Klienten eine befriedigendere und erfülltere Lebensweise zu ermöglichen. Der Begriff Beratung umfasst das Arbeiten mit Individuen, Paaren oder Gruppen, die oft, aber nicht immer als Klienten bezeichnet werden. Die Ziele der jeweiligen Beratungsbeziehungen variieren je nach den Bedürfnissen der Klienten. Beratung beschäftigt sich mit Entwicklungsprozessen und kann darin spezifische Probleme ansprechen und lösen, Klienten darin unterstützen, Entscheidungen zu treffen, Krisen zu bewältigen, Einsicht und Wissen zu gewinnen, innere Konflikte zu bearbeiten, Beziehungen zu anderen zu verbessern. Die Rolle des Beraters ist es, die Arbeit des Klienten dergestalt zu erleichtern, dass die Werte des Klienten, seine persönlichen Ressourcen und die Fähigkeit zur Selbstbestimmung respektiert werden." (Tschudin 1998, S. 30)*

Beratung ist nicht: Ratschläge geben, Informationen geben, trainieren, disziplinieren, leiten, empfehlen, überzeugen bzw. überreden, instruieren, analysieren (vgl. Koch-Straube 2001, S. 1).

Tätigkeiten wie trösten und beruhigen, die in unserem Berufsalltag recht häufig vorkommen, können daher nicht als Beratung gelten. Sie können aber zu Beratungssituationen führen.

Die bis jetzt angeführten Definitionen von Beratung betreffen alle Situationen, in denen einer Person, die ein Problem zu bewältigen hat, Hilfestellung angeboten wird, um dieses Problem zu bearbeiten und zu lösen. Beratung kann aber auch einen bestimmten Lebensbereich betreffen. Eine solche spezielle Form ist z. B. **soziale Beratung**, welche die Lebenswelt eines Menschen betrifft, d. h. die sozialen Strukturen, in denen er lebt. Das Ziel der sozialen Beratung besteht beispielsweise in einer konkreten Hilfestellung oder im Besprechen von Erfahrungen. Eine Verhaltensänderung ist nicht ihr Ziel.

> *„Soziale Beratung ist also eine Beratung, die ausgeht von den Problemen in den Verhältnissen, so wie sie die Menschen selbst erfahren und erleben, die ausgeht vor allem von der Gemengelage von Problemen und Ressourcen, von Belastungen und Stärken im Feld."*
> *(Thiersch 1997, S. 99)*

Wenn hier schon auf die Gemengelage von Problemen und Ressourcen der Menschen in ihrer Lebenswelt hingewiesen wird, so macht das deutlich, dass in dieser Beratung auch verschiedene Perspektiven angesprochen werden können und sollen (vgl. Müller 2012, S. 22).

Soziale Beratung besteht „auf dem Respekt vor der Selbstzuständigkeit der Menschen in ihren Verhältnissen – auf ihrer Fähigkeit zur Alltagsbewältigung, zur Improvisation, zur Phantasie, zur insistierenden Energie" (ebd.). Soziale Beratung besteht auch darauf, dass ein gelungenes Leben möglich ist – „also ein Leben, in dem Menschen sich gegenseitig anerkennen und so die Chance haben, sich als Subjekt ihrer Lebenspraxis zu erfahren" (ebd.).

insistieren
bestehen auf etwas, nachdrücklich einfordern, etwas hartnäckig durchsetzen wollen

Während soziale Beratung direkt in der Lebenswelt des Patienten ansetzt und über die Hilfe bei der Bewältigung psychischer Probleme und der Verarbeitung von Lebenserfahrungen hinausgeht, zielt **psychologische Beratung** auf eine nicht-direktive Veränderung des Verhaltens ab.

direktiv
Verhaltensregeln gebend

Zwischen diesen beiden existiert jedoch noch eine dritte Form, die **psychosoziale Beratung**. Sie setzt bei Problemen an, die in der sozialen Lebenswelt des Patienten zutage treten, aber sehr persönlich und emotional erlebt werden. Psychosoziale Beratung konzentriert sich auf die Kluft zwischen sozialen Anforderungen einerseits und den Fähigkeiten und Bedürfnissen des Einzelnen andererseits. Was die Gesellschaft dem Einzelnen abverlangt, übersteigt manchmal seine Fähigkeiten und überfordert ihn. Psychosoziale Beratung möchte diese Kluft aufklären und über sie nachdenken. Darüber hinaus will sie den Einzelnen dabei unterstützen, eigene Ressourcen und Ressourcen aus der Umwelt zur Problemlösung heranzuziehen.

> *„Psychosoziale Beratung zielt also stark auf die Aktivierung des Individuums und die Förderung seiner Fähigkeit, sein Leben im interaktiven Austausch mit seiner Umwelt zu gestalten und gegebenenfalls zu verbessern."*
> *(Koch-Straube 2001, S. 64f.)*

Beratung ...

... ist der Versuch, auf therapeutischer Grundlage das Verhalten, die Gefühle und die Gedanken einer Person zu erkunden, zu verstehen und zu verändern.

... will dem Klienten eine befriedigendere und erfülltere Lebensweise ermöglichen.

... sollte dann einsetzen, wenn die persönlichen Fähigkeiten einer Person nicht (mehr) ausreichen, um ein Problem zu bewältigen.

11.1 Alltagsberatung – professionelle Beratung – Therapie

Die Grenze zwischen den Begriffen Beratung und Therapie ist fließend; beide sind Formen zielgerichteter, institutionalisierter Einwirkung auf den Menschen. **Psychotherapie** beschäftigt sich eher mit Menschen, deren Störungen des Erlebens und Verhaltens tief in ihrer Persönlichkeit verankert sind. **Beratung** hingegen versucht eher bei der Lösung von äußeren Problemen zu helfen, Problemen, die nicht durch die Persönlichkeit des Betreffenden entstehen. Beratung gibt also Hilfestellung bei einem abgegrenzten Problem und zielt – anders als Psychotherapie – nicht auf die Veränderung innerer Vorgänge ab. So können wir z. B. unterscheiden zwischen einer Raucherberatung und einer Therapie zur Auflösung innerer Konflikte, die zum Rauchen führen.

institutionalisieren
in Institutionen verankern, an bestimmte Formen oder Abläufe binden, strukturieren

Voraussetzung sowohl für Beratung wie auch für Psychotherapie ist das Einverständnis des Klienten und seine Beteiligung an den Interventionen des Beraters bzw. Psychotherapeuten.

11.1.1 Alltagsberatung

Alltagsberatungen sind alle Gespräche in unserem täglichen Leben, die aus der Situation heraus, also ungeplant entstehen. Erkundigt man sich z. B. bei einem Taxifahrer nach dem schnellsten Weg von A nach B, wird er Auskunft geben und beraten. Diese Beratung ist jedoch nicht professionell (obgleich sehr nützlich!), da sie außerhalb einer Institution, ungeplant und unstrukturiert stattfindet. Alltagsberatung ist stark vom Beratenden abhängig. Sie ist also **subjektiv**, d. h. sie vermittelt oft die persönlichen Interessen des um Rat Gefragten. Nichtsdestoweniger ist sie Teil unseres Alltagsverständnisses und für unser Leben wichtig. Sie bringt oft Erleichterung in Situationen, in denen wir denken, keine Lösung finden zu können. Der Stellenwert einer beratenden Freundin bei Liebeskummer ist unbestritten!

Alltagsberatung findet aber nicht nur im Alltag statt, sondern wird auch von sogenannten Professionisten durchgeführt – nämlich von all jenen, die einen sozialen oder pädagogischen Beruf ausüben. Beratung kann also sowohl eine allgemein menschliche (laienhafte) als auch eine professionelle Handlung sein. Sie kann daher alltagsnah (im Rahmen des täglichen Miteinander) oder „alltagsdistanziert“ (professionell) vor sich gehen (vgl. Koch-Straube 2001, S. 67).

Alltagsberatung, Beratung und Therapie führen in den meisten Fällen zu einer Veränderung bzw. zu einer veränderten Wahrnehmung der Situation.

11.1.2 Beratung und Erziehung

Da man im Gesundheitsbereich häufig von Erziehung spricht, ist es wichtig, den Unterschied zwischen Beratung und Erziehung festzuhalten. **Gesundheitserziehung** möchte das Verhalten der Patienten so verändern, dass es den Erfordernissen ihrer Erkrankung entspricht. Dies geschieht oft ohne Berücksichtigung der Persönlichkeit des Patienten und seines psychosozialen Lebens. Gesundheitserziehung findet oft in Gruppen statt (z. B. bei Diabetes-Schulungen oder in der Schule). Dementsprechend wird das Ziel meist nicht für eine Einzelperson, sondern für eine Gruppe festgelegt. Gesundheitserziehung orientiert sich immer an den Werten und Normen einer Gesellschaft oder Institution und stößt an ihre Grenzen, sobald der Patient ihr Widerstand entgegensetzt.

11.1.3 Konstellationen von Beratung

In den meisten Fällen denkt man bei Beratung an die Beratung einer **Einzelperson**, wie es z. B. bei der psychologischen Beratung der Fall ist, die in Form eines Gesprächs stattfindet. Es gibt aber auch Beratung für **Gruppen und Familien**, Beratung **sozialer Netzwerke**, Beratung in **Selbsthilfegruppen** usw.

Gruppenberatungen sind Treffen von Menschen, die einander nicht kennen, die sich aber alle in einer bestimmten Situation befinden, in der sie Hilfe benötigen. Im Zentrum der Beratung steht aber nicht eine Anleitung (z. B. die Versorgung eines Stomas), sondern das Ansprechen von themenspezifischen psychosozialen Problematiken. Um beim Beispiel der Stomaträger zu bleiben – ein Problem oder eine Frage könnte lauten: Wie kommen die Patienten in der Arbeit mit dem Stoma zurecht? Das Positive dieser Form von Beratung liegt im Synergieeffekt, der durch ähnliche Erfahrungen der Gruppenteilnehmer und ihre wechselnde Wahrnehmung der Bewältigungsschritte begünstigt wird.

Synergieeffekt
positive Wirkung, die sich aus dem Zusammenschluss zweier Unternehmungen oder Handlungen ergibt

Kontext
Zusammenhang

Beratungen, die über die Einzelberatung hinausgehen – also z. B. Gruppenberatungen –, sind Ausdruck einer grundlegend kontextuellen **Orientierung** von Beratung (vgl. Koch-Straube 2001, S. 68). Das bedeutet, dass der Mensch nicht nur als Einzelner, sondern im Zusammenhang mit seiner Lebenswelt betrachtet wird. Dies ist insbesondere bei sozialer und psychosozialer Beratung der Fall, wo die Lebenswelt des Klienten miteinbezogen wird.

Von Beratung abgrenzen müssen wir auch die Begriffe „Supervision“ und „kollegiale Beratung“. **Supervision** ist eine Beratungsform, die sich auf den Beruf bezieht; sie dient der Reflexion der eigenen beruflichen Tätigkeit und kann als Einzel-, Gruppen- oder Teamsupervision angeboten werden. Ziel der Supervision ist neben der Reflexion auch die emotionale Entlastung. Der Leiter einer Supervision heißt Supervisor.

Reflexion, Selbstreflexion
Nachdenken, auf sich selbst bezogenes Denken, von „reflexio“ (lat.) = Rückstrahlung

Kollegiale Beratung ähnelt der Supervision, erfolgt jedoch ohne Supervisor und findet nur unter Kollegen statt. Sie bezieht sich ebenfalls auf den Beruf, insbesondere auf Arbeitsgebiete, in denen man ständig mit Problemen und Belastungen konfrontiert ist.

11.1.4 Beratung – eine Form der Therapie?

Viele Beratungskonzepte sind aus psychotherapeutischen Modellen hervorgegangen. Dennoch sind Beratung und Therapie nicht dasselbe.

> „Beratung ist also professionelle Begleitung in Krisen und unlösbar erscheinenden Lebensfragen und nicht die Arbeit an tief in der Biographie verwurzelten Persönlichkeitsstrukturen.“ (Koch-Straube 2001, S. 70)

Beratung ist ebenso wie Therapie ein zwischenmenschlicher Prozess, der auf der Beziehung zwischen dem Klienten und einem professionellen Helfer fußt. Beratung beschäftigt sich jedoch stets mit der Thematik, die der Klient vorbringt (dies ist bei Psychotherapie nicht immer so) und erfolgt innerhalb einer überschaubaren Zeitspanne. Sie ist an den Stärken und Kompetenzen des Klienten orientiert, der in den Prozess unweigerlich aktiv eingebunden ist und Verantwortung zu übernehmen hat. Gerade weil es sich um einen zwischenmenschlichen Prozess handelt, kann es im Zusammenhang mit Beratung jedoch hilfreich sein, wesentliche psychologische Elemente, die eine Bedeutung für die Beziehungsebene haben, zu kennen und zu beachten (vgl. Lisbach/Zacharopoulos 2007, S. 47 f.). Das sind beispielsweise Fragen zu den Themen Angst, Krise, „erster Eindruck“, zum „Nähe-Distanz-Problem“ zwischen Beraterinnen und Klienten, zu Wortwahl und nonverbaler Kommunikation usw.

nonverbal
nichtsprachlich, Gegenteil von verbal (= sprachlich)

Hier findet sich auch der **Ansatz der Gesundheitsförderung** wieder: Menschen zu einer gesunden Lebensweise zu befähigen, indem die eigenen Kompetenzen aktiviert und gestärkt werden und der Einzelne zur Autonomie befähigt wird.

Autonomie
Selbstständigkeit, Unabhängigkeit

11.2 Beratung in der Gesundheits- und Krankenpflege

Die Pflege wird selten als Anwendungsbereich von Beratung genannt. Daher stellt sich die Frage: Wie muss Beratung aussehen, wenn sie Bestandteil der Pflege werden will? Sehen wir uns im Hinblick auf das Anwendungsfeld Pflege nochmals genau an, was (psychosoziale) Beratung ist:

Psychosoziale Beratung ist eine „professionelle Unterstützungsleistung“ (Nestmann 1997, S. 33 f.). Sie ist ein Prozess, in dem die Ressourcen der betreffenden Personen und ihrer Umwelt aktiviert werden sollen. Es handelt sich dabei um die bio-psycho-sozialen Ressourcen der Einzelnen einerseits und um die sozialökologischen und sozialökonomischen Ressourcen der Umwelt (soziale Beziehungen, Organisationen und Institutionen, gebaute und natürliche Umwelt) andererseits. Diese Ressourcen sollen entdeckt, gefördert, erhalten und aufeinander bezogen werden. Dies geschieht in einem Prozess, in dem der Einzelne (oder die Gruppe) sich zunächst orientiert, sodann plant, entscheidet und schließlich handelt. Ziel der psychosozialen Beratung ist es, die Entfaltung des Einzelnen und die selbstbestimmte Gestaltung seines momentanen Lebens zu ermöglichen und dafür zu sorgen, dass er die Anforderungen meistert, die der Alltag mit sich bringt, aber auch die Entwicklungschancen nutzt, die er beinhaltet. Außerdem soll Beratung Belastungen und Krisen verhindern bzw. dafür sorgen, dass sie rechtzeitig erkannt und konstruktiv bewältigt werden. Was leisten nun die Konzepte der sozialen und psychologischen Beratung für die Pflege?

Sozialökologie
die Wechselbeziehungen zwischen der Gesellschaft und ihrer Umwelt

Sozialökonomie
die auf die Gesellschaft bezogenen Wirtschaftsverhältnisse

In der Pflege steht eindeutig das Individuum, der Mensch, im Mittelpunkt. Im Zuge der geschichtlichen Entwicklung stellte jedoch auch die Pflege (in Anlehnung an die Medizin) die Krankheit in den Mittelpunkt ihres Tuns und Handelns und nicht die **Bedeutung der Krankheit für den Menschen** – also was es heißt, krank zu sein: physisch, psychisch und sozial.

In der Pflege werden nicht nur Körper gewaschen und frisch verbunden, sondern Leiber – wenn man den „Leib“ als etwas betrachtet, worin der Mensch geistig, seelisch und körperlich existiert (vgl. Koch-Straube 2001, S. 74). Der Leib trägt alle momentanen Empfindungen, aber auch Erinnerungen, Ängste und noch vieles mehr. Der Kontakt zwischen Pflegendem und Gepflegtem ist die Basis für die Beratung, denn er entsteht in den meisten Fällen ja in einer Zeit von Angst, Erkrankung oder Krise.

Professionelle Beratung muss daher Bestandteil des Pflegeprozesses werden!

Von allen im Krankenhaus tätigen Personen verbringen Pflegende die meiste Zeit mit den Patienten und wissen oft sehr gut über deren persönliches Lebensumfeld Bescheid. Noch dazu ist das Erleben von Krankheit und ihren Symptomen sehr individuell (vgl. Lisbach/Zacharopoulos 2007, S. 49). Dies kann bei entsprechender Aufmerksamkeit, Empathie und Wertschätzung im persönlichen Kontakt wahrgenommen werden. Daher sind Pflegende von allen Berufsgruppen im Krankenhaus am besten dazu geeignet, der Patientin im Hinblick auf ihre Gesundung und Gesunderhaltung helfend beizustehen und sie zu beraten. Pflegende wissen „tendenziell mehr über deren [der Patienten, H. S.] tägliche Lebensprozesse und -muster und verstehen deshalb ihre gelebten Erfahrungen und gesundheitspflegerischen Bedürfnisse eventuell auch besser" (Meleis 1999, S. 168). Parallel zu Pflegehandlungen entwickeln sich Gespräche über die Bewältigung von Problemen oft wie von selbst. Damit stellt sich auch die alte Frage von Nähe und Distanz.

Ein reflektierter Umgang mit Nähe und Distanz ist unbedingte Voraussetzung für professionelle Beratung.

Es ist ein **bestimmtes Maß an persönlicher** Nähe nötig, damit der Patient/Klient die Beratungssituation auch annehmen kann. Dennoch soll eine gewisse Distanz zwischen dem Berater und demjenigen, der beraten wird, eingehalten werden. Die Distanz ermöglicht es dem Berater, das Konzept der Beratung von Emotionen frei zu halten.

Die Wittener Werkzeuge

Ziel einer Arbeitsgruppe der Universität Witten/Herdecke war es, ein Instrument zu entwickeln, das sich sehr gut für beratende Gespräche im Pflegealltag anwenden lässt. Die „Wittener Werkzeuge" sollen dafür ein handlungsleitendes Instrument sein. Sie richten sich an beide beteiligten Seiten: die PatientInnen (Patient Care) ebenso wie die Pflegenden (Self Care, Team Care).

Basis dieses Konzepts, des sogenannten „Double Care"-Ansatzes, ist ein humanistisches Menschenbild. Durch die Beobachtung von Pflegenden in Beratungssituationen wurden fünf Phänomene identifiziert. Ziel war es, diese Phänomene so umzusetzen, dass sich eine Interaktion zwischen Pflegenden und Patienten entwickeln kann. Daraus wurden Werkzeuge entwickelt, die sich an den Patienten richten (vgl. Kühme/Ruge, 2017, S. 46 f.):

- Achtsamkeit,
- Einlassung,
- Empathie,
- Ressourcing/Ermutigung und
- Berührung.

Es geht also darum, sich mit dem Werkzeug der Achtsamkeit auf Patienten einzulassen, sodass man sie wertschätzend wahrnimmt; den PatientInnen Gehör schenken (Einlassung), den PatientInnen in ihrer Gefühlswelt begegnen (Empathie), sie inspirieren und stärken (Ressourcing/Ermutigung) und ihnen schließlich persönliche Nähe durch Berührung zu vermitteln.

Diese Werkzeuge richten sich an den Patienten (Patient Care). Sie alle entsprechen im Kern bekannten anderen Beratungstheorien. Der Aspekt

„Berührung“ etwa greift ein pflegerisches Grundphänomen auf. Für jedes dieser Werkzeuge lässt sich eine Beschreibung festlegen und lassen sich viele unterschiedliche Anwendungsformen finden, die sich je nach Beratungsbedarf und Situation anders darstellen (Kocks/Segmüller, 2012, S. 61; Bamberger in Kühme/Ruge, 2017, S. 47). Jeder Pflegende entscheidet situativ, welches Werkzeug er für die Beratung bzw. für den Beziehungsaufbau mit dem Patienten für am geeignetsten hält.

Die Werkzeuge der Self Care sind Selbstachtung, Intuition, Selbstspüren, Selbstermutigung und Selbststärkung. Die entsprechende Maßnahme zum Werkzeug Selbststärkung ist in der Praxis etwa das Innehalten, das Schaffen von Zeitinseln. Unter Team Care versteht man den verantwortungsvollen Umgang mit KollegInnen nach dem psychologischen Prinzip der Gegenseitigkeit, um psychisches Wohlbefinden zu ermöglichen und zu fördern (vgl. Bamberger in Jurkowitsch/Schröder 2016, S. 37 ff.).

Man setzt die „Wittener Werkzeuge“ ein, um einzelne Elemente von Beratung in der Pflege zu akzentuieren, um sie zugunsten einer gelungenen Begegnung zu stärken und bewusst einsetzen zu können (Kocks, Segmüller, 2012, S. 61). Relativ neuartig ist die Annahme, dass die Arbeit mit einem guten Werkzeug noch lange kein gutes Ergebnis garantiert. Von immenser Bedeutung ist darüber hinaus die Beraterpersönlichkeit – was macht einen zu einem guten Berater? In der Beratungssituation in der Praxis wird es jedenfalls fast unmöglich sein, die einzelnen Werkzeuge voneinander zu trennen (vgl. Kocks, Segmüller, 2012, S. 60).

Um Menschen bei einer Änderung ihres Lebensstils zu helfen oder gesundheitsbewussteres Verhalten zu unterstützen, ist es notwendig, sie in ihrer Lebenssituation anzunehmen. Ein Großteil des Gesundheitsverhaltens der Patienten scheint sich ohne bewusste Entscheidung entwickelt zu haben. „Es hat sich so ergeben“, hört man oft. Viele Verhaltensweisen haben sich also aufgrund von individuellen oder kollektiven, inneren oder äußeren Umständen ohne bewusstes Zutun des Patienten entwickelt. Solche Gewohnheiten aufzulösen oder abzubauen, ist schwierig. Man muss es jedoch auch akzeptieren, wenn Menschen es bevorzugen, ihr Verhalten, das uns ungesund erscheinen mag, fortzusetzen. Dem Klienten erscheint dieses Verhalten nicht ungesund, wenn in seinen Augen der Nutzen überwiegt. Das Recht des Menschen auf eine eigene Sichtweise zu respektieren, ist für die Beziehung zwischen der Beraterin und der Klientin oder Patientin besonders wichtig.

Eine gesunde Lebensführung zu wählen, bedeutet zudem nicht automatisch, dass diese Wahl auch praktisch umgesetzt wird. Veränderungen – z. B. mehr Sport zu betreiben, Entspannungsübungen zu machen, in lauter Umgebung Ohrenschutz zu tragen, seine Ernährung umzustellen oder nicht mehr zu rauchen – bedeuten harte Arbeit und können für den Betreffenden großen Stress nach sich ziehen. Auch soziale und wirtschaftliche Umstände können Personen davon abhalten, ein neues Gesundheitsbewusstsein zu praktizieren, sogar wenn sie es wollen.

Trotz all dieser Einschränkungen kann es sehr lohnend sein, Menschen dabei zu helfen, sich selbst zu motivieren, ihre Verhaltensmuster zu durchleuchten, Entscheidungen zu treffen und sie in die Tat umzusetzen, um Gesundheit und Wohlbefinden zu steigern.

11.3 Theorien der Verhaltensänderung und ihre Umsetzung in die Praxis

Die Veränderung des Gesundheitsbewusstseins ist ein sehr komplexer Prozess; eine Fülle von psychologischen, sozialen und Umweltfaktoren spielt in ihn hinein. Modelle zur Veränderung von Verhaltensmustern helfen dabei, Gedanken zu ordnen und die praktische Arbeit effektiver zu gestalten.

Im folgenden Abschnitt werden fünf Modelle vorgestellt, die von Gesundheitsberatern entwickelt wurden:

Die folgenden Abschnitte basieren auf der Publikation von Ewles/Simnett (1999).

- das „Health-Belief-Modell"
- die „Theory of Reasoned Action"
- die „Theory of Planned Behavior"
- das „Gesundheitsaktionsmodell"
- das „Modell der stufenweisen Veränderung"

11.3.1 Das Health-Belief-Modell

Das aus den 1950er-Jahren stammende Health-Belief-Modell von Becker (1974) und Rosenstock (1966) geht davon aus, dass menschliches Handeln und somit auch das Gesundheitsverhalten **rational bestimmt** sind. Zur Vorhersage wurde eine Reihe von Faktoren ermittelt, deren vermeintliche Zusammenhänge in der nachfolgenden Abbildung dargestellt sind.

health
(engl.) = Gesundheit

belief
(engl.) = Glaube, Vorstellung, Überzeugung

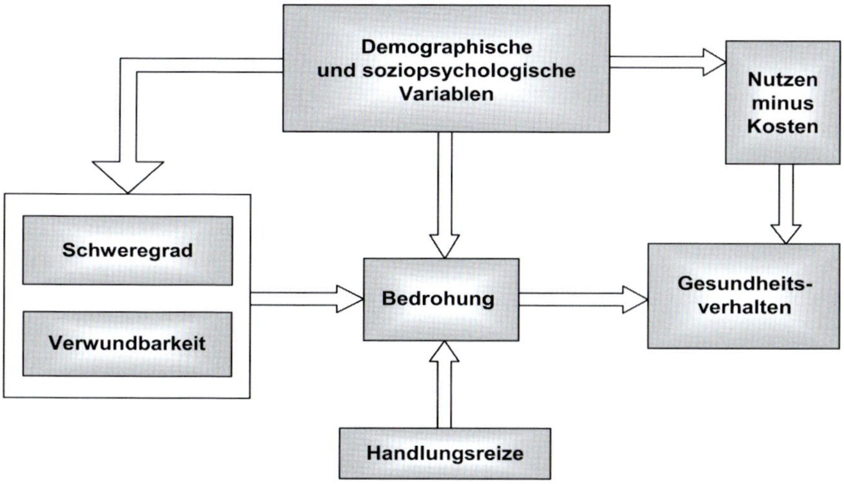

Abbildung 17
Das Health-Belief-Modell
(nach Schwarzer 2004, S. 41)

Vulnerabilität
Verwundbarkeit

demografisch
bevölkerungsstatistisch

Zur Erklärung der einzelnen Faktoren:

- **„Verwundbarkeit" („subjektive Vulnerabilität"):** Menschen, die sich in Bezug auf Erkrankungen für verwundbar halten, zeigen eher vorbeugendes Verhalten und befolgen ärztliche Anweisungen;
- **erlebter „Schweregrad" von Symptomen:** Symptome werden oft unterschätzt, sodass der Betreffende kein entsprechendes Gesundheitsverhalten zeigt;
- der **Grad der wahrgenommenen „Bedrohung"** ergibt sich aus der Verwundbarkeit und dem Schweregrad;
- unter den **„demografischen und soziopsychologischen Variablen"** versteht man die Erwartung wirksamer Gegenmaßnahmen, mit denen man Krankheiten vorbeugen oder sie behandeln kann;
- diese Erwartung führt zu einer **„Kosten-Nutzen-Abwägung"**: Entspricht der Aufwand eines Verhaltens, das die Gesundheit unterstützt, auch dem Nutzen?;
- **externe und interne „Handlungsreize"** wirken zusätzlich darauf ein, ob „Gesundheitsverhalten" gezeigt wird oder nicht.

Dieses Modell wurde heftig kritisiert: So wurden z. B. Faktoren wie „Intention" und „Kompetenzerwartung" vermisst. Der Einfluss von Bedrohung, so die Kritiker, wirke **höchstens indirekt**, durch **Angst** könnten Menschen **nicht** zu gesünderem Verhalten veranlasst werden. Handlungsreize würden nicht auf die Bedrohung wirken, sondern unmittelbar auf das Verhalten bzw. auf die Absicht, ein solches Verhalten zu zeigen. Zudem sollten in einer Kosten-Nutzen-Abwägung auch jene Faktoren berücksichtigt werden, die Widerstände auslösen, ein bestimmtes Gesundheitsverhalten zu zeigen. Darüber hinaus wurde die Annahme der durchgängig rationalen Handlungssteuerung beim Menschen durch bedeutende Forschungen im Bereich der Psychologie erschüttert bzw. stark in Zweifel gezogen (vgl. Kahnemann 2014, S. 31 ff.).

Als Folge dieser Kritik haben die Autoren versucht, sich an Banduras sozial-kognitive Theorie anzunähern: Demnach würde Gesundheitshandeln auf dem Zusammenspiel von drei Faktoren beruhen: 1. auf der Motivation, Gesundheitsverhalten als wichtig anzusehen; 2. auf der Überzeugung, selbst für Krankheiten anfällig zu sein; und 3. auf der Überzeugung, dass ein bestimmtes vorbeugendes Verhalten wirksam ist. Da aber bestimmte Faktoren (z. B. die Kompetenzerwartung) weiterhin nicht berücksichtigt wurden, steht das Modell insgesamt auf theoretisch schwachen Beinen (vgl. Schwarzer 2004, S. 40 ff.).

11.3.2 Die Theorie des rationalen Handelns

Die „Theorie des rationalen Handelns" („Theory of Reasoned Action") entstand in den 1970er-Jahren und geht auf Ajzen und Fishbein zurück. Sie soll menschliches Verhalten erklären. Im Gegensatz zum Health-Belief-Modell wird dabei auch der Einfluss sozialer Faktoren berücksichtigt. Vier **Elemente des Verhaltens** werden in diesem Modell zueinander in Beziehung gesetzt:

- die Handlung (z. B. „fettarm essen"),
- ihr Ziel bzw. Gegenstand (z. B. Obst),
- der Zusammenhang oder Kontext (z. B. geselliges Essen) und
- der Zeitpunkt (z. B. Abendessen).

Man kann ein bestimmtes Verhaltens umso besser voraussagen, je genauer sowohl Verhalten wie auch **Intention** (z. B. „Ich habe die Absicht, kalorien- und fettarm zu essen") formuliert werden. Dieses Modell geht davon aus, dass Handlungen vor allem durch Intentionen bestimmt werden. Zwischen Intention und Voraussage besteht also eine kausale Beziehung. Man verhält sich jedoch nicht immer so, wie man es beabsichtigt hat. Dabei können mangelnde Erfahrung oder ein zu großer Zeitabstand zwischen Intention und Verhalten eine Rolle spielen.

kausal
ursächlich, zusammenhängend, begründend

Intentionen werden von Einstellungen, subjektiven Normen und Überzeugungen beeinflusst. **Einstellungen** sind gefühlsmäßige Einschätzungen. Man kann sie erheben, indem man Leuten bestimmte Aussagen vorlegt und sie bittet, diese auf einer Skala zu beurteilen (z. B. ob man ein Verhalten, eine Person, ein Objekt positiv oder negativ, angenehm oder unangenehm findet).

Norm
allgemein anerkannte, als verbindlich geltende Regel, Richtlinie, Maßstab

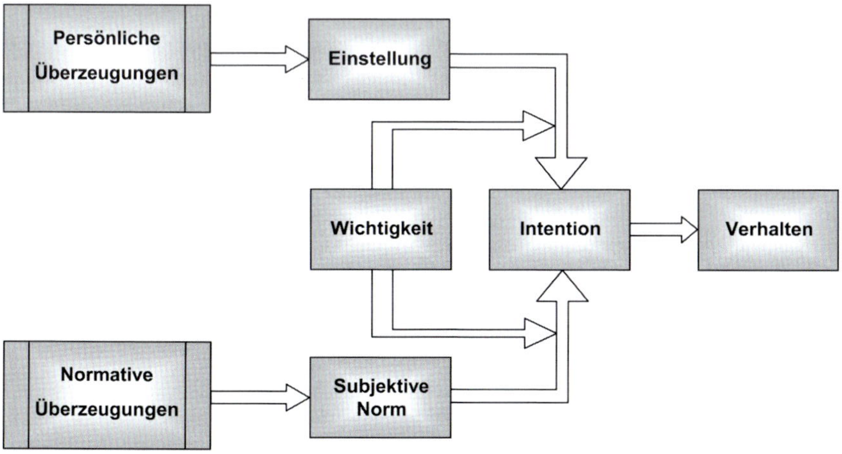

Abbildung 18
Theorie des rationalen Handelns
(nach Schwarzer 2004, S. 44)

Einstellungen kann man zu sich selbst haben (etwa als „Selbstbild"), aber auch zu allen Lebenssachverhalten, zu anderen Menschen oder Umweltphänomenen aller Art (vgl. Martens/Kuhl 2009, S. 23 ff.). Als **subjektive Norm** bezeichnet man die Vorstellung, die man davon hat, was andere von einem erwarten.

Beide Faktoren – Einstellungen und subjektive Normen – beeinflussen die Intention mit unterschiedlicher **Wichtigkeit**. So kann man z. B. nach der eigenen Einstellung handeln, obwohl man damit gegen die Vorstellungen anderer verstößt, oder man kann nach den Erwartungen anderer leben, obwohl das nicht den eigenen Einstellungen entspricht.

Einstellungen und subjektive Normen wiederum werden von **Überzeugungen** beeinflusst. Diese können persönlich (z. B. „Wenn ich rauche, dann mindert das meine Fitness") oder normativ sein, sich also auf bestimmte Personen oder Gruppen beziehen (z. B. „Meine Mutter findet, ich sollte nicht rauchen").

Aufgrund zahlreicher Schwächen dieses Modells (u. a. Annahme der rationalen Handlungssteuerung beim Menschen; vgl. Kahnemann 2014, s. o.) wurde es in einer Weiterentwicklung um den Faktor der „wahrgenommenen Verhaltenskontrolle" ergänzt. Dies führte zu einer Umbenennung in die „Theorie des geplanten Verhaltens" (vgl. Schwarzer 2004, S. 43 ff.).

11.3.3 Die Theorie des geplanten Verhaltens

Während das vorige Modell von völlig kontrollierbaren Situationen ausging, berücksichtigt die Theorie des geplanten Verhaltens („Theory of Planned Behavior"), dass man ein Verhalten zwar beabsichtigen kann, dass die willentliche Kontrolle, es umzusetzen, aber von Gelegenheiten und Ressourcen beeinflusst wird. Zur Einstellung und subjektiven Norm, die auf die Intention wirken, kommt hier also noch die **wahrgenommene Verhaltenskontrolle** hinzu.

Abbildung 19 **Theorie des geplanten Verhaltens** (nach Schwarzer 2004, S. 53)

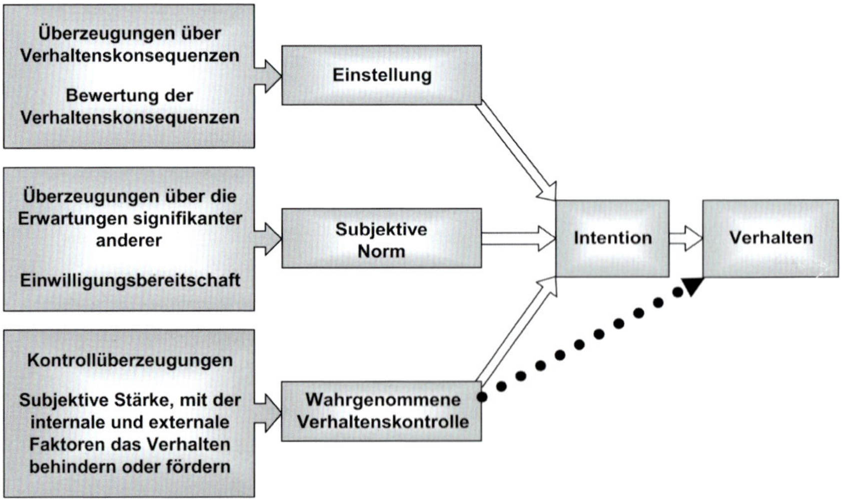

Die wahrgenommene Verhaltenskontrolle beschreibt das Ausmaß der selbst eingeschätzten Kontrollierbarkeit und Kompetenz (d. h. beschreibt, in welchem Ausmaß man Kontrolle und Kompetenz zu haben glaubt). Will man gesundheitsbezogenes Verhalten ändern, muss man über Einstellung, Norm und Verhaltenskontrolle in die persönlichen Überzeugungen eingreifen.

Eine praktische Anwendung dieses Modells ist schwierig. Es hilft jedoch, jene Faktoren zu erkennen, die gesundheitsbezogenes Verhalten beeinflussen, um dort mit entsprechenden Maßnahmen ansetzen zu können. Dabei muss man allerdings berücksichtigen, dass es sich hier um eine psychologische Theorie handelt, die auf den einzelnen Menschen zielt; kulturelle oder strukturelle Einflussfaktoren werden nicht separat erhoben bzw. berücksichtigt (vgl. BZgA 2003, S. 231 f.; Schwarzer 2004, S. 51 ff.).

11.3.4 Das Gesundheitsaktionsmodell (Health-Action-Model)

Das Gesundheitsaktionsmodell (Health-Action-Model, HAM) wurde von **Keith Tones** ins Leben gerufen und rückt die **Selbstachtung** als wichtigen Einflussfaktor auf das Verhalten in den Mittelpunkt. Tones nimmt an, dass Menschen mit hoher Selbstachtung und positiver Auffassung von sich selbst eine höhere Motivation für eine gesunde Lebensführung haben. Weiters nimmt er an, dass Personen mit geringem Selbstwertgefühl die Empfindung haben, nur eingeschränkte Kontrolle über ihr Verhalten zu besitzen und dass sie glauben, Opfer des Schicksals zu sein bzw. Pech zu haben. Viele Gesundheitsberater (v. a. aus dem Drogenbereich) haben das Gesundheitsaktionsmodell verwendet. Sie förderten die Selbstachtung des Einzelnen und seine Fähigkeit, dem Gruppenzwang zu widerstehen, und waren damit erfolgreich. Laut Gesundheitsaktionsmodell ist es also lebensnotwendig, dass der Betreffende sogenannte „Lebenseigenschaften" – wie z. B. eine positive Einstellung – erlernt, bevor er imstande ist, seinen Lebensstil zu ändern.

Keith Tones ist emeritierter Gesundheitswissenschaftler, der an der Leeds Metropolitan University und am Nuffield Institute for Health, beide in Leeds (GB), gelehrt hat.

Das HAM stellt eine Vielzahl psychologischer, sozialer und umweltbedingter Einflüsse fest, die, wie sich in Forschung und Praxis gezeigt hat, auf Gesundheitsentscheidungen einwirken. Weiters bietet es Erklärungen dafür, wie diese Einflüsse arbeiten. Es postuliert, dass Entscheidungen in Gesundheitsfragen durch unseren Glauben, unsere Werte und unsere Motivation beeinflusst werden. Auch die Haltung, mit der wir die Reaktion anderer Personen auf unser Verhalten erwarten, spielt eine große Rolle, ebenso wie die Lebenseinstellung und das Selbstwertgefühl.

Das Gesundheitsaktionsmodell

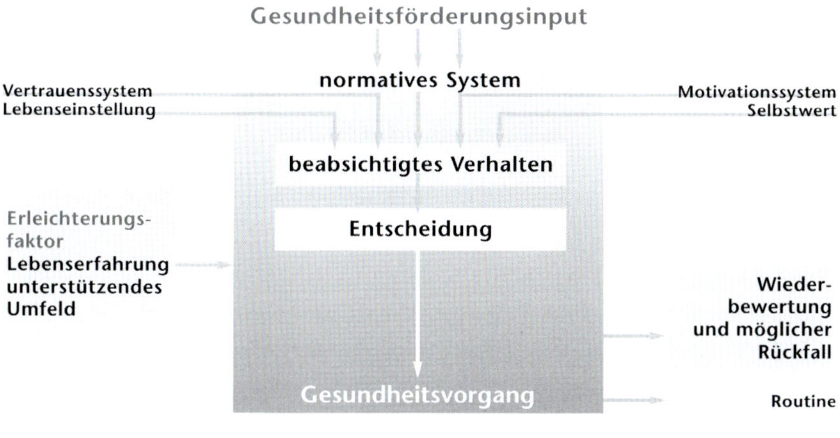

Abbildung 20
Das Gesundheitsaktionsmodell
(nach Ewles/Simnett, 1999)

Ansatzpunkt des HAM ist die Stärkung bzw. **Steigerung der Kontrolle**, die die Patienten über ihr Leben haben. Es schlägt vor, dass Gesundheitsförderung nicht nur Informationen zur Verfügung stellen und die Vor- und Nachteile verschiedener Verhaltensmuster auflisten soll. Viel wichtiger sei es, den Menschen dabei zu helfen, sich wohlzufühlen, sich selbst zu schätzen und jene Fähigkeiten zu erlernen, die ihnen helfen, sich zu behaupten. Ebenso wichtig ist es, ein **Umfeld** zu schaffen, das gesundheitsbewusste Entscheidungen erleichtert oder sogar nahelegt, statt als Hindernis zu fungieren. Auf nationaler und internationaler Ebene muss die Politik sich mit den Faktoren auseinandersetzen, die unsere Gesundheit grundlegend beeinflussen (wie z. B. Armut und Ausbeutung) und gesundheitsfördernde Umweltbedingungen herstellen.

11.3.5 Das Modell der stufenweisen Veränderung

Modelle, die annehmen, dass Menschen einen kontinuierlichen, linearen Prozess in der Änderung ihres Verhaltens durchlaufen, werden als lineare Modelle der Gesundheitsverhaltensänderung bezeichnet. Ihnen stehen die sogenannten Stufenmodelle gegenüber (Renneberg/Hammelstein 2006, S. 47 f.).

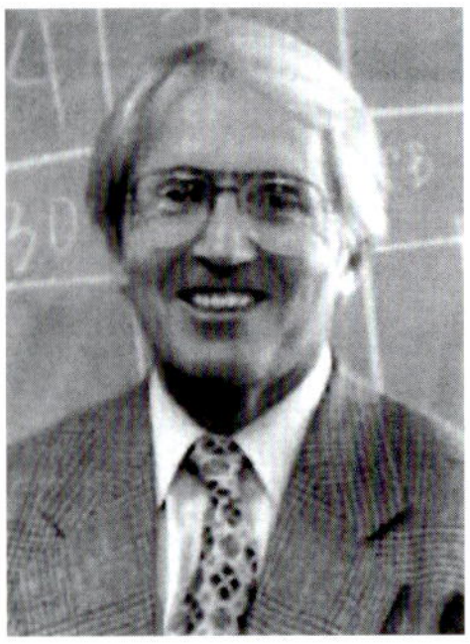

James O. Prochaska, Professor für Klinische und Gesundheitspsychologie an der Universität von Rhode Island, Direktor des Forschungszentrums für Krebsprävention

Eine hilfreiche Methode, gesundheitsbezogene Entscheidungen nachzuvollziehen und sich ändernde Verhaltensmuster zu verstehen, ist die Beobachtung der einzelnen **Phasen der Veränderung und ihrer Übergänge**. Ein nützliches Modell, das auf solchen Beobachtungen sowie auf ausgedehnten Forschungen und psychologischen Theorien beruht, wurde von **James O. Prochaska** und **Carlo C. DiClemente** entwickelt. Untersuchungen zeigen, dass die aus diesem Modell gewonnenen Erkenntnisse zur Veränderung des Gesundheitsverhaltens (Drogen- und Alkoholmissbrauch, Rauchen, Erhöhung der sportlichen Aktivität, Gewichtskontrolle, die Inanspruchnahme diverser Arten von Eignungstests etc.) eingesetzt werden können und sehr wirksam sind.

Das Modell der stufenweisen Veränderung beschreibt zunächst eine Anzahl von Phasen, die eine Person während des Prozesses der Verhaltensänderung durchläuft. Diesen Phasen muss sich der Gesundheitsberater ganzheitlich nähern, wobei er diverse Faktoren zu berücksichtigen hat: z. B. die Rolle der persönlichen Verantwortung, den sozialen Druck oder verschiedene Umweltbedingungen, die dem individuellen Veränderungspotenzial sehr reale Grenzen setzen. Das Modell zeigt eine Vielfalt an Möglichkeiten auf, wie der Berater auf den Patienten einwirken kann. Um sie zu verstehen, müssen wir jedoch erst die Phasen der Verhaltensänderung kennenlernen:

Der Schlüssel zum Verständnis dieses Modells ist, den Kreis im Zentrum der folgenden Abbildung als Abfolge von Phasen zu verstehen, die die Personen während des Prozesses der Verhaltensänderung durchlaufen. Entscheidend ist, dass der Kreis als „Drehtür“ gedacht werden muss, weil die Personen ihn gewöhnlich mehr als einmal durchlaufen, bevor sie eine permanente Verhaltensänderung erreicht haben. Es ist auch wichtig, zu akzeptieren, dass manche Personen lediglich so weit kommen, dass sie nur einmal durch die Drehtür gehen.

Die zentrale Aussage dieses Modells ist, dass Menschen immer nur einem Stadium zugeordnet werden können; dieses Stadium charakterisiert sich durch gewisse Aussagen oder Gefühle.

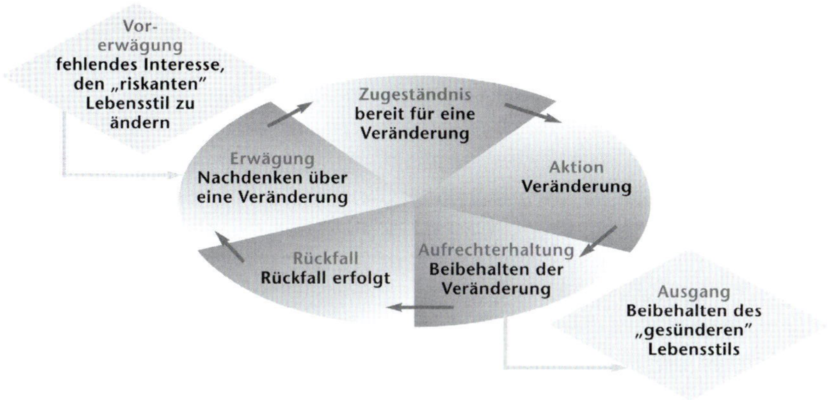

Abbildung 21
Phasen der Veränderung des Gesundheitsverhaltens
(nach Ewles/Simnett, 1999 S. 264)

- **Vor-Erwägungsphase (Präkontemplation)**
  Diese Phase, die dem Eintritt in den Wandlungskreis vorausgeht, ist eine Zeit der ersten Betrachtung. Hier hat der Mensch noch kein Bewusstsein für die Notwendigkeit einer Verhaltensänderung, akzeptiert sie nicht oder hat keine Motivation, seinen Lebensstil zu ändern.
- **Erwägungsphase (Kontemplation)**
  Diese Phase stellt die Tür dar, die in den Kreis der Veränderung hineinführt. In dieses Stadium tritt ein Mensch ein, wenn er ausreichend Motivation besitzt, die Veränderung seines Verhaltens ernsthaft zu erwägen. Daher wird diese Eingangsphase auch als „Erwägungsphase“ bezeichnet.
- **Zugeständnisphase (Präparation)**
  Wenn der Mensch sich im Kreis weiterbewegt, gelangt er in die Zugeständnisphase. Hier trifft er die Entscheidung, ein bestimmtes Verhalten zu ändern (z. B. mit dem Rauchen aufzuhören oder mehr Sport zu betreiben).
- **Aktionsphase (Action)**
  Der nächste Abschnitt ist die Aktionsphase, in welcher der Mensch beginnt, sein Verhalten zu verändern.
- **Aufrechterhaltungsphase (Maintenance)**
  In dieser Phase kämpft der Mensch darum, die Veränderung beizubehalten und probiert dabei die verschiedensten Strategien aus.
- **Stabilisierungsphase (Termination)**
  In dieser Phase wird die Verhaltensänderung automatisch und ohne Anstrengung durchgeführt.

- **Rückfallphase**
  Obwohl der Mensch Befriedigung über die Veränderung in seiner Lebensweise empfindet, bleibt er zu einem bestimmten Zeitpunkt meist wieder stecken. Er erleidet typischerweise einen Rückfall, beginnt z. B. wieder zu rauchen. Es ist jedoch sehr wichtig, hier nicht aufzuhören, sondern in die Erwägungsphase und damit – wie durch eine Drehtür – nochmals in den Kreis zurückzukehren. Prochaska und DiClemente haben herausgefunden, dass Raucher, die beim Versuch, von ihrer Sucht loszukommen, durchschnittlich erfolgreich waren, bis zu dreimal rückfällig wurden, bevor die Verhaltensänderung endgültig wurde und sie den Kreis mit der Drehtür verlassen konnten.
- **Ausgangsphase**
  Hier haben die Betreffenden ihre neue Lebensführung angenommen, z. B. völlig mit dem Rauchen aufgehört.

Wenn der Gesundheitsberater erkennt, in welcher Phase sich der Klient gerade befindet, kann er gezielt darauf reagieren. So sind z. B. Maßnahmen, die eine Verhaltensänderung unterstützen, für diejenigen sinnvoll, die sich in der Aktions- bzw. Aufrechterhaltungsphase befinden. Schulung und Bewusstseinsförderung sind für Personen in der Vorerwägungsphase geeignet. In der Erwägungsphase ist eine Stärkung der Selbstmotivation angebracht, und Strategien zur Entscheidungsfindung haben ihren Platz in der Zugeständnisphase.

Dieses Modell ist besonders für die Gesundheitsvorsorge geeignet, weil es erlaubt, innerhalb weniger Minuten zu erkennen, welche Art von Unterstützung ein Klient gerade benötigt, und weil die entsprechenden Maßnahmen und Informationen rasch zur Verfügung gestellt werden können. Forschung und kontrollierte Versuche zur Effektivität dieses Modells werden gerade in England vorgenommen. Da dieses Modell in der Gesundheitsförderung bereits vielfach verwendet wird, ist seine Kenntnis grundlegend für das Verständnis vieler Diskussionen und Meinungsverschiedenheiten.

Tabelle 6
Phasen des Modells der stufenweisen Veränderung
(nach Renneberg/Hammelstein 2006, S. 49)

Phasen des Modells der stufenweisen Veränderung		
Stadium	**Charakteristik**	**Aussagen eines Betroffenen**
Präkontemplation	Zielverhalten wird nicht ausgeführt, z. B. dreimal in der Woche Sport zu machen	„Ich mache eigentlich nie Sport und habe auch noch nicht darüber nachgedacht, dies zu ändern"
Kontemplation	Zielverhalten wird nicht ausgeführt, es wird jedoch abgewogen, ob man das Zielverhalten ausüben will (aber es steckt noch keine Absicht dahinter)	„Ich mache nie Sport; ich denke darüber nach, walken zu gehen"
Präparation	Zielverhalten wird nicht ausgeführt, es besteht aber bereits die feste Absicht, es auszuführen; erste Vorbereitungen werden getroffen	„Ich mache nie Sport, aber ich habe vor, dreimal die Woche walken zu gehen" (evtl. werden Walkingstöcke gekauft)

Action	Zielverhalten wird seit kurzer Zeit ausgeführt	„Ich gehe dreimal in der Woche walken"
Maintenance	Zielverhalten wird seit längerer Zeit ausgeführt	„Jetzt gehe ich schon das zweite Monat dreimal in der Woche walken"
Termination	Zielverhalten wird seit längerer Zeit automatisiert, ausgeführt; die Wahrscheinlichkeit, das Verhalten aufzugeben, ist gleich null	„Dreimal die Woche zu walken, gehört zu meinem Leben wie das Zähneputzen"

11.4 Selbstmotivation der Betroffenen

Eine gesündere Lebensführung hat in vielerlei Hinsicht Vorteile. Sie zieht nicht nur größeres Wohlbefinden und einen verbesserten Gesundheitszustand nach sich, sondern sie kann auch ein gesteigertes Selbstwertgefühl zur Folge haben. Das Bewusstsein, autonom über einen gewissen Lebensbereich zu bestimmen und den eigenen Bedürfnissen nicht wehrlos ausgeliefert zu sein (z. B.: „Ich bestimme über die Zigaretten und nicht die Zigaretten über mich!"), hebt die Selbstachtung und das Selbstwertgefühl. Dies wiederum steigert die Bereitschaft des Patienten oder Klienten, sein Leben nach seinen eigenen Vorstellungen zu gestalten und eine gesündere Lebensweise zu wählen. Wir stoßen hier also auf die **Selbstmotivation** als wichtige Triebfeder für eine Veränderung der Lebensführung.

Es gibt eine große Anzahl verschiedenster Vorgangsweisen, die die Selbstmotivation stärken können. Wählt man z. B. das **Modell der Phasen der Veränderung**, können die Klienten ihre Fortschritte selbst mitverfolgen.

Geht man nach diesem Modell vor, wird der Patient durch kleine Schritte zum Erfolg ermutigt. Er muss nicht sofort und nicht auf einmal sein Ziel erreichen, sondern wird dazu angehalten, in die nächste Phase des Kreisprozesses einzutreten.

So kann der Patient durch schrittweise Erfolge motiviert werden und muss nicht nach dem „Alles-oder-nichts-Prinzip" agieren. Auch die Erkenntnis, dass ein Rückfall nicht das Ende aller Bemühungen bedeutet, hilft ihm, sich besser zu fühlen und seine Motivation zu bewahren. Mit dem Modell der stufenweisen Veränderung können individuelle, maßgeschneiderte Vorgangsweisen zur Verhaltensänderung erstellt werden.

Andere Methoden verwenden Gruppenarbeit, experimentelles Lernen, Einzelberatung, Therapie oder Empfehlungen. Selbstmotivation bzw. die Stärkung des Selbstwertgefühls bedeutet die Veränderung der Art und Weise, wie Menschen sich selbst beurteilen. Ziel ist es, ihnen dabei zu helfen, kritisch über ihre Werte und Einstellungen nachzudenken, ihr eigenes Wertesystem zu hinterfragen und gegebenenfalls neu zu schaffen. Dieses Vorgehen steht im Gegensatz zu herkömmlichen Methoden, wo man großteils darauf baut, die „richtige" Haltung und die „richtigen" Werte durch „Lernen" zu erreichen.

Es besteht auch die Möglichkeit, **sich selbst zu motivieren**, indem man Prozesse ähnlich der klassischen Konditionierung durchläuft. Das Gehirn verknüpft bevorzugt Dinge, die zeitlich unmittelbar nebeneinander liegen. Daher kann man (möglichst oft und zielgerichtet) versuchen, das Selbstsystem und möglichst gleichzeitig das System der Emotionen zu aktivieren. Das Selbstsystem wird dabei z. B. durch die Äußerung von Gefühlen, durch die Beschreibung der Körperwahrnehmung oder durch das Gefühl, verstanden zu werden, aktiviert, das emotionale System z. B. durch Ermutigung und gute Laune. Dies erfordert aber (vor allem in der Anfangszeit) praktische Unterstützung und Hilfe durch eine Person, die in der Lage ist, das Selbstsystem eines Menschen zu aktivieren (was in aller Regel bedeutet, dass man sich von dieser Person verstanden fühlen muss) und die es schafft, den Menschen zu ermutigen und in eine positive Stimmung, eine gute Laune zu versetzen (vgl. Martens/Kuhl 2009, S. 120 f.). Nachdem so eine Person aber nicht immer zur Verfügung steht, konzentrieren wir uns auf Strategien, die der einzelne Mensch durchaus alleine verfolgen kann.

Im nächsten Abschnitt werden wir einige Strategien kennenlernen, die dazu beitragen, die Einsicht in uns selbst zu vermehren und die uns helfen, unsere eigene Person, unser Verhalten, unsere Motivationen, Gefühle, Werte und Haltungen besser zu verstehen.

11.5 Strategien zur Vermehrung der Einsicht in die eigene Person

Einsicht in uns selbst bedeutet Verständnis für die eigene Person mit ihren Gefühlen und Motivationen sowie Klarheit über die eigenen Werte. Viele Strategien, die der Einsicht und Selbstreflexion dienen und eine Verhaltensänderung bewirken sollen (z. B. für die Erwägungsphase), wurden für die Arbeit in der Gruppe entwickelt. Sie können jedoch auch in der Einzelberatung angewendet werden. Ihnen allen ist gemeinsam, dass sie sich am Prinzip des **experimentellen Lernens** orientieren, das die persönliche Erfahrung als Lernquelle nutzt. Diese Strategien ermutigen zu aktivem Lernen durch entsprechende Übungen und Aktivitäten, um die Einsicht und Entschlussfähigkeit zu erhöhen. Folgende experimentelle Lernmethoden werden nachfolgend erläutert:

- Reihung und Kategorisierung;
- polarisierte Gesichtspunkte;
- Werterweiterung;
- Rollenspiele und andere Spiele.

11.5.1 Reihung und Kategorisierung

Reihung und Kategorisierung dienen der **Klärung von Werten**. Sie sind hilfreich, um einen Sachverhalt zu analysieren und zu erkennen, welche Aspekte wichtiger und welche weniger wichtig sind. Reihung und Kategorisierung kann man etwa am Beispiel der Gesundheit vornehmen:

Gesundheit ist ein Wert. Um herauszufinden, welche Gesundheitsaspekte der Patient am meisten wertschätzt und welche am wenigsten, kann man eine Reihung dieser Aspekte vornehmen. Man kann sie aber auch auflisten und in unterschiedliche Kategorien einteilen. Die folgende Übung illustriert diese Methode; sie wurde entwickelt, um die Zusammenhänge zwischen Vergnügen und Gesundheit deutlich zu machen und die Erkenntnis dieser Zusammenhänge zu fördern.

Vergnügen und Gesundheit

Schreiben Sie so schnell wie möglich alle Dinge, die Sie gerne tun, auf die linke Seite eines Blattes. Auf der rechten Seite ordnen Sie danach jedem Punkt eine der folgenden Kategorien zu:

G: alle Dinge, die mit Geldausgeben verbunden sind

A: alle Dinge, die Sie allein machen können

P: alle Dinge, die Sie mit anderen Personen machen können

R: alle Dinge, die ein gewisses Risiko mit sich bringen

F: alle Dinge, die Ihnen dabei helfen, fit zu bleiben

K: alle Dinge, die mit Kreativität zu tun haben

D: alle Dinge, die den Konsum von Drogen beinhalten (auch Alkohol und Nikotin)

G: + alle Dinge, die Ihre Gesundheit positiv beeinflussen

G: – alle Dinge, die Ihre Gesundheit negativ beeinflussen

(Ewles/Simnett 1999, S. 267)

11.5.2 Polarisierte Gesichtspunkte

Dieses Vorgehen, das die eigene Sichtweise zu einem bestimmten Thema klären soll, macht sich das Phänomen zunutze, dass es zu fast jedem Thema sehr **unterschiedliche (polarisierte) Anschauungen** gibt. Die Antworten z. B. auf die Frage „Ist Joggen gut für Sie?“ können ganz unterschiedlich ausfallen. Sie können lauten: „Joggen bringt die Leute um und ist nur für sehr sportliche Athleten gedacht“ oder „Joggen ist sehr gesundheitsfördernd und alle Menschen wären gesünder, wenn sie damit beginnen würden“. Hinter diesen Antworten stehen polarisierte, d. h. einander entgegengesetzte Sichtweisen. Wird diese Übung in der Gruppe durchgeführt, so kann der Gruppenleiter entweder Beispiele für polarisierte Sichtweisen

polarisieren
zwei verschiedene Pole schaffen, Gegensätzlichkeit hervorrufen oder betonen

bringen oder sie aus gegensätzlichen Wortmeldungen der Gruppenmitglieder herausfiltern.

Der Gruppenleiter kann die Teilnehmer sodann dazu auffordern, in Paaren zusammenzuarbeiten, wobei beide Partner für die Dauer der Übung zwei entgegengesetzte Sichtweisen übernehmen, wie auch immer die eigene persönliche Anschauung zu dem betreffenden Thema aussehen mag. Jeder der beiden schreibt zunächst für sich allein alle Argumente nieder, die ihn in der Haltung, die er vertreten soll, bestärken. Danach werden die Partner aufgefordert, den Fall ca. 15 Minuten lang zu besprechen. Schließlich listet der Gruppenleiter die Argumente für jede der polarisierten Sichtweisen auf, indem er jedes Paar dazu auffordert, Argumente beizutragen. Danach soll die Gruppe rückmelden, was sie daraus gelernt hat. Auf diese Art und Weise kann jedes Gruppenmitglied eine große Zahl von Argumenten betrachten, was dabei hilft, andere Sichtweisen zu verstehen und andere Meinungen zu tolerieren. Das wiederum erweitert und klärt die eigene Sichtweise und lässt uns das Thema in einem anderen Licht sehen.

11.5.3 Werterweiterung

Dies ist eine Erweiterung bzw. eine Variation der „polarisierten Sichtweisen". Diese Technik hilft dabei, die **Meinungsvielfalt** zu einem bestimmten Thema zu verstehen und erleichtert die Zuordnung des eigenen Standpunktes.

visualisieren
sichtbar machen, auf optisch ansprechende Weise darstellen

In der Gruppe läuft diese Übung folgendermaßen ab: Der Gruppenleiter beschreibt zwei Meinungsextreme und fordert die Gruppe auf, die beiden Meinungen mithilfe zweier Punkte zu visualisieren. Diese beiden Punkte, A und B, sind durch eine gerade Linie verbunden. Bei einer kleinen Gruppe kann diese Linie durch den Raum gehen, bei einer großen Gruppe wird sie auf die Tafel gezeichnet. Die Gruppenmitglieder werden nun aufgefordert, sich gemäß ihrer Sichtweise entlang der Linie zu platzieren. Im Joggingbeispiel, das wir oben besprochen haben, positionieren sich Pro-Jogger also an einem, Kontra-Jogger am anderen Ende. Gruppenmitglieder mit den extremsten Ansichten stellen sich an den jeweils äußersten Punkt, solche mit moderaten Ansichten kommen gegen die Mitte hin zum Stehen.

moderat
gemäßigt

Bevor jeder der Teilnehmer seine Position einnimmt, wird er vom Leiter zu einer kurzen Stellungnahme aufgefordert. Die anderen Teilnehmer werden gebeten, nicht zu stören und keine Kommentare abzugeben, bis jeder seine Position eingenommen hat.

Diese Technik fördert eine detailliertere Diskussion der verschiedenen Meinungen als die Technik der polarisierten Sichtweisen. Wenn sich jedoch keine extremen Meinungen herauskristallisieren, kann sich bei der Technik der polarisierten Sichtweisen eine bessere Diskussion entwickeln.

11.5.4 Rollenspiele und andere Spiele

Unter Spielen versteht man strukturierte Aktivitäten, die gewöhnlich für eine Gruppe von Leuten, manchmal jedoch auch für ein oder zwei Personen gedacht sind. Spiele können z. B. dazu verwendet werden, sich selbst besser kennenzulernen, indem man irrationale **Glaubenshaltungen** erkennt. Solche Einstellungen können sehr hinderlich sein, bestimmte Ziele zu erreichen. Gewöhnlich drücken sie sich durch die Worte „muss" und „soll" aus. Solche irrationalen Glaubenshaltungen sind z. B.:

- „Ich muss jedermanns Wertschätzung gewinnen, ansonsten bin ich nichts wert."
- „Andere Personen müssen mich genau so behandeln, wie ich es will (ansonsten müssen sie dafür beschuldigt und bestraft werden)."
- „Ich muss vom Leben alles bekommen, was ich will, und nichts, was ich nicht will."

irrational
verstandesmäßig nicht fassbar, vernunftwidrig; Gegenteil von rational (= vernünftig)

Diese Einstellungen führen zu einer Haltung der Selbstverteidigung, die wiederum die Gesundheit schädigen kann. Es kommt zu Verhaltensweisen mit zerstörerischen Folgen: emotionaler Unausgeglichenheit, schwerer Trunksucht und physischen Leiden.

Rollenspiele
Ein Rollenspiel ist ein Spiel, bei dem man die Rolle einer anderen Person übernimmt und sodann ausarbeitet, was jene Person in einer bestimmten Situation sagen oder tun könnte. Dadurch wird das Verständnis dafür gefördert, wie man sich „in der Haut eines anderen Menschen" fühlen würde.

So kann es z. B. hilfreich sein, wenn Erwachsene die Rolle eines arbeitslosen jungen Menschen spielen, um seine Gefühle des Abgewiesenwerdens und der Langeweile zu verstehen. Pflegende können durch ein Rollenspiel verstehen lernen, was es heißt, Patient in einem fremden Land zu sein. Wenn die Pflegenden die Rolle eines nicht deutsch sprechenden Patienten beim Besuch einer Klinik übernehmen, erfahren sie, wie jener Patient sich fühlt, vor allem wenn bei diesem Rollenspiel eine Sprache gesprochen wird, die der Betreffende nicht versteht.

Rollenspiele können auch genutzt werden, um eine neue Situation zu erproben. Dies ist ein sinnvolles Vorgehen, um neue Fähigkeiten zu üben oder sich auf ein zukünftiges Ereignis vorzubereiten. Patienten z. B. können einen Besuch beim Arzt spielen, um ihre Fähigkeiten, ihre Gesundheitsprobleme darzulegen, zu erweitern.

Beispiel

An dem Rollenspiel nehmen drei Personen teil, wobei die erste Person die Rolle des Trainers übernimmt und die zweite die des Betroffenen. Die dritte Person stellt einen Beobachter dar.

Der Trainer wählt das zu behandelnde Thema aus. Der Betroffene nimmt eine bestimmte persönliche Position ein (z. B. sehr nervös, angespannt und ängstlich oder sehr intelligent, aber des Deutschen überhaupt nicht mächtig, oder sehr kooperativ, jedoch voller Verständnisprobleme und Lernschwierigkeiten).

Der Beobachter beobachtet die Kommunikation/Interaktion zwischen Trainer und Betroffenem während des Rollenspiels, wobei er eine Checkliste vorbereitet hat, die er dazu verwendet, am Ende des Rollenspiels **konstruktive** Rückmeldungen zu geben.

(vgl. Ewles/Simnett 1999, S. 238)

konstruktiv
aufbauend, folgerichtig, eine positive Entwicklung fördernd

11.6 Strategien zur Entscheidungsfindung

Wenn man in der Gesundheitsförderung tätig ist, ist es sehr wahrscheinlich, dass man in die Situation kommt, anderen Personen bei der Entscheidungsfindung helfen zu müssen: welche Behandlung geeignet ist, ob eine ältere Person in einer Pflegeanstalt bleiben oder sich dorthin begeben soll, ob man sich einem HIV-Test unterziehen oder ob man unter besonderen Umständen eine bestimmte Nahrung zu sich nehmen soll – all dies sind Beispiele für Situationen, in denen eine Entscheidung getroffen werden muss. Untersuchungen haben gezeigt, dass kurze Beratungsgespräche eine geeignete Methode sind, um Klienten bei der Entscheidungsfindung zu helfen und sie zu gesünderem Verhalten zu veranlassen.

- **Grundlegende Fähigkeiten**, die man braucht, um Personen bei der Entscheidungsfindung zu helfen, sind
- Verständnis;
- die Fähigkeit, auch nichtsprachliche Mitteilungen, wie z. B. Gesten oder den Gesichtsausdruck, zu verstehen (nonverbale Kommunikation);
- die Bereitschaft, zuzuhören;
- die Fähigkeit, Menschen beim Sprechen zu helfen;
- die Fähigkeit, gezielt Fragen zu stellen;
- Geschick im Einholen von Feedback.

Phase 1: Feststellen des Bedarfs und Erzeugen der Atmosphäre
Carl Rogers (der „Vater der Beratung") hat zusammengefasst, welche Eigenschaften und Fähigkeiten ein Berater besitzen muss, um eine Atmosphäre zu schaffen, in der sich der Klient öffnen kann (vgl. Rogers 1983). Es sind dies Wärme, ein nicht wertendes, einfühlendes Verstehen (Empathie), Offenheit, Echtheit und unbedingte Wertschätzung. Wertschätzung ist die Fähigkeit, die Würde und den Wert einer Person vollkommen zu respektieren, ungeachtet dessen, ob man diese Person sympathisch findet und mit ihren Ansichten und Verhaltensweisen übereinstimmt oder nicht.

Es sind auch einige praktische Aspekte zu beachten, um eine entspannte Atmosphäre zu schaffen. Es muss gewährleistet sein, dass man nicht gestört wird, dass ausreichend Ruhe vorhanden ist, dass genügend Zeit zur Verfügung steht und dass man auf gleicher Höhe in gemütlichen Stühlen sitzt, wobei der Berater eine offene Haltung einnimmt und, wenn es angebracht ist, den direkten Augenkontakt hält.

Phase 2: Untersuchung der Bedürfnisse und Bedenken

Der Berater vermittelt dem Klienten das Gefühl der vollen Aufmerksamkeit und des aktiven Zuhörens, indem er ihn ermutigt zu reden und indem er ihm Fragen stellt. Auf diese Weise baut er Vertrauen auf und ermöglicht es dem Klienten, sich von oberflächlichen Themen ab- und tieferen Bedürfnissen und Bedenken zuzuwenden.

Phase 3: Hilfestellung für das Abstecken von Zielen und die Entwicklung von Entscheidungsmöglichkeiten

Wenn der Klient neue Perspektiven gewinnt, d. h. den Sachverhalt und seine Bedenken in neuem Licht sehen kann, ist es ihm möglich, Ziele abzustecken und sich mit den Wegen dorthin auseinanderzusetzen. Der Berater kann dem Klienten durch gezielte Fragestellungen helfen, diese Themen herauszuarbeiten und zu einer klareren Zukunftsvision zu kommen. Solche Fragen sind z. B.: „Wie würden Sie sich fühlen, wenn ...?"; „Wenn die Dinge genau so wären, wie Sie sie gerne hätten, was wäre von nun an anders?"; „Hatten Sie jemals das Gefühl, dass bei einer anderen Gelegenheit ...?"

Der Berater kann dem Klienten auch Informationen zur Verfügung stellen, um ihn dazu zu bringen, viele verschiedene Möglichkeiten zu bedenken: „Wenn Sie X handeln, wird Folgendes passieren ..."; „Wenn Sie Y handeln, haben Sie folgende Chancen ..."; „Es könnte hilfreich sein, wenn Sie in Betracht ziehen, dass ..." usw.

Phase 4: Hilfe bei der Entscheidung des Klienten

Das Wichtigste in dieser Phase ist, den Klienten die Wahl treffen zu lassen und nicht den Berater.

Eine Entscheidung zu treffen heißt, zwischen zwei unterschiedlichen Möglichkeiten zu wählen. Dies ist ein sehr komplexer Prozess. Er beinhaltet

- das Abwägen der Pros und Kontras der verschiedenen Möglichkeiten;
- die Abschätzung, welche Konsequenzen die beiden Alternativen haben können;
- die Festlegung, welches die beste Möglichkeit ist.

Wenn der Klient zögert, eine Entscheidung zu treffen, muss man sich fragen, ob weitere Arbeit in den Phasen 2 und 3 nötig ist. Wählt der Klient eine Möglichkeit, von der der Betreuer glaubt oder weiß, dass sie nicht das gewünschte Ergebnis bringen wird, sollte er die Wahl des Klienten trotzdem akzeptieren (der Berater sollte nicht vergessen, dass er sich auch irren kann!). In diesem Fall sollte er dem Klienten helfen, einen Handlungsplan zu entwickeln – in dem Wissen, dass, falls die Entscheidung tatsächlich falsch war, die Tür weiterhin offen steht, um neue Möglichkeiten auszuprobieren.

Phase 5: Hilfe bei der Erstellung eines Handlungsplans
Wenn der Klient eine Entscheidung getroffen hat, geht es an die Umsetzung. Berater und Klient müssen eine passende Strategie und eventuell unterstützende Maßnahmen ausarbeiten. Ist der Handlungsplan fertig, setzt man einen Überprüfungstermin fest und klärt, wie der Fortschritt überwacht werden soll.

Beispiel

Beratung hinsichtlich der Wahl einer Gesundheitsmaßnahme

Ein Gesundheitsbetreuer hat die Aufgabe, einer Mutter bei der Entscheidung zu helfen, ob ihr Kind gegen Keuchhusten geimpft werden soll. Die einzelnen Phasen könnten folgendermaßen aussehen:

Phase 1 und 2: Untersuchen und Erkennen der Notwendigkeit einer Impfung und der Bedenken der Mutter
Hat die Mutter Angst, das Kind überhaupt impfen zu lassen, oder ist es diese spezielle Impfung, die Keuchhustenimpfung, die ihr Angst macht? Ist sie unsicher, wann das Kind geimpft werden soll, oder fragt sie sich, ob sie es überhaupt impfen lassen soll?

Phase 3: Hilfestellung für das Abstecken von Zielen und die Entwicklung von Entscheidungsmöglichkeiten
Die Eltern haben es sich zum Ziel gesetzt, die bestmöglichen Voraussetzungen zu schaffen, damit ihr Kind gesund bleibt. Die Handlungsmöglichkeiten könnten sein: überhaupt keine Impfung, einige Impfungen, alle Impfungen.

Phase 4: Hilfe bei der Entscheidung des Klienten
Hier werden die Pros und Kontras abgewogen. Der Gesundheitsberater gibt vorurteilslos Informationen über die Risiken einer Impfung und die Risiken einer Nichtimpfung. Die möglichen Konsequenzen beider Alternativen werden erörtert, und zwar für alle Beteiligten: das Gesundheitsrisiko für das Kind, die Angst, Schuld und Verantwortung für die Eltern, die Ansteckungsgefahr für andere Menschen.

Phase 5: Hilfe bei der Erstellung eines Handlungsplans
Die Mutter entscheidet sich z. B. für die Impfung, schließt sich jedoch gleichzeitig einer Müttergruppe an, um bei anderen Frauen Unterstützung zu finden, die mit den gleichen Ängsten und Entscheidungen konfrontiert sind. Der Gesundheitsberater schlägt der Mutter vor, ein Impfblatt anzulegen, um in Zukunft über genaue Informationen zu verfügen, und gibt ihr einen Impfpass. Der Termin für die erste Impfung wird vereinbart.

(vgl. Ewles/Simnett 1999)

11.7 Strategien zur Erzielung von Verhaltensänderungen

Nachdem ein Klient eine Entscheidung getroffen hat, braucht er oft Hilfestellung, um sie durchzuführen, d. h. um sie in die Aktionsphase zu transferieren. Es gibt eine Anzahl von nützlichen Methoden, die entwickelt worden sind, um Menschen zu helfen, ihr Verhalten zu ändern, z. B. mit dem Rauchen aufzuhören, ihren Alkoholkonsum zu kontrollieren, ihre Essgewohnheiten zu ändern oder Sport zu betreiben. Diese Methoden wurden vor allem von Verhaltensforschern entwickelt. Die Philosophie, die hinter ihnen steht – nämlich dass Menschen für ihr eigenes Verhalten verantwortlich und auch in der Lage sind, darüber Kontrolle auszuüben –, ist jedoch ebenso wichtig wie die Techniken selbst. Einige dieser Techniken sollen im Folgenden erläutert werden:

transferieren
wechseln, versetzen, an einen anderen Ort bringen; z. B. Patienten von einem in ein anderes Krankenhaus verlegen

- Selbstkontrolle
- Einsatz und Gewinn
- Zielsetzung und Feststellung des Fortschritts

11.7.1 Selbstkontrolle

Selbstkontrolle besteht darin, genaue **Aufzeichnungen** über das Verhalten zu machen, das man ändern möchte. Oft geschieht dies in Form eines Tagebuchs. Ziel ist es, den Klienten dabei zu helfen, sich ihrer Verhaltensmuster bewusst zu werden, sie kennenzulernen und zu analysieren. Dies ist der Ausgangspunkt für die Eigenkontrolle. Das Tagebuch stellt aber auch eine Art Skala dar, um Fortschritte zu kontrollieren.

Selbstkontrolle verlangt die Beantwortung folgender Fragen:

- Wie oft tritt das Problem auf?
- Was passiert außerhalb (in der Umgebung) und innerhalb (Gedanken und Gefühle) des Klienten, wenn das Problem auftritt?
- Welche Ereignisse führen zum Auftreten des Problems?
- Was passiert nach dem Auftreten des Problems, d. h. welche Konsequenzen zieht es nach sich?

Beispiel

Vervollständigen Sie jeden Tag eine der abgebildeten Karten. Jedes Mal, wenn Sie eine Zigarette rauchen, notieren Sie bitte in den Spalten

1. die Uhrzeit;
2. wie groß Ihr Verlangen nach einer Zigarette war (verwenden Sie dazu eine Skala von 1–10; 1 = geringes Verlangen, 10 = sehr großes Verlangen);

3. wo Sie die Zigarette geraucht haben;
4. ob Sie allein oder in Gesellschaft waren (A oder G);
5. ob Sie während des Rauchens Getränke konsumiert haben (Kaffee, Tee, Alkohol) (J oder N);
6. ob Sie nach dem Essen geraucht haben (J oder N);
7. was Sie während des Rauchens gemacht haben (z. B. geredet, Zeitung gelesen, gearbeitet, telefoniert);
8. warum Sie sich entschieden haben, diese Zigarette zu rauchen;
9. wie Sie sich danach fühlten.

(vgl. Ewles/Simnett 1999)

Tagebuch eines Rauchers

Datum .... Anzahl der heute gerauchten Zigaretten ....

Zeit	Stärke des Verlangens	Ort	Gesell-schaft	mit Ge-tränken?	nach dem Essen	Tätigkeit	Grund	Gefühl danach
10:15	8	Büro	A	N	N	Arbeit	nervös	besser

Abbildung 22
Beispiel eines Raucher-Tagebuchs

11.7.2 Verhaltensänderung: Einsatz und Gewinn

Der Einsatz, den man aufbringen muss, um eine Verhaltensänderung zu erzielen, kann beträchtlich sein. Oft muss man nicht nur auf Hilfsmittel wie Zigaretten oder Vergnügungen wie Essen und Trinken verzichten, sondern häufig auch einen hohen Aufwand an Zeit, Geld und vor allem Anstrengung in Kauf nehmen. Deshalb ist es notwendig, die Vorteile der Verhaltensänderung genau zu kennen und ein **Belohnungssystem** einzurichten, um das Durchhaltevermögen zu fördern.

Die Vorteile wie z. B. ein besserer Gesundheitszustand oder eine höhere Lebenserwartung liegen oft noch in weiter Ferne. Manchmal sind sie auch abstrakt (z. B. ein Beweis für die eigene Willenskraft) oder dienen dem Interesse anderer (z. B. dem Wohl der Familie). Daher ist es wichtig, Belohnungen zu finden, die man sich kurzfristig gönnen und wirklich genießen kann, z. B. kleine Vergnügungen, Lob, Anerkennung von anderen (Partnern, Arbeitskollegen) oder Erfolgserlebnisse (etwa eine kleinere Größe beim Kleiderkauf).

11.7.3 Zielsetzung und Feststellung des Fortschritts

Die Ziele, die der Klient sich steckt, sollten eher realistisch als idealistisch sein. Durchschnittlich ein halbes Kilo pro Woche zu verlieren, ist für die meisten Menschen realistisch, sieben Kilo pro Monat hingegen nicht. Viele Menschen haben unrealistische Vorstellungen davon, welche Ziele erreichbar sind. Die Folge davon sind Enttäuschung und das Gefühl des Misserfolgs, wenn das Ziel verfehlt wird.

realistisch
wirklichkeitsnah, lebensecht

idealistisch
an Ideale glaubend und nach deren Verwirklichung strebend, dabei die Wirklichkeit etwas außer Acht lassend

Um seinen Fortschritt festzustellen (zu evaluieren), muss der Klient sich sein Verhalten vor Augen führen, damit er seine Leistungen erkennt. Fortschritte sollten erst dann bewertet werden, wenn die neue Verhaltensweise zwei oder drei Wochen hindurch eingehalten wurde (obwohl Kurzzeit-Überprüfungen, z. B. die Frage, wie es dem Klienten an diesem Tag ergangen ist, auch sehr nützlich sein können).

Ist das Ziel nicht erreicht worden, muss man nach den Gründen suchen und die entsprechenden Änderungen vornehmen. Zum Beispiel:

- Ist das Ziel zu schwierig? Soll man es etwas einfacher gestalten?
- Sind die Belohnungen zu weit weg? Gibt es eine Belohnung, die schneller zu erreichen und motivierender ist?
- Gibt es eine unvorhersehbare Krise oder Krankheit? In diesem Fall kann es angebracht sein, den Klienten zur weiteren Selbstkontrolle zu ermutigen und den Rückfall als Lernprozess anzunehmen.
- Wirken andere Personen als Störfaktoren? Sind Maßnahmen notwendig, um den negativen Einfluss anderer Personen zu umgehen?
- Gibt es andere Probleme, die Hilfe erfordern? Sind z. B. Ängste und Stress im Spiel, muss man dem Klienten helfen, mit ihnen fertigzuwerden.

11.7.4 Strategien zur Problembewältigung

Die Änderung eines Verhaltensmusters bedeutet auch, für einen bestimmten (meist relativ kurzen) Zeitraum mit zahlreichen Schwierigkeiten zu kämpfen, bis das neue Verhalten ein ganz normaler Teil unseres Lebens wird. Jemand, der zu rauchen aufhört, hat mit dem Gefühl des Entzugs zu kämpfen, mit dem Bedürfnis, etwas in den Mund zu stecken, mit der Unsicherheit, was er mit seinen Händen tun soll, mit der Frage, was er in Stressmomenten ohne sein gewohntes „Entspannungsmittel" tun oder wie er eine angebotene Zigarette ablehnen soll.

Die Menschen eignen sich viele **Strategien** an, um solche Situationen zu bewältigen, und oft ist es hilfreich, diese Strategien und Ideen in einer Gruppe mit anderen zu teilen. Die folgende Liste der Methoden, mit den Belastungen einer Verhaltensänderung fertigzuwerden, ist sicherlich unvollständig:

- einen Ersatz für das Aufgegebene finden: Kaugummi oder Kräuterzigaretten statt Tabakzigaretten, fettarme statt kalorienhaltige Nahrungsmittel;

- Routinehandlungen ändern, die eng mit der problematischen Verhaltensweise verbunden sind. Statt Kaffee, der eng mit Zigaretten in Verbindung steht, kann man z. B. Tee oder Orangensaft trinken;
- die problematischen Verhaltensweisen mit Hindernissen versehen: z. B. die Zigaretten an einem unbequemen Ort aufbewahren oder überhaupt aus der Wohnung entfernen, sich ins Nichtraucherabteil setzen, keine Zwischenmahlzeiten mehr einnehmen etc.;
- Hilfe von Personen suchen, die das gleiche Problem haben: z. B. an einer Schlankheits- oder Selbsthilfegruppe teilnehmen, eine Anti-Rauch-Klinik besuchen etc. Man kann auch mit anderen Personen vereinbaren, dass man einander im Bedarfsfall anruft oder trifft;
- üben, sozialem Druck standzuhalten, also z. B. eine angebotene Zigarette oder einen Drink abzulehnen;
- Vorsätze nur für eine kurze Zeitspanne fassen („Einen-Tag-lang-schaffe-ich-es-Vorsätze"). Die Aussicht, für den Rest seines Lebens auf eine Zigarette verzichten zu müssen, kann zu belastend sein, aber der Vorsatz, nur einen Tag darauf verzichten zu müssen, ist leichter einzuhalten. Sogar kürzere Zeitspannen, z. B. das bewusste Beenden einer Mahlzeit oder die Entscheidung, nur während gewisser Zeiten nicht zu rauchen oder zu trinken, können hilfreich sein;
- Entspannungstechniken oder andere Arten der Stressbewältigung (z. B. Sport) erlernen. Einfache Entspannungstechniken, die jederzeit und überall anwendbar sind, können in jenen Momenten helfen, in denen man wieder in die alte Verhaltensweise zurückfallen möchte.

Beispiel

Verhaltensänderung in der Praxis

Johanna ist geschieden. Sie hat ein kleines Kind, das sie jede Nacht aus dem Schlaf weckt. Johanna hat verschiedene Methoden ausprobiert, um das Kind zum Durchschlafen zu bringen: Sie hat es vor dem Zubettgehen körperlich müde gemacht, sie hat es länger wach gehalten, Spielzeug im Bett gelassen, mit dem es in der Nacht spielen konnte, und hat in der Nacht sogar selbst mit ihm gespielt. Schließlich hat sie begonnen, abends einige Gläser Sherry zu trinken, um sich zu entspannen. Bald brauchte sie einen weiteren Sherry, um wieder einschlafen zu können, wenn sie in der Nacht hatte aufstehen müssen.

Nach einiger Zeit konsultiert Johanna einen Arzt und bittet ihn um Hilfe. Der Arzt erklärt ihr, dass die Strategien, die sie anwendet, um ihren Sohn zum Durchschlafen zu bringen, nichts nützen, weil sie ihn eher stimulieren und eine Belohnung für ihn bedeuten (spielen, Aufmerksamkeit der Mutter), wenn er nachts aufwacht. Er schlägt zunächst vor, dass das Kind lernen soll, sich vor dem Schlafengehen zu entspannen. Der Arzt fragt Johanna, ob sie weiß, was ihrem Sohn helfen könnte, sich zu entspannen. Mithilfe von Johannas Vorschlägen arbeiten die beiden eine Abendroutine aus, die Johanna ausprobieren soll.

Der Arzt wendet sich nun Johanna selbst zu und fragt, wie sie mit der Situation zurechtkommt. Johanna antwortet, dass ihr zunächst abends ein paar Sherrys halfen. Sie sei nun jedoch beunruhigt, weil sie sich zu sehr auf das Trinken verlasse, um mit ihrer Situation fertigzuwerden. Sie hat gemerkt, dass der Alkohol ihr hilft, die Situation zu meistern; nach ein paar Sherrys fühlt sie sich weniger ängstlich und erschlagen. Sie sagt zu sich selbst: „Nach einem anstrengenden Tag verdiene ich einen Drink. Das hilft mir, mich zu entspannen und meine Probleme für eine Weile zu vergessen."

Der Arzt fordert Johanna auf, darüber nachzudenken, warum Trinken nicht der hilfreichste Weg ist, um sich zu belohnen, zu entspannen oder Probleme zu lösen. Er schlägt ihr vor, über Alternativen nachzudenken, z.B. über Freizeitaktivitäten. Er erzählt ihr von einer Mutter-Kleinkinder-Gruppe im Ort, in der sich Menschen mit ähnlichen Problemen befinden. Er schlägt ihr vor, ein Trinkertagebuch zu führen, um gemeinsam mehr über ihr Trinkverhalten herauszufinden und ihm Grenzen zu setzen. Er zeigt ihr das Beispiel eines Trinkertagebuchs und erklärt ihr, wie sie die Standardmaße verwenden muss, um jeden Drink zu zählen. Johanna erklärt sich bereit, während der nächsten 14 Tage jedes Glas Alkohol einzutragen.

Schließlich fordert der Arzt Johanna auf, in 14 Tagen wiederzukommen, um darüber zu sprechen, ob die neue Abendroutine dem Kind geholfen hat, zu schlafen, und um zu berichten, welche Erkenntnisse bzw. welchen Nutzen Johanna aus dem Gespräch mit ihm gewinnen konnte. Der Arzt vereinbart auch einen Termin für den Gesundheitsbetreuer, der Johanna in einigen Tagen besuchen soll.

(vgl. Ewles/Simnett 1999)

Übungsfrage

Welche Strategien verwendete der Arzt, um Johanna mit ihren Problemen zu helfen? Welche anderen Strategien hätte er verwenden können?

11.8 Die wirkungsvolle Verwendung von Strategien

Wir haben eine Vielzahl unterschiedlicher Strategien kennengelernt, die Klienten dabei helfen können, mehr Einsicht in sich selbst zu gewinnen, die eigenen Werte und Einstellungen zu klären, das Verhaltensmuster zu ändern und Veränderungen aufrechtzuerhalten – mit anderen Worten, sich durch den Kreis der Veränderung zu bewegen. Forschungen zeigen, dass es recht einfach ist, seine Anschauungen und Verhaltensweisen für kurze Zeit zu ändern. Es ist jedoch meistens recht schwierig, diese Veränderungen über längere Zeit aufrechtzuerhalten. Um all diese Strategien mit maximaler Wirkung anzuwenden, gilt es, ein paar Prinzipien zu bedenken.

11.8.1 Rechtsvertretung und die partnerschaftliche Zusammenarbeit mit „Laien“

Manche Personen benötigen eine spezielle Hilfestellung, um für ihre Gesundheit eine gute Wahl zu treffen. Es sind dies Menschen, die aufgrund von Krankheit, Behinderung oder anderen Gebrechen nicht für sich selbst sprechen können. Ihre Interessen werden durch eine Rechtsvertretung wahrgenommen, d. h. durch Menschen, die den Klienten vor dem Gesetz vertreten (Sachwalter).

autonom
selbstständig, unabhängig

Man kann also – in unterschiedlichem Ausmaß – Menschen bevollmächtigen, andere Menschen, die in unserer Gesellschaft ohnmächtig sind, zu vertreten. Dabei werden alle erdenklichen Vorkehrungen getroffen, damit die Patienten so **unabhängig, selbstbestimmt und** autonom wie möglich bleiben können.

Gesundheitsberater, die eine solche Rechtsvertretung für einen Patienten übernehmen, können dabei in schwere **Konflikte** kommen. Es kann z. B. notwendig sein, für den Patienten zu kämpfen, ein herausforderndes Verhalten an den Tag zu legen und aufzuzeigen, dass eine Institution mangelhaft arbeitet. Wenn sich z. B. ein Patient bei einer Schwester der psychiatrischen Abteilung beschwert, dass seine Medikamente Schläfrigkeit und Unwohlsein bewirken, der Arzt jedoch darauf besteht, dass er die Medikamente weiterhin nimmt – wo sollte dann die Loyalität der Pflegeperson liegen? Beim Patienten, den sie vertritt? Beim Arzt, dessen Anweisungen sie befolgen muss? Bei der Gesundheitsbehörde, von der sie bezahlt wird? Bei ihrer Berufsgruppe, die ihre Registrierung kontrolliert? Wie kann die Pflegeperson in dieser Situation am effektivsten als Vertreter fungieren?

11.8.2 Wie die gesundheitsbewusste Wahl erleichtert wird

Menschen treffen Entscheidungen, die mit ihrer Gesundheit zu tun haben, nicht in einem Vakuum. Die Entscheidungen werden innerhalb eines bestimmten **Umfeldes** getroffen und unterliegen dem Druck und dem Einfluss, der dort vorherrscht. Wenn dieses Umfeld einem gesünderen Lebensstil förderlich ist, ist es für die Klienten einfacher, die gesündere Alternative zu wählen und ihr Verhalten zu ändern. Zum Beispiel unterstützt die Schaffung von Radwegen das regelmäßige Radfahren. Das Aufstellen und regelmäßige Leeren von Mülleimern erleichtert es, das Land sauber zu halten, und eine konsequente Nichtraucherpolitik hilft den Menschen, nicht zu rauchen. Nationale und lokale Politik können so dazu beitragen, eine Atmosphäre zu schaffen, in der es leichter ist, gesündere Verhaltensweisen zu praktizieren.

11.8.3 Verbindung mit dem Klienten

Untersuchungen zeigen durchgehend, dass ein Zusammenhang besteht zwischen dem Einfühlungsvermögen eines Betreuers und der Häufigkeit, mit der seine Patienten einen anderen Betreuer aufsuchen.

Mit anderen Worten: Ein Klient wechselt den Gesundheitsbetreuer eher nicht, wenn dieser für seine Probleme Verständnis zeigt, wenn er die Dinge aus der Sicht des Klienten sehen kann und wenn er ihn als Person akzeptiert. Eine solche **positive, wertschätzende Beziehung** herzustellen, scheint der schwierigste Teil der Aufgabe zu sein, Menschen bei einer Verhaltensänderung zu helfen.

Weiters beeinflussen die Einstellung und das Verhalten des Gesundheitsbetreuers das Ergebnis seiner Arbeit. So ist z. B. schon seit langer Zeit bekannt, dass Ärzte, die selbst rauchen, ihren Klienten weniger gut helfen können, mit dem Rauchen aufzuhören.

11.8.4 Die feinfühlige Verwendung der Methoden

Menschen investieren viele Gefühle in ihre Wertvorstellungen und ihr Verhalten – d. h. sie sind für sie wertvoll, und sie trennen sich nicht leicht von einer einmal angenommenen Wertvorstellung oder einem fixen Verhalten. Die Übungen, die hier beschrieben wurden – vor allem jene, die die Menschen dazu ermutigen sollen, ihre Gefühle zu untersuchen, wie im Rollenspiel –, müssen daher mit besonderer **Vorsicht und Feingefühl** durchgeführt werden. Ein **spezielles Training**, in dem die Verwendung dieser Übungen gelernt wird, sei deshalb ausdrücklich empfohlen. In jedem Fall aber sollte der Gesundheitsberater bzw. der Gruppenleiter diese Übungen nicht anwenden, ohne sie zuvor an sich selbst ausprobiert zu haben. Zur Erinnerung seien hier folgende Punkte festgehalten:

- **Erklären** Sie den Klienten die Vorgänge sorgfältig und gewissenhaft. Überprüfen Sie, ob jeder verstanden hat, wozu die Übung dient und was von ihm erwartet wird.
- Betonen Sie, dass die Teilnahme auf jeden Fall **freiwillig** ist.
- Geben Sie am Ende der Übung **genügend Zeit für Diskussionen**. Wenn die Meinung eines Klienten oder eine seiner Ideen angegriffen wird, kann es zu heftigen Gefühlsregungen kommen. Gesteigerte Einsicht kann auch ein sehr unangenehmes Erlebnis sein. Die Gruppenleiter sollten darauf achten, dass die betreffenden Personen genug Zeit haben, ihre Gefühle auszudrücken, und dass sie jede Unterstützung bekommen, die sie brauchen, bevor sie die Gruppe verlassen.
- Gehen Sie sicher, dass eine **Atmosphäre des Vertrauens** herrscht, sodass die Klienten sich bei der Darstellung ihrer Ansichten und Gefühle sicher

fühlen können. Wenn sie das Gefühl haben, ausgelacht oder verspottet zu werden, werden sie – wenn überhaupt (!) – nicht ohne Vorbehalt an den Übungen teilnehmen.

- Behalten Sie Ihre eigene Sichtweise bis zum Schluss für sich, bis die Gruppenmitglieder Gelegenheit hatten, die Dinge für sich selbst durchzudenken. Seien Sie offen und ehrlich in Bezug auf sich selbst und Ihre Wertvorstellungen. Wenn Sie selbst verwirrt sind, geben Sie es zu!

11.8.5 Praktische Punkte

- Manche Menschen müssen sich erst besser fühlen, damit sie überhaupt eine Verhaltensänderung vornehmen können. Ihnen muss man möglicherweise dabei helfen, sogenannte „**Lebensfähigkeiten**" zu entwickeln. Dazu zählt z. B. die Fähigkeit, den Kontakt mit den Mitmenschen aufrechtzuerhalten und genießen zu können, die Fähigkeit, sich zu behaupten, die Fähigkeit, sein Leben zu organisieren usw.
- Um für jeden Einzelnen die geeignete Vorgangsweise zu finden, müssen das Gesundheitsbewusstsein und die Einstellung zum problematischen Verhalten **erforscht** werden. Darüber hinaus muss der Berater herausfinden, in welchem Stadium im „Kreis der Veränderung" sich der Klient befindet und welches Ergebnis er sich erwartet.
- Für jeden einzelnen Klienten und seine Bedürfnisse braucht es einen **maßgeschneiderten Aktionsplan**.
- Der Fortschritt des Klienten kann durch die **Kombination verschiedener Strategien** verbessert werden. Zum Beispiel: Einem Patienten, der sich nach einem Herzinfarkt auf Rehabilitation befindet, kann Unterschiedliches nützen – das Gespräch mit einem Spitalsarzt, dazu die Hausvisite einer Krankenschwester, die die Familienmitglieder ermutigt, und außerdem eine Sitzung in einer kleineren Selbsthilfegruppe, die dem Klienten dabei hilft, mit seinen Problemen fertigzuwerden.
- Berichte und Aufzeichnungen sind für die **Kontrolle des Fortschritts** wichtig. Am besten ist es, wenn der Klient die Aufzeichnungen – z. B. in Form eines Tagebuchs – bei sich aufbewahrt.
- Die Schaffung einer **unterstützenden Umgebung** kann der Schlüssel zum Erfolg sein, der es dem Klienten erleichtert, ein gesünderes Leben zu führen und beizubehalten.

12 Gesundheitsförderung im Pflegeprozess – der Gesundheitsprozess

12.1 Pflegeprozess versus Gesundheitsprozess

Pflege bedarf der Planung; diese erfolgt in Form des Pflegeprozesses. Hier unternimmt die Pflegeperson gemeinsam mit dem Patienten bestimmte standardisierte Schritte (Anamnese, Diagnosestellung, Pflegeziele, Maßnahmen, Evaluierung), die auf einen bestimmten Patienten in einer konkreten Situation abgestimmt sind. Zumindest vollzieht sich der Pflegeprozess in der Theorie auf diese Weise. In der Praxis nimmt die Pflegeperson diese Schritte jedoch meist allein vor – ohne den Patienten einzubinden.

Gesundheitsförderung verlangt ebenso eine **Planung nach Prozessschritten**. Sie unterscheiden sich äußerlich zwar nicht wesentlich von den Schritten des Pflegeprozesses, doch die Zielsetzung und die Philosophie, die hinter dem Gesundheitsprozess stehen, sind ganz anders.

Im Krankenhaus wird der Mensch automatisch in die Patientenrolle gedrängt; er muss sich an Anweisungen und an die vorgegebenen Strukturen halten. Um im Krankenhaus Gesundheitsförderung wirksam zu betreiben, muss der Patient jedoch in den Entscheidungsprozess miteinbezogen werden. Ein Vergleich des eher naturwissenschaftlichen Ansatzes des Pflegeprozesses mit dem humanistischen Ansatz der Gesundheitsförderung veranschaulicht den Unterschied zwischen diesen beiden Prozessen.

Der **naturwissenschaftliche Ansatz** funktioniert nach deduktiven und analytischen Prinzipien. Er stellt ein Problem – hier also die Krankheit – in den Mittelpunkt. Die Betonung liegt immer noch auf den Defiziten, auf der Pathologie und auf den physiologischen Vorgängen und Bedürfnissen. Beeinflusst von der Medizin, hat die Pflege hier einen problem- und diagnoseorientierten Ansatz entwickelt.

Im Gegensatz dazu folgt der humanistische Ansatz induktiven, expansiven und zusammenführenden Prinzipien. Aus dieser Sicht werden Menschen als ganzheitliche Wesen wahrgenommen. Der Gesundheitsprozess ist eine Entdeckung, in deren Mittelpunkt das Verstehen von menschlichen Erfahrungen liegt.

Gesundheitsfördernde Aktivitäten sind jedoch keine Appelle an oder Belehrungen für passive Patienten. Gesundheitsförderung benötigt die selbstständige, autonome Mitarbeit der Patienten.

> Im Pflegeprozess, dem Planungsinstrument der Pflege, übernimmt die Pflegeperson die Rolle des Experten und der Patient die Rolle des Teilnehmers. Um wirksam Gesundheitsförderung zu betreiben, muss jedoch der Patient Experte sein, während die Pflegeperson nur Vermittler und Begleiter ist. Dies ist im Gesundheitsprozess der Fall.

Humanismus
Menschlichkeit, Denken und Handeln im Bewusstsein der Würde des Menschen, Streben nach Menschlichkeit; humanistisch = im Sinne des Humanismus handelnd

Deduktion
das Ableiten des Besonderen aus dem Allgemeinen; ausgehend von theoretischen Ansätzen werden Prognosen (Hypothesen) abgeleitet, die dann empirisch geprüft werden; deduktiv = nach der Deduktion vorgehend

analytisch
(nach logischen Prinzipien) untersuchend, zergliedernd

Induktion
das Schließen vom Besonderen (Einzelfall) auf das Allgemeine. Mit induktiven Methoden werden Tatsachen durch Beobachtung ermittelt und daraus theoretische Überlegungen oder Theorien abgeleitet

expansiv
hier: erweiternd, ausdehnend

In der folgenden Gegenüberstellung werden die unterschiedlichen Ansätze noch einmal veranschaulicht.

Tabelle 7
Pflegeprozess und Gesundheitsprozess

Pflegeprozess und Gesundheitsprozess	
Pflegeprozess	**Gesundheitsprozess**
medizinisch orientiert	sozial- und umweltorientiert
problemlösend	zielorientiert
Pflegeperson als Experte	Pflegeperson als Begleiter und Förderer
Patient als Teilnehmer	Patient als Experte
zyklischer, periodischer Prozess	synergetischer, expansiver Prozess
Kontrolle	Empowerment
Assessment ▸ Datensammlung ▸ klinisches Urteil ▸ Vermittlung von professionellen Ratschlägen	aktives Zuhören, Erzählung, partizipatorischer Dialog, Anerkennung von Lebenswelten

zyklisch
immer wieder von vorne beginnend, kreisförmig

synergetisch
zusammen, mitwirkend

Assessment
Abschätzen, Zusammentragen von Informationen anhand standardisierter Schemata, um das Ausmaß vorhandener bzw. verlorener Fähigkeiten einschätzen zu können

partizipatorisch
teilhabend, teilnehmend

12.2 Der Gesundheitsprozess

Bei der Planung des Gesundheitsprozesses gilt es, Antworten auf drei wesentliche Fragen zu erhalten:

1. Was will ich erreichen?
2. Was werde ich dafür tun?
3. Wie erkenne ich, ob ich erfolgreich war?

Wenn sich der Patient darüber im Klaren ist, welche Antworten auf diese drei Fragen die richtigen sind, ist er auf dem besten Wege zu einer wirksamen Gesundheitsförderung.

Ad 1: Was will ich erreichen?
In der ersten Frage geht es darum, Bedürfnisse und Prioritäten zu erkennen und Klarheit über persönliche Ziele zu gewinnen.

Ad 2: Was werde ich dafür tun?
Um die zweite Frage zu beantworten, sind mehrere Schritte nötig:

- denjenigen Weg auswählen, der am besten zum Patienten passt und ihn am ehesten zum Ziel führt;
- festlegen, welche Ressourcen nötig sind, um diesen Weg zu gehen;
- einen Aktionsplan festlegen (wer macht was und wann?).

Ad 3: Wie erkenne ich, ob ich erfolgreich war?
Drittens sollte man einen Plan entwerfen, der festzustellen hilft, wie erfolgreich man beim Erreichen des Ziels gewesen ist (Evaluierung). Dieser Plan sollte fixer Bestandteil der Maßnahmen sein.

12.2.1 Die Schritte des Gesundheitsprozesses

Der Gesundheitsprozess ist ein Kreislauf, der es erfordert, alle Prozessschritte ständig zu überdenken und gegebenenfalls neu anzupassen. Da alle Schritte zusammenhängen, zieht ein geänderter Schritt zwangsläufig Veränderungen der anderen Schritte nach sich. **Ein geänderter Schritt ist jedoch kein verlorener Schritt!**

War man umsichtig beim Beantworten der Fragen und hat man die Antworten bewusst gewählt, so ist der Weg zur Gesundheitsförderung bereits geebnet.

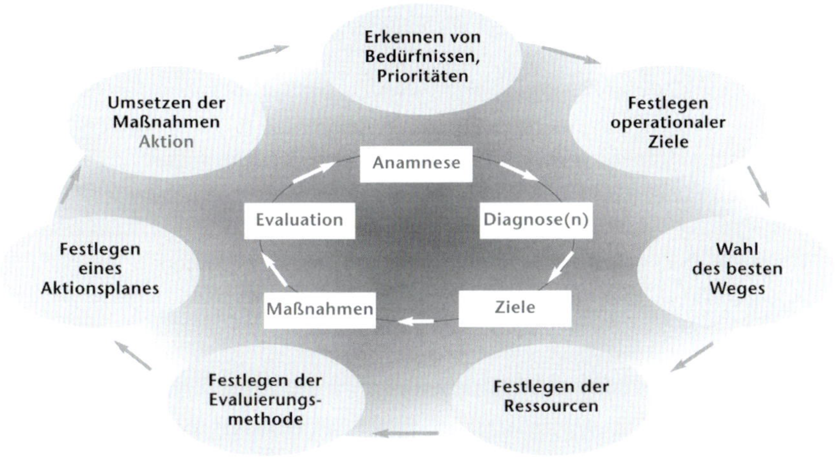

Abbildung 23
Der Gesundheitsprozess
(nach Ewles/Simnett 1999, S. 78)

1. Schritt: Erkennen von Bedürfnissen und Prioritäten

Wie kann man herausfinden, in welchen Bereichen Gesundheitsförderung benötigt wird? Wenn eine Entscheidung darüber gefallen ist – wie ist sie zustande gekommen? Wer hat das Bedürfnis erkannt bzw. geäußert? Der Patient oder jemand anders? All diese Fragen zeigen, dass bereits der erste Schritt ein komplexer Prozess ist.

Die Bedürfnisse im Bereich der Gesundheitsförderung sind zahlreich. Da aber niemand alles gleichzeitig erledigen kann, stellt sich die Frage, welche Bedürfnisse davon am wichtigsten sind und am dringendsten befriedigt werden müssen. Das bedeutet: Es stellt sich die Frage nach den **Prioritäten** und wie man sie festlegt. Zu Beginn des Gesundheitsförderungsprozesses sollte man unbedingt versuchen, eine klare Vorstellung davon zu gewinnen, welche Bedürfnisse vorliegen und wo die Prioritäten sind.

2. Schritt: Festlegen des Zieles – operationale Ziele

Hat man im ersten Schritt den Bereich bzw. das Bedürfnis bestimmt, das in Angriff genommen werden soll, so versucht man im zweiten Schritt, die Frage genauer zu formulieren, d. h. zu präzisieren: Was genau soll erreicht werden?

Operationale Ziele sind im Vorhinein festgelegte, erwünschte Ergebnisse, die durch Handlungen erreicht werden sollen. Sie können ganz unterschiedlicher Natur sein. Sie sollten allgemein und deutlich beschreiben,

operational
verfahrensbedingt

was im Großen erreicht werden soll, müssen jedoch konkret genug sein, um gemessen und innerhalb eines bestimmten Zeitraumes verwirklicht werden zu können.

Operationale Ziele sollten ...

...für alle Beteiligten **herausfordernd** und spannend sein.

...realistisch und innerhalb der vorhandenen Zwänge (persönliche, institutionelle und situationsbezogene Zwänge) **erreichbar** sein.

...**messbar** sein, d.h. sie sollten so gewählt werden, dass ihre Umsetzung gemessen werden kann, und zwar nach Quantität (wie viel von dem, was ich mir vorgenommen habe, habe ich erreicht?), nach Qualität (wie habe ich es erreicht?) und nach Zeit (wie lange habe ich dafür gebraucht?).

Relevanz
Bedeutsamkeit, Wichtigkeit; relevant = bedeutsam, wichtig, erheblich

...**relevant** sein, d.h. sie sollen in Übereinstimmung mit den übergeordneten Zielen und Bedürfnissen des Patienten stehen.

Häufig ist es schwierig, zwischen Grobzielen, operationalen Zielen und dem Aktionsplan zu unterscheiden.

Operationale Ziele können drei verschiedene Bereiche betreffen:

1. den kognitiven Bereich (Wissen),
2. den **affektiven** Bereich (Gefühle, Emotionen) und
3. den Verhaltensbereich (Handlungen).

affektiv
gefühlsbetont

Ad 1: Der kognitive Bereich (Wissen)
Operationale Ziele im Bereich **Wissen** sind verbunden mit der Weitergabe von Information, mit Erklärungen und mit der Sicherstellung, dass der Patient verstanden hat, worum es geht. Ziel ist also die Steigerung des Wissens des Patienten.

Ad 2: Der affektive Bereich (Gefühle, Emotionen)
Operationale Ziele im Bereich **Emotion** betreffen die Empfindungen des Menschen. Empfindungen oder Gefühle sind mit (Wert-)Haltungen, Vorstellungen, Werten und Meinungen verbunden. Hier drehen sich die operationalen Ziele also um das Abklären und um das Formen oder Verändern von Haltungen, Vorstellungen, Werten und Meinungen.

Ad 3: Der Verhaltensbereich (Handlungen)
Operationale Ziele im Bereich **Handlung** beschäftigen sich mit dem Können, den Fertigkeiten und Handlungen der Patienten.

Operationale Ziele betreffen selten ausschließlich einen dieser drei Bereiche; meist müssen alle Bereiche berücksichtigt werden. Wenn etwa eine Mutter im Füttern ihres Kleinkindes unterwiesen werden soll, müssen verschiedene operationale Ziele erreicht werden. Das operationale Ziel im Bereich Wissen besteht darin, der Mutter Informationen darüber zu vermitteln, welche Nahrungsmittel für ihr Kind gesund sind und welche am besten nur in beschränkten Mengen verabreicht werden. Das operationale Ziel im Bereich der Emotionen bedeutet z. B., die irrige Einstellung der Mutter zu korrigieren, dass Zucker wichtig für die Energiezufuhr ihres Kindes sei. Außerdem muss sie von der Angst befreit werden, dass die Gesundheit des Kindes leiden könnte, wenn es ihr Steckenpferd von gesunder Nahrung, den Zucker, nicht erhält. Das operationale Ziel im Bereich Handlung lautet, der Mutter beizubringen, was sie tun soll, wenn ihr Kind zur Essenszeit plötzlich auf keinen Fall mehr essen möchte.

3. Schritt: Auswählen des besten Weges, um das Ziel zu erreichen
In manchen Fällen existiert nur ein einziger Weg, um das Ziel zu erreichen. Meistens gibt es aber mehrere Möglichkeiten. Gerade das ist die Schwierigkeit: Wenn das Ziel etwa lautet, Gastwirten die Vorteile rauchfreier Zonen bewusst zu machen – wie findet man dann den besten Weg, um dieses Ziel zu erreichen?

Zunächst muss man sich folgende Fragen stellen:

- Welche Methoden sind die **passendsten und wirksamsten**, um das Ziel zu erreichen?
- Welche Methoden sind für den Patienten am **angenehmsten**?
- Welche Methoden sind am **einfachsten** zu verwirklichen?
- Welche Methoden sind am **billigsten**?

Die folgende Tabelle gibt einen Überblick.

Tabelle 8
Methoden im Gesundheitsprozess
(nach Ewles/Simnett 1999)

Methoden im Gesundheitsprozess	
Ziel	**Geeignete Methode**
Gesundheitsbewusstsein (Erhöhung des Gesundheitsbewusstseins)	Gespräche Gruppenarbeit Einsatz von Massenmedien Ausstellungen Übungen Kampagnen
Förderung von Wissen (Versorgung mit Information)	Ausstellungen Übungen Einzellernen Gruppenlernen Einsatz schriftlichen Materials Einsatz von Massenmedien Kampagnen

Selbstbefähigung (Förderung des Selbstbewusstseins, der Selbstachtung und der Fähigkeit, Entscheidungen zu treffen)	Gruppenarbeit Übungen für das Treffen von Entscheidungen Aufklärung/Klarstellung von Werten Training sozialer Fähigkeiten Spiele Rollenspiele Beratung Durchsetzungstraining
Änderung der Haltung und des Verhaltens (Änderung der individuellen Lebensweisen)	Gruppenarbeit Training bestimmter Fähigkeiten Selbsthilfegruppen persönliche Unterweisung Gruppen- und/oder Einzeltherapie Einsatz schriftlichen Materials Ratschläge

Es gibt nun unterschiedliche Möglichkeiten: Hat man sich auf mehrere Ziele festgelegt, kann man verschiedene geeignete Methoden anwenden (auch gleichzeitig). Man kann aber auch mithilfe einer Methode mehreren Zielen gerecht werden und damit Synergieeffekte erzielen.

4. Schritt: Festlegen der benötigten Ressourcen
Zunächst muss man überlegen, welche Ressourcen grundsätzlich zur Verfügung stehen. Zum Beispiel:

- eine Pflegeperson oder ein Therapeut, seine Erfahrung, sein Wissen, seine Fähigkeiten, Zeit, Energie, Enthusiasmus etc.;
- Kollegen oder andere Menschen mit Fachkenntnissen, die z. B. in der Verwaltung, im technischen oder im Kommunikationsbereich Unterstützung gewähren können;
- der Patient ist eine Schlüsselressource. Er verfügt ebenso über Erfahrung, Wissen und Fähigkeiten, über Zeit, Energie und Enthusiasmus, auf denen man aufbauen kann. Auch ein ehemaliger Patient kann eine sehr nützliche Unterstützung sein;
- Personen, die den Patienten beeinflussen: seine Verwandten, Freunde, Angestellte, Mitglieder seiner Selbsthilfegruppe, Personen, denen er vertraut etc.;
- bestehende Verfahrensweisen und Pläne: Jedes Ziel sollte daraufhin geprüft werden, ob nicht schon Verfahren, Methoden oder Pläne existieren, die geeignet sind, es zu erreichen. Man muss das Rad nicht jedes Mal neu erfinden;
- bestehende Einrichtungen und Hilfsdienste: Existieren sie und werden sie auch angemessen genutzt?;
- materielle Ressourcen: Flugblätter, Folder, Raum, Einrichtungsgegenstände, Schreibutensilien, audiovisuelle Medien etc.

5. Schritt: Planen der Evaluierungsmethode

Wie kann man erfahren, ob die Maßnahmen der Gesundheitsförderung erfolgreich waren? Wie kann man Erfolg messen? Zur Beantwortung dieser schwierigen Fragen benötigt man **Messmethoden**, die von der Forschung entwickelt wurden. Sie können und sollen mit Maß und Ziel, aber routinemäßig angewendet werden.

Was versteht man nun unter Evaluierung? In einfachen Worten ausgedrückt, ist Evaluierung die Bewertung eines Gegenstandes oder einer Handlung, genauer gesagt: die Bewertung ihres Ergebnisses (vgl. Hillmann, 2007, S. 205 f.). Durch eine Evaluierung misst man, wie erfolgreich man beim Erreichen eines Ziels war. Evaluierung kann ergebnisorientiert sein (d. h. man misst nur das tatsächliche Ergebnis) oder prozessorientiert (d. h. man misst, auf welche Weise das Ziel erreicht wurde).

Worin besteht nun der Nutzen von Evaluierung? Einige gute Gründe für die Durchführung von Evaluierungen sind:

- die **Verbesserung der eigenen Arbeitspraxis**: Bei zukünftigen Aufgaben kann man auf den eigenen Erfolgen aufbauen und aus den eigenen Fehlern lernen;
- **Hilfestellung für andere**: Es ist wichtig, Fehler und Erfolge bekanntzumachen, sodass andere ihre Erkenntnisse daraus ziehen und ihre praktische Arbeit verbessern und erleichtern können;
- die **Rechtfertigung** für den Verbrauch von **Ressourcen**: Wenn Ressourcen bereitgestellt und verwendet werden, sollte man rechtfertigen können, wozu man sie benötigt hat. Daher sollte man Vorsorge treffen, dass über die Verwendung und den Verbrauch von Ressourcen Aufzeichnungen geführt werden. Auch das erleichtert die zukünftige Arbeit;
- die Auskunft darüber, wie **wirkungsvoll** die eigene Arbeit war: Dies kann und wird zu größerer Zufriedenheit bei der Arbeit führen;
- das Erkennen von Ergebnissen, die man **weder geplant noch erwartet** hat und die möglicherweise von Bedeutung sind.

Wie führt man nun eine Evaluierung durch und welche Fragen sind dabei zu stellen? Dies ist abhängig davon, wer die in der Evaluierung gewonnenen Daten und Ergebnisse benötigt. Wenn es ausschließlich darum geht, für sich selbst festzustellen, wie gut eine Unterrichtsstunde zum Thema „Gesundheitserziehung" verlaufen ist, muss man andere Messkriterien und Messinstrumente verwenden und andere Fragen stellen, als wenn es darum geht, den Bericht für einen Vorgesetzten (z. B. den Schuldirektor) zu verfassen. Entscheidend ist also, **wer die Daten**, die durch die Evaluierung gewonnen werden, **benutzen will**. Daher muss man sich Fragen stellen wie: Was könnte man von mir wissen wollen? Welche Fragen werden mir gestellt werden? Wie detailliert sollen die Antworten sein, die man von mir verlangt?

Führt man eine **ergebnisorientierte Bewertung** durch, so muss man zu den operationalen Zielen, die man sich gesteckt hat, zurückgehen. Danach muss geplant werden, wie man eine Antwort auf die Frage „Habe ich die operationalen Ziele erreicht?“ bekommt. Operationale Ziele beschäftigen sich mit Veränderungen: Veränderungen im Wissen oder im Verhalten der Menschen, Veränderungen in der Gesundheitspolitik, in Arbeitsprozessen etc. Umfangreiche oder Langzeitprojekte beinhalten auch operationale Ziele, die eine Änderung des Gesundheitsstatus der Bevölkerung betreffen. Im Folgenden sind einige operationale Ziele und ihre Indikatoren – d. h. die Merkmale, anhand derer sie gemessen werden können – aufgelistet.

Methoden im Gesundheitsprozess

Ziel	Indikator bzw. Messmethode
Änderungen des Gesundheitsbewusstseins	Beurteilung des Interesses der Konsumenten, z. B.: Wie viele Personen nützen die Angebote, die in Foldern, Flugblättern etc. gemacht wurden?
	Beobachtung, wie sich die Inanspruchnahme von Gesundheitsdiensten verändert hat
	Analyse der Medienberichterstattung
	Interviews und Diskussionen zwischen „Gesundheitsförderern“ und ihren Patienten
Änderungen des Wissens und der Einstellungen	Beobachtung, wie sich Verhalten und Aussagen von Patienten verändert haben
	Beobachtung, wie Patienten ihr neu erworbenes Wissen im täglichen Leben anwenden und Probleme lösen; Diskussionen dieser Frage mit den Patienten
	vergleichende Tests (Abfragen von Wissen vor und nach der Arbeit mit den Patienten)
Änderungen im Verhalten	Beobachtung, wie die Patienten handeln
	Videoaufnahmen des Verhaltens der Patienten
	Interviews mit den Patienten
Änderungen in der Politik	politische Äußerungen (Prüfung ihrer Häufigkeit und Inhaltsanalyse)
	Prüfen von neuen Einrichtungen, z. B.: Gibt es ein vermehrtes Angebot von umweltfreundlichen Produkten? Gibt es mehr gesundheitsbewusste Kantinen in Schulen und Firmen?
	Feststellen von Änderungen in der Gesetzgebung: Gibt es z. B. Beschränkungen im Handel mit Tabakwaren?
	Prüfen, ob es Veränderungen beim Zugang zu gesundheitsfördernden Produkten, Leistungen, Einrichtungen etc. gibt (z. B. Gratisaktionstage für Nordic-Walking, spezielle Produktauszeichnungen in Geschäften, leichter erreichbare und besser ausgestattete Kinderspielplätze)
	Prüfen, ob es Veränderungen in verschiedenen organisatorischen Abläufen und Prozessen gibt, z. B.: Steht für Patienteninformationen mehr Zeit zur Verfügung?
Änderung der Umweltbedingungen	Messung von Luftverschmutzung, Verkehrsaufkommen, Fußgängerströmen, Flächen von Grünanlagen in einem bestimmten Gebiet

Änderungen des Gesundheitsstatus des Patienten oder der Bevölkerung	Aufzeichnungen von einfachen Indikatoren wie z. B. Körpergewicht, Blutdruck, Pulsfrequenz, Cholesterinspiegel
	Umfragen, die auch Veränderungen im Gesundheitsverhalten der Bevölkerung feststellen können
	Analysen von Trends, die aus den Gesundheitsstatistiken ableitbar sind, z. B. Säuglingssterblichkeit, die Aufenthaltsdauer in Spitälern etc.

Tabelle 9
Methoden im Gesundheitsprozess

Führt man eine **prozessorientierte Evaluierung** durch, so geht es um Fragen wie: Was geschah, während die Maßnahmen (d. h. der Prozess) durchgeführt wurden? Wurde alles so billig und so schnell wie möglich erledigt? War die Qualität so hoch wie ursprünglich geplant? Wurden die vorgesehenen Methoden und Materialien verwendet?

Doch wie bewertet man die Durchführung der Maßnahmen, den Prozess selbst? Für eine Bewertung sind drei Schlüsselaspekte zu beachten:

- 1. die Messung des Inputs
- 2. Selbstevaluierung
- 3. Feedback von anderen Personen

Input
(engl.) = das, was man hineingibt; ein von außen eingesetztes Mittel

Ad 1: Die Messung des Inputs
Um den Input zu messen, muss man zunächst all das festhalten, was in den Prozess eingeflossen ist, was investiert wurde (z. B. Material, Personal, Zeit, Infrastruktur, Geld etc.). Die zentrale Frage dabei ist, ob dieser Input das Ergebnis wert war.

Ad 2: Selbstevaluierung
Bei der Selbstevaluierung lauten die Fragen: „Habe ich alles richtig gemacht?" oder „Was würde ich ändern?" Wichtig dabei ist, nicht nur das Negative wahrzunehmen, sondern auch das Positive zu sehen, um es aktiv für die Zukunft zu nutzen.

Ad 3: Feedback von anderen Personen
Feedback zu geben und zu erhalten, ist im Bereich der Gesundheitsförderung wesentlich und eine wichtige Unterstützung bei der Arbeit. Feedback sollte in jedem Arbeitsprozess zum ständigen Begleiter werden und nicht nur von den Pflegepersonen, sondern auch von den Patienten und den anderen Nutzern des Gesundheitsförderungsprozesses eingefordert werden. Dabei ist es wichtig, eine Atmosphäre von Offenheit und Ehrlichkeit zu schaffen, in der Probleme aufgeworfen und diskutiert werden können, ohne dass sich jemand angegriffen oder blamiert fühlt. Dies kann man z. B. erreichen, indem man viele Fragen stellt, eine Box für Anregungen aufstellt, spontanes Feedback entgegennimmt, schriftlich festhält und Interesse daran zeigt etc.

6. Schritt: Festlegen eines Aktionsplanes
Wenn man sich darüber im Klaren ist, welches Ziel man auf welchem Weg erreichen möchte, wie man den Weg und den Erfolg evaluiert und welche

Ressourcen man für all das benötigt, kann die **Detailplanung** für die einzelnen Maßnahmen beginnen. Die Fragen dabei lauten: Wer macht was mit welchen Mitteln und zu welcher Zeit bzw. in welchem Zeitrahmen? Dabei ist es hilfreich, den Gesamtplan in einzelne Elemente zu zerlegen, die leichter zu handhaben sind. Zur besseren Orientierung können „Meilensteine" (mit der Fixierung eines konkreten Datums oder Zeitraumes) oder „Schlüsselereignisse" festgelegt werden (z. B. eine Geburtstagsfeier, der nächste Urlaub).

7. Schritt: Umsetzen der Maßnahmen (Aktion)
Mit dem 7. Schritt beginnen die Maßnahmen – die **Aktion** startet.

Der Gesundheitsprozess geht in sieben Schritten vor sich. Nach dem Erkennen von Bedürfnissen und Prioritäten (Schritt 1) erfolgt die Festlegung der operationalen Ziele (Schritt 2). Danach werden der beste Weg ausgewählt (Schritt 3) und die benötigten Ressourcen festgestellt (Schritt 4). Für die Planung der Evaluierungsmethode (Schritt 5) werden, abhängig vom gewünschten Ziel, verschiedene Indikatoren bzw. Messmethoden verwendet. Die Evaluierung kann ergebnisorientiert oder prozessorientiert sein. Nach dem Festlegen des Aktionsplanes (Schritt 6) erfolgt die Umsetzung der Maßnahmen, die Aktion (Schritt 7).

Zum Wiederholen – Kapitel 10

Berufsbezeichnung

krank versus gesund

„sick nursing" versus „health nursing"

Public Health Nursing

School Nurse

Family Health Nurse

Zum Wiederholen – Kapitel 11

Instrumente

professionelle Beratung

soziale, psychologische, psychosoziale Beratung

Alltagsberatung

Therapie

Beratung und Erziehung

Beratungskonstellationen

Verhaltensänderung

Health-Belief-Modell

Theory of Reasoned Action

Theory of Planned Behavior
Gesundheitsaktionsmodell
Modell der stufenweisen Veränderung
Selbstmotivation
Einsicht
Reihung und Kategorisierung
polarisierte Gesichtspunkte
Werterweiterung
Rollenspiele
Entscheidungsfindung
Verhaltensänderung
Selbstkontrolle
Belohnungssystem
Problembewältigung
Strategieverwendung

Zum Wiederholen – Kapitel 12

Pflegeprozess
Gesundheitsprozess
Prozessschritte
Bedürfnisse
Prioritäten
operationale Ziele
Zielerreichung
Ressourcen
Evaluierungsmethode
Aktionsplan
Aktion

Zum Üben – Teil VI

1. Welches sind die wesentlichen Grundsätze des Gesundheits- und Krankenpflegegesetzes in Bezug auf das Thema Gesundheitsförderung? Worin sehen Sie die Schwierigkeiten in der Implementierung?
2. Welche Beispiele für Schlüsselkonzepte zum Thema Gesundheit aus der Sicht von Pflegetheoretikerinnen kennen Sie?
3. Wodurch unterscheidet sich Alltagsberatung von professioneller Beratung und Therapie?
4. Worin liegt der Unterschied zwischen Beratung und Erziehung?
5. Welche Beratungskonstellationen gibt es?
6. Erläutern Sie zentrale Merkmale von professioneller Beratung in der Gesundheits- und Krankenpflege!
7. Welche Theorien der Verhaltensänderung kennen Sie?
8. Was ist der Schwerpunkt des Gesundheitsaktionsmodells? Erläutern Sie diesen Ansatz!
9. Wer entwickelte das Modell der stufenweisen Veränderung? Welche Phasen der Verhaltensänderung werden darin beschrieben?
10. Welche Methoden können in den einzelnen Phasen des Modells der stufenweisen Veränderung angewendet werden?
11. Welche Strategien, die zur Vermehrung der Einsicht in die eigene Person dienen, kennen Sie? Erläutern Sie diese!
12. Welche Phasen durchläuft man beim Prozess der Entscheidungsfindung? Beschreiben Sie diese anhand eines konkreten Beispiels!
13. Welche Strategien zur Erzielung von Verhaltensänderungen kennen Sie?
14. Welche Prinzipien müssen für eine wirkungsvolle Verwendung von Strategien berücksichtigt werden?
15. Wo liegen die Unterschiede zwischen Pflege- und Gesundheitsprozess?
16. Wie lauten die einzelnen Schritte des Gesundheitsprozesses? Beschreiben Sie diese!

Kurzbiografien bedeutender Theoretikerinnen und Theoretiker

Aaron Antonovsky
wurde 1923 in Brooklyn geboren, absolvierte sein Studium, das während des Zweiten Weltkrieges vom Militärdienst unterbrochen wurde, in Amerika. Von 1959 bis 1960 hatte er eine Professur für Soziologie an der Universität von Teheran inne. 1960 emigrierte er mit seiner Frau nach Israel, wo er am Institut für angewandte Sozialforschung in Jerusalem unterrichtete. Es folgten zahlreiche Projekte, die sich mit Krebs, der Menopause, mit sozialen Klassen und verschiedenen Aspekten von Gesundheit und Krankheit beschäftigten. An weiblichen Überlebenden von Konzentrationslagern untersuchte er die Fragestellung, was Menschen gesund hält. Dies führte letztlich zur Entwicklung des Konzepts der „Salutogenese", als deren Gründervater Antonovsky gilt. Er starb 1994.

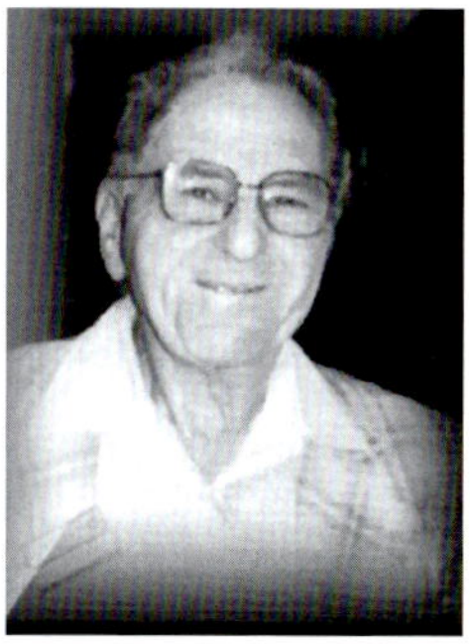

Albert Bandura
wurde 1925 in Kanada geboren und studierte an der University of British Columbia, wo er 1949 den Bachelor für Psychologie erwarb. Im Anschluss folgte ein Doktoratsstudium in Psychologie an der Universität Iowa, das er 1952 abschloss. Er hatte sich für diese Universität aufgrund ihres sehr guten Rufes in der Lernprozessforschung entschieden. In Stanford arbeitete er nach seinem Abschluss 1952 auf dem Gebiet der Interaktionsprozesse in der Psychotherapie. Bandura erhielt zahlreiche Auszeichnungen und Ehrungen. Seine bekannteste Studie ist die aus dem Jahr 1963 stammende „bobo dull study", welche die Basis für seine Theorie des Beobachtungs- und Modelllernens darstellt. 1974 wurde er zum Präsidenten der „American Psychological Association" gewählt und erhielt 1980 die Auszeichnung der Vereinigung für vorbildliche Leistungen als Forscher, Lehrender und Theoretiker.

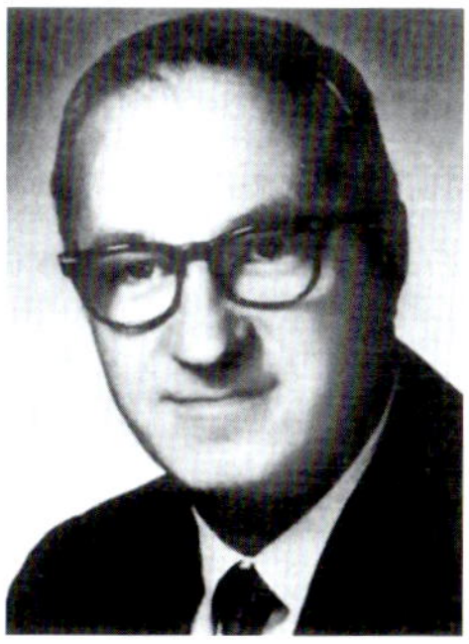

Peter Becker
geboren 1942, war nach Abschluss seines Diplomstudiums der Psychologie zunächst Mitarbeiter, dann Leiter einer Erziehungsberatungsstelle. Danach arbeitete er als wissenschaftlicher Assistent und Assistenzprofessor am Psychologischen Institut der Universität des Saarlandes. Er ist heute Leiter der Abteilung für Persönlichkeitspsychologie an der Universität Trier. Seine Forschungsschwerpunkte sind u. a. Gesundheitsforschung, seelische und habituelle körperliche Gesundheit und Determinanten der Gesundheit.

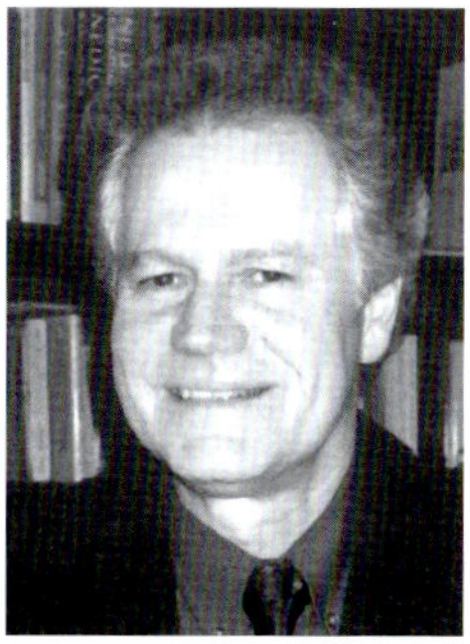

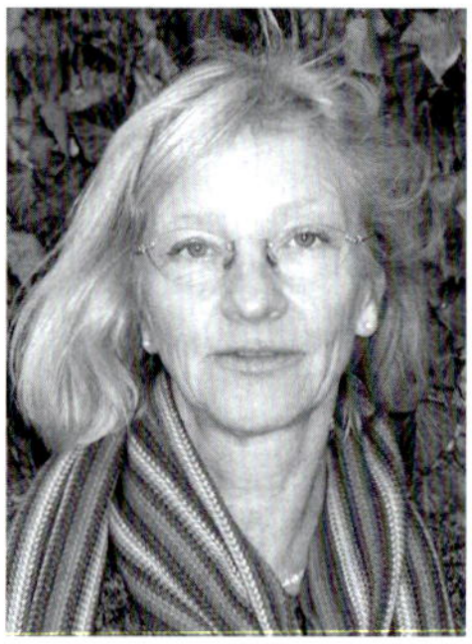

Marianne Brieskorn-Zinke
ist im Erstberuf staatlich geprüfte Gymnastiklehrerin mit Unterricht in Gymnastik und Sport für alle Altersgruppen. Sie hat Soziologie in Basel, Gießen und Marburg studiert und an der Psychosomatischen Klinik der Universität Gießen medizinsoziologische Forschungstätigkeiten ausgeführt. An der Universität Marburg promovierte sie zum Dr. phil. Sie widmete sich der freiberuflichen Arbeit in der Körper- und Bewegungsbildung und in unterschiedlichen Themen der Gesundheitsförderung mit sozialen und pflegerischen Berufen. Im Jahr 1996 wurde sie an die EFHD für Gesundheitswissenschaften an den Fachbereich Pflege- und Gesundheitswissenschaft berufen. Sie ist die deutsche Vertreterin in der europäischen Arbeitsgruppe „Public Health for Nurses".

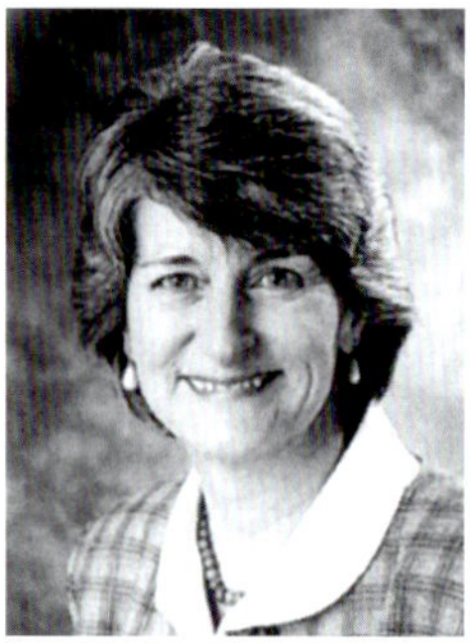

Linda Ewles
begann ihre Laufbahn als Diätspezialistin in England und auf den Bermudas. In den 1970er-Jahren war sie als Ausbildungsbeamtin tätig. Nachdem sie im Rahmen der Gesundheitsausbildung einen Studiengang geleitet und Gesundheitserziehung, Ernährungslehre und Kommunikation gelehrt hatte, wendete sie sich der Praxis zu. Von 1985 bis 1991 war sie für die Planung und Weitervermittlung von Wissen im Bereich der Gesundheitsförderung in Bristol und Weston verantwortlich und aktiv daran beteiligt. Sie ist Mitglied verschiedener Vereinigungen und Gesellschaften, die sich mit Gesundheitsförderung und Gesundheitserziehung beschäftigen.

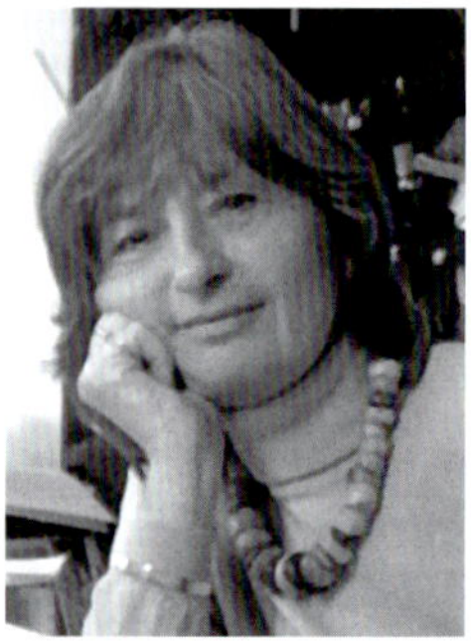

Alexa Franke
studierte Psychologie in Münster und wurde 1999 als Psychologische Psychotherapeutin approbiert. Ihre Schwerpunkte in Forschung und Lehre sind: Gesundheitsforschung, Suchtforschung, Psychotherapie bei Patienten mit psychosomatischen Störungen und Essstörungen. Seit 2001 ist sie Mitglied der Enquêtekommission „Zukunft einer frauengerechten Gesundheitsversorgung".

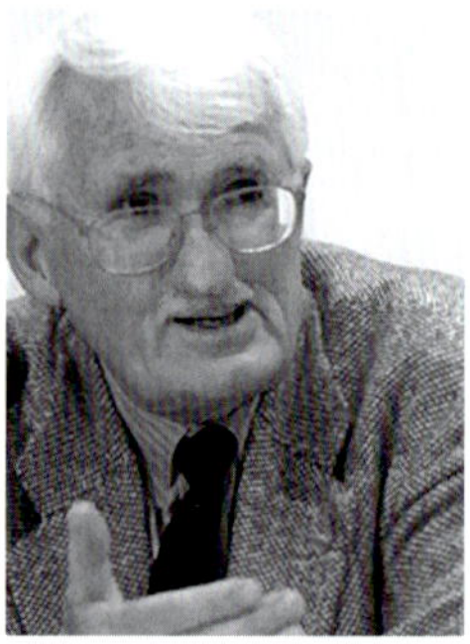

Jürgen Habermas
geboren 1929, ist ein deutscher Philosoph und Soziologe. 1961 habilitierte er sich an der Universität und wurde außerordentlicher Professor an der Universität Heidelberg. Er ist einer der Vertreter der sogenannten „Frankfurter Schule", einer philosophischen Richtung des Denkens. Von 1971 bis 1983 war er Direktor am Max-Planck-Institut für Sozialwissenschaften in München. In den Jahren 1983 bis 1994 war Habermas Professor für Philosophie in Frankfurt am Main, seit 1994 ist er emeritiert. Für seine wissenschaftlichen Leistungen wurden ihm zahlreiche Preise, Auszeichnungen und Ehrendoktorate verliehen. Heute lebt er in Starnberg.

Trevor Hancock

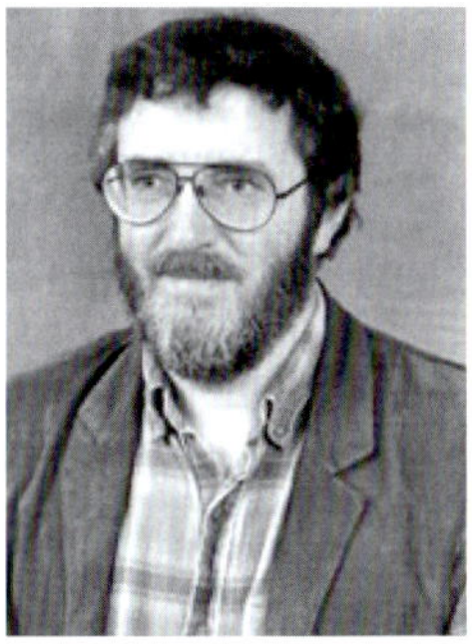

geboren 1948, lebt in Kanada. Der ausgebildete Mediziner war im öffentlichen Gesundheitswesen und als Berater für Gesundheitsförderung tätig – u. a. auf nationaler Regierungsebene und für die WHO bei verschiedenen „Gesunde Stadt"-Projekten. Sein stetes Interesse an Gesundheits- und Umweltfragen brachte ihm die Position des ersten Leiters der kanadischen „Grünen-Partei" in den frühen 1980er-Jahren ein. Nebst zahlreichen weiteren Funktionen war er von 1986 bis 2000 Assistenzprofessor an der York University in Toronto. Derzeit ist er als Berater für das Ministerium für Gesundheitsplanung in Victoria, British Columbia, tätig. Hancock hat nebst dem Halten vieler Vorträge und Workshops zahlreiche Publikationen zu den Themen Gesundheitsförderung und Public Health verfasst.

Klaus Hurrelmann

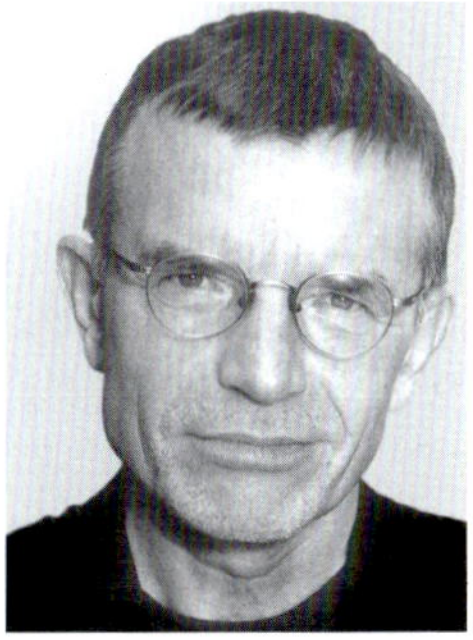

geboren 1944, studierte Soziologie, Psychologie und Pädagogik an den Universitäten Freiburg, Berkeley und Münster. 1990 erhielt er eine Gastprofessur für Soziologie an der New Yorker Universität. 1994 kehrte er in die neu gegründete Fakultät für Gesundheitswissenschaften zurück und arbeitete dort als erster Dekan. Seit 1998 leitet er das Kooperationszentrum „Health Behavior in School Children" (HBSC) der WHO. Seine Schwerpunkte an der Universität Bielefeld liegen in der Bildungsforschung (Sozialisation, Schule, Familie, Kindheit, Jugend) und in der Gesundheitsforschung mit dem Fokus auf Gesundheitsförderung, Gesundheitskommunikation sowie Sucht- und Gewaltprävention. Seit März 2009 ist Hurrelmann Professor für Public Health and Education an der Hertie School of Governance in Berlin.

Ilona Kickbusch

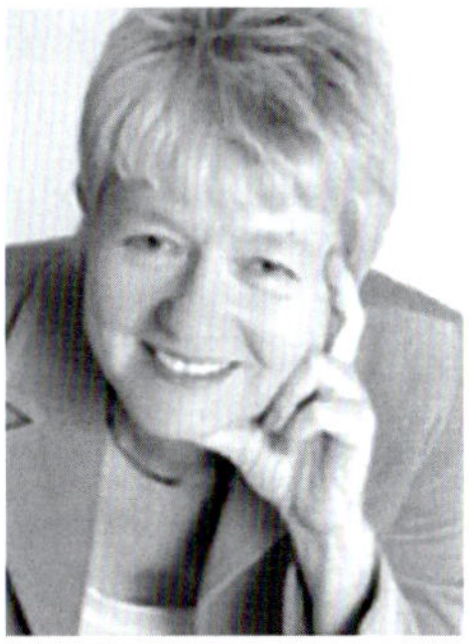

ist Mitglied des leitenden Ausschusses der Careum-Stiftung und Direktorin des Global Health Programme am Graduate Institute for International and Development Studies in Genf. Sie prägte während ihrer langjährigen Tätigkeit bei der WHO die europäische und internationale Gesundheitspolitik, besonders im Bereich Gesundheitsförderung. Sie war Professorin an der Yale University und Leiterin eines Fulbright-Programms zur globalen Gesundheit. Sie ist im Beirat wichtiger Organisationen, Stiftungen und Fachpublikationen und publiziert ausgiebig. Sie berät eine Vielzahl von nationalen und internationalen Organisationen, so auch das Schweizer Bundesamt für Gesundheit.

Richard Lazarus

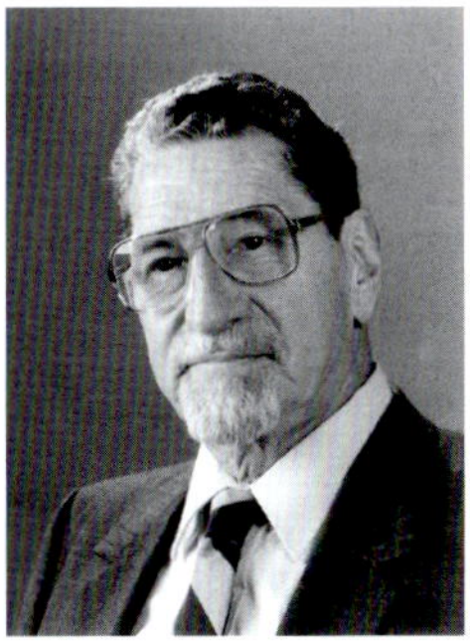

wurde 1922 in den USA als Sohn einer einfachen Familie geboren. Trotz vieler Widerstände studierte er Psychologie und promovierte an der Universität Pittsburgh. Ab 1957 war er Professor an der Berkeley-Universität in Kalifornien. Zu seinen wichtigsten Werken zählt „Psychological Stress and Coping Process" aus dem Jahr 1966. Richard Lazarus starb am 4. Dezember 2002.

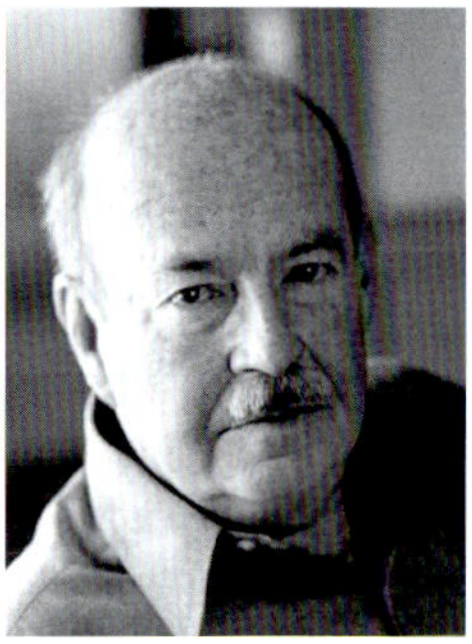

Talcott Parsons
wurde 1902 in Colorado Springs geboren. Als Soziologe bekannt geworden, widmete er sich zuerst dem Studium der Medizin und Wirtschaftswissenschaften und studierte auch Nationalökonomie in Heidelberg. Von 1927 bis 1973 war er an der Harvard University in Cambridge tätig und Professor der Soziologie. 1973 wurde er emeritiert. Parsons wurde als der Entwickler einer allgemeinen soziologischen Theorie bekannt, die im Zusammenhang mit anderen Gesellschaftswissenschaften steht, vor allem Ökonomie, Anthropologie, Politologie und Psychologie. Am 8. Mai 1979 starb Parsons während einer Deutschland-Reise anlässlich des 50. Jahrestages seiner Promotion in Heidelberg.

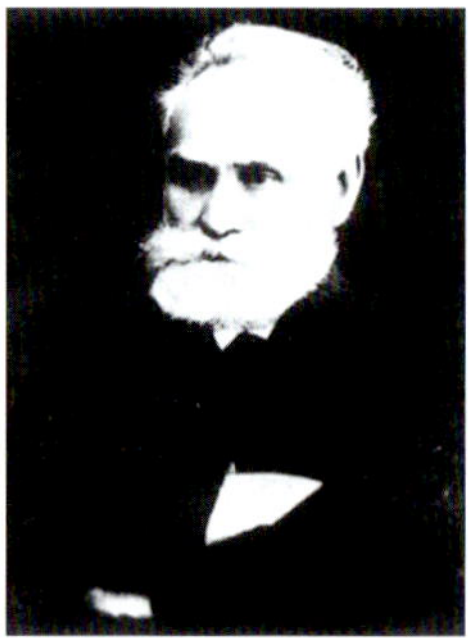

Iwan Petrowitsch Pawlow
wurde 1849 als Sohn einer Pfarrersfamilie in Russland geboren. Seine Ausbildung zum Priester brach er ab und studierte stattdessen an der St. Petersburger Universität; sein Hauptfach war die Physiologie der Tiere. 1883 promovierte er mit einer Arbeit über „die zentrifugalen Nerven des Herzens bei Hunden". Im Jahr 1891 war er wesentlich am Aufbau des Instituts für Experimentelle Medizin in St. Petersburg beteiligt, wo er auch bis zu seinem Tod tätig war. 1897 erschien seine Vorlesung über die Arbeit der Hauptverdauungsdrüsen, wofür er später den Nobelpreis für Medizin (1904) erhielt. Darüber hinaus hat er die Grundlagen der Verhaltensforschung erarbeitet, welche die Basis für eine Vielzahl der neueren Lerntheorien darstellen. Pawlow starb im Jahr 1936 im Alter von 86 Jahren.

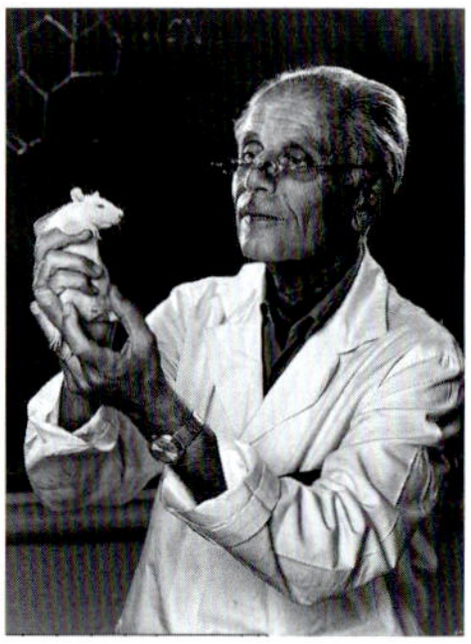

Hans Selye
wurde im Jahr 1907 in Wien geboren; 1929 promovierte er nach Studiengängen in Prag, Rom und Paris zum Mediziner. Er erhielt ein Stipendium für eine amerikanische Universität und übersiedelte später nach Kanada, wo er an einer Universität in Montreal unterrichtete. Er wird heute als „Vater der Stressforschung" anerkannt. Seit der Publikation seiner ersten wissenschaftlichen Arbeit „Stress" im Jahr 1936 veröffentlichte er unzählige Arbeiten zu diesem Thema. „The Stress of Life" und „Stress without Distress" sind zwei davon. Selye war im Besitz von drei Doktoraten und 43 Ehrendoktoraten und zählt zu den bedeutendsten Wissenschaftlern des 20. Jahrhunderts. Er starb 1982.

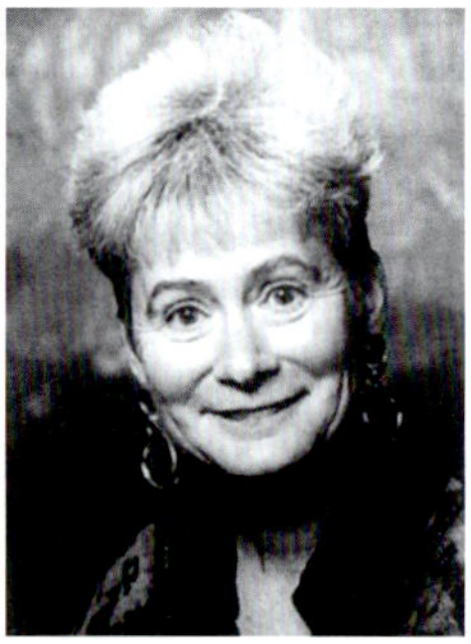

Ina Simnett
arbeitet als freischaffende Trainerin und Beraterin auf dem Gebiet der Gesundheitsförderung. Sie leistete Beiträge in der Forschungs- und Entwicklungsarbeit sowie in der Vermittlung und Vernetzung zur Förderung körperlicher Aktivität. Darüber hinaus gründete sie das Zentrum für „Health Planning and Management" an der Keele-Universität. Ihren beruflichen Werdegang begann sie als Physiologin im Forschungsbereich, arbeitete dann aber im Bereich der Gesundheitsförderung, wobei sie große Erfahrung in der Planung und im Bereich der Lehre sammelte.

Burrhus Frederic Skinner

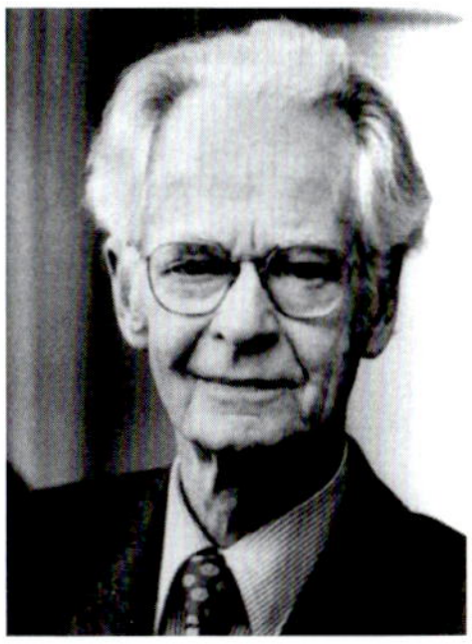

wurde 1904 in Pennsylvania, USA, geboren. In Clinton, New York, absolvierte er späterhin bis zum Jahr 1926 zunächst ein kunst- und sprachwissenschaftliches Studium – mit dem Wunsch, Schriftsteller zu werden. Ab 1928 studierte er an der Harvard University Psychologie. Er gilt als führender Vertreter des psychologischen Behaviorismus. Skinner verfasste mehrere Arbeiten, u. a. „Behaviour of Organisms", die seine wichtigste wurde. An Tieren erforschte er die operante Konditionierung, wodurch die sogenannte „Skinner-Box" bekannt wurde. Skinner verstarb im Jahr 1990.

Edward Lee Thorndike

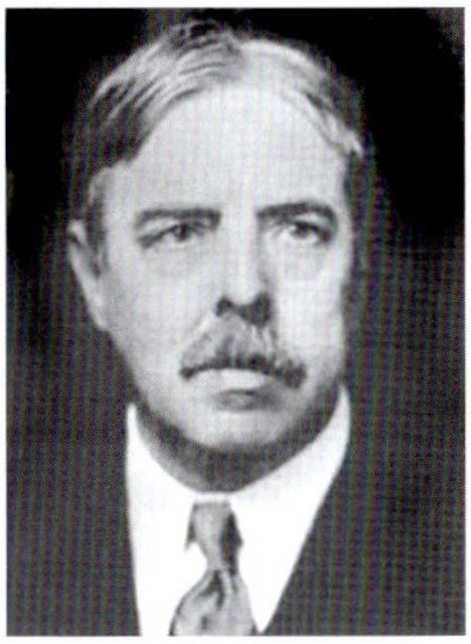

wurde 1874 in Massachusetts, USA, geboren. Er interessierte sich relativ früh für die Psychologie, beendete sein Studium in Harvard jedoch nicht, sondern wechselte an die Universität von Columbia, wo er seine Studien über Tiere fortsetzte. Thorndike leistete Pionierarbeit auf dem Gebiet des menschlichen und tierischen Lernens. 1912 wurde er aufgrund seiner Leistungen und Fähigkeiten Präsident der „American Psychological Association". Edward Lee Thorndike verstarb im Jahre 1949.

Thure von Uexküll

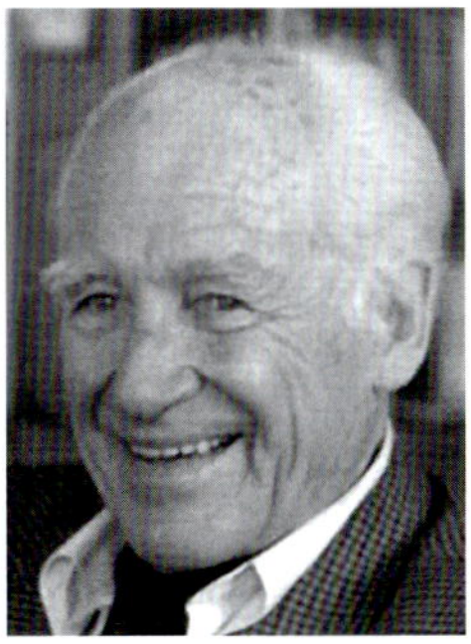

wurde 1908 in Heidelberg geboren. Er absolvierte das Studium der Medizin und wurde Direktor der Medizinischen Poliklinik an der Universität Gießen. Er war in der Lehre tätig, führte Arbeitsgruppen für integrierte Medizin und gründete 1973 das Deutsche Kollegium für psychosomatische Medizin. Im Jahr 1977 emeritierte er und gründete noch 1992 die Akademie für integrierte Medizin. Thure von Uexküll verstarb im Jahr 2004.

Literaturverzeichnis

Abel, Thomas/Bruhin, Eva (2003): Health Literacy. Wissensbasierte Gesundheitskompetenz. In B. f. g. Aufklärung (Hg.), Leitbegriffe der Gesundheitsförderung. Schwabenstein: Peter Sabo, S. 128–131.

Abt-Zegelin, Angelika (2009): Gespräche sind Pflegehandlungen. In: Die Schwester Der Pfleger. 48, 07/09. Deutscher Berufsverband für Pflegeberufe, bibliomedizinische Verlagsgesellschaft Melsungen.

Altenthan, Sophia/Dirrigl, Werner/Gotthardt, Wilfried/Hobmair, Hermann/Höhlein, Reiner/Ott, Wilhelm/Schneider, Karl H./Pöll, Rosemarie (1995): Pädagogik. Köln, München: Stam Verlag GmbH.

Antonovsky, Aaron (1979): Health, stress, and coping. San Francisco: Jossey-Bass.

Antonovsky, Aaron (1987): Unraveling the Mystery of Health. How People Manage Stress and Stay Well. London: Jossey Bass.

Antonovsky, Aaron (1993): Gesundheitsforschung versus Krankheitsforschung. In: Franke, Alexa/Broda, Michael (Hg.) (1993): Psychosomatische Gesundheit. Versuch einer Abkehr vom Pathogenese-Konzept. Tübingen: dgvt-Verlag.

Antonovsky, Aaron (1995): The Moral and the Healthy: Identical, Overlapping or Orthogonal? In: Israelian Journal of Psychiatry and Related Sciences 32 (1), S. 5–13.

Baider, Lea Adela/Sarell, Moshe (1983): Perceptions and causal attributions of Israeli woman with breast cancer concerning their illness: the effects of ethnicity and religiosity. In: Psychotherapy and Psychosomatics 39 (3), S. 136–143.

Baker, David W. et al. (2004): Health Literacy and Use of Outpatient Physician Services by Medicare Managed Care Enrollees. In: Journal of General Internal Medicine 19 (3), 215–220.

Bandura, Albert/Adams, Nancy E./Beyer, Janice (1977): Cognitive Processes Mediating Behavioral Change. In: Journal of Personality and Social Psychology 35, S. 125–139.

Bauer, Joachim (2013): Arbeit. Warum unser Glück von ihr abhängt und wie sie uns krank macht. München: Blessing

Beck, Matthias (2009): Gesundheit – eine medizinethische Aufgabe und Verpflichtung. In: Biendarra, I./Weeren, M.: Gesundheit – Gesundheiten? Würzburg: Königshausen & Neumann.

Becker, M. H. (Hg.) (1974): The health belief model and personal health behavior. Thorofare: Slack.

Becker, Peter (1995): Seelische Gesundheit und Verhaltenskontrolle. Göttingen: Hogrefe Verlag.

Bengel, Jürgen/Belz-Merk, Martina (1997): Subjektive Gesundheitsvorstellungen. In: Schwarzer, Ralf (Hg.)(1977): Gesundheitspsychologie. Ein Lehrbuch. 2., überarbeitete und erweiterte Auflage. Göttingen, Bern: Hogrefe Verlag, S. 23–41.

Bennett, Viv (2013): Nursing a nation back to health. In: Nursing standard June 19: vol 27 no 42.

Biegel, David E. (1984): Help seeking and receiving in urban ethnic neighborhoods: strategies for empowerment. In: Rappaport, Julian/Swift, Carolyn F./Hess, Robert E. (Hg.) (1984): Studies in empowerment: Steps toward understanding and action. New York.

Biendarra, Illona/Weeren, Marc (2009): Gesundheit – Gesundheiten? Eine Orientierungshilfe. Würzburg: Königshausen & Neumann.

Blättner, Beate (1997): Paradigmenwechsel: von der Gesundheitsaufklärung und -erziehung zur Gesundheitsausbildung und -förderung. In: Weitkunat, Rolf/Haisch, Jochen/Kessler, Manfred (Hg.) (1997): Public Health und Gesundheitspsychologie. Konzepte. Methoden. Prävention. Versorgung. Politik. Bern: Verlag Hans Huber, S. 119–125.

Blättner, Beate/Waller, Heiko (52011): Gesundheitswissenschaften. Stuttgart: Kohlhammer.

Blumenthal, James A./Williams, Redford B./Kong, Yihong/Schanberg, Saul M./Thompson, Larry W. (1978): Type A behaviour and angiographically documented coronary disease. In: Circulation 58, S. 634–639.

Böhm, Winfried (2004): Geschichte der Pädagogik. Von Platon bis zur Gegenwart. München: C.H. Beck.

Bowra, Cecil Maurice (1972): Griechenland. Von Homer bis zum Hellenismus. Reinbek bei Hamburg: Rowohlt.

Brieskorn-Zinke, Marianne (2006): Gesundheitsförderung in der Pflege. Stuttgart: Kohlhammer.

Brieskorn-Zinke, Marianne (2000): Die pflegerische Relevanz der Grundgedanken des Salutogenese-Konzepts. In: Pflege 13, S. 373–380.

Brieskorn-Zinke, Marianne (2007): Public Health Nursing. Der Beitrag zur Pflege der Bevölkerungsgesundheit. Stuttgart: Kohlhammer.

Brobst, Ruth (1997): Der Pflegeprozess in der Praxis. Bern: Verlag Hans Huber.

Brockhaus (201998): Brockhaus – die Enzyklopädie in 24 Bänden. 13. Band. LAGI-MAD. Leipzig, Mannheim: F. A. Brockhaus.

Brundtland, Gro Harlem (1998): Dr Gro Harlem Brundtland, Director-General Elect, The World Health Organization. Speech to the Fifty-firstWorld Health Assembly. Genevy, 13 May 1998. online: http//www.who.int/directorgeneral/speeches/1998/index.html (28.07.2006).

Bundesministerium für Gesundheit (2013): Bericht der Arbeitsgruppe Rahmen-Gesundheitsziele.

Bundeszentrale für gesundheitliche Aufklärung (BZgA) (2001): Was erhält Menschen gesund? Antonovskys Modell der Salutogenese – Diskussionsstand und Stellenwert. Eine Expertise von Jürgen Bengel, Regine Strittmatter und Hildegard Willmann im Auftrag der BZgA. Erweiterte Neuauflage. Köln: BZgA. Reihe Forschung und Praxis der Gesundheitsförderung 6.

Bundeszentrale für gesundheitliche Aufklärung (BZgA) (Hg.) (42003): Leitbegriffe der Gesundheitsförderung. Glossar zu Konzepten, Strategien und Methoden in der Gesundheitsförderung. Redaktionsgruppe: Peter Franzkowiak, Lotte Kaba-Schönstein, Manfred Lehmann, Peter Sabo. 4. erweiterte und überarbeitete Auflage. Schwabenheim ad Selz: Fachverlag Peter Sabo. Reihe Blickpunkt Gesundheit 6.

Burzan, Nicole (2011): Soziale Ungleichheit. Eine Einführung in die zentralen Theorien. Wiesbaden: VS Verlag.

Calnan, Michael (1987): Health and illness: The lay perspective. London: Tavistock.

Casson, Lionel (1971): Ägypten. Die Pharaonenreiche. Reinbek bei Hamburg: Rowohlt.

Delle Grazie, Judith/Wimmer-Puchinger, Beate (2013): Rahmengesundheitsziele. Wien: Bundesministerium für Gesundheit. www.gesundheitsziele-österreich.at

D'Houtaud, Alphonse (1978): L'image de la santé dans une population lorraine: Approche psychosociale des representations de la santé. In: Revue D'Epidemiologie et de Santé Publique 26, S. 299–320.

DiClemente, Ralph J./Temoshok, Lydia (1985): Psychological adjustment to having cutaneous malignant melanoma as a predictor of follow-up clinical status. In: Psychosomatic Medicine 47, S. 3–25.

Die Bibel (1966). Lizenzausgabe. Wien: Wiener Verlag.

Döhner, Hanneli (2001): Information und Beratung. Ein Beitrag zur Gesundheitsförderung und -versorgung. In: Zeitschrift für Gerontologie und Geriatrie 1, 48–55.

Dörpinghaus, Andreas/Poenitsch, Andreas/Wigger, Lothar (2006): Einführung in die Theorie der Bildung. Darmstadt: Wissenschaftliche Buchgesellschaft.

Duden (51990). Das Fremdwörterbuch. 5., neu bearbeitete und erweiterte Auflage. Mannheim: Bibliographisches Institut & F. A. Brockhaus AG.

Duetz, Margreet/Abel, Thomas (2004): Health Literacy: Förderung und Nutzung von Gesundheitskompetenzen in der Praxis. In: Managed Care 5, 33–35.

Duflo, Esther (2013): Kampf gegen die Armut. Berlin: Suhrkamp.

Dürr, Hans-Peter (2011): Das Lebende lebendiger werden lassen. Wie uns neues Denken aus der Krise führt. München: Oekom.

Engelhardt, Dietrich von (2005): Der Wandel der Vorstellungen von Gesundheit und Krankheit in der Geschichte der Medizin. Erfahrungen der Vergangenheit – Anregungen für die Zukunft. Angermühler GesprächeMedizin – Ethik – Recht. Band 1. online: http//www.klinik-angermuehle.de/klinik/a-index.htm (28.07.2006).

Engelmann, Fabian/Halkow, Anna (2008): Der Setting-Ansatz in der Gesundheitsförderung. Genealogie, Konzeption, Praxis, Evidenzbasierung. Veröffentlichungsreihe der Forschungsgruppe Public Health. Wissenschaftszentrum Berlin für Sozialforschung (WZB).

Eriksson, Katie (2001): Gesundheit. Ein Schlüsselbegriff der Pflegetheorie. Bern: Verlag Hans Huber.

Ewles, Linda/Simnett, Ina (1999): Promoting Health – a Practical Guide. 4th Edition. Edinburgh: Bailliere Tindall.

Faltermaier, Anton (1994): Gesundheitsbewußtsein und Gesundheitshandeln: Über den Umgang mit Gesundheit im Alltag. Weinheim: Psychologie Verlags Union/Beltz.

Faltermaier, Toni (2005): Gesundheitspsychologie. Stuttgart: W. Kohlhammer GmbH.

Faltermaier, Toni/Kühnlein, Irene/ Burda-Viering,Martina (1998): Gesundheit im Alltag. Weinheim: Juventa.

Fawcett, Jacqueline (²1998): Konzeptuelle Modelle im Überblick. Bern: Verlag Hans Huber.

Flick, Uwe (Hg.) (1998): Wann fühlen wir uns gesund? Subjektive Vorstellungen von Gesundheit und Krankheit. Weinheim München: Juventa Verlag.

Filipp, Sigrun-Heide/Aymanns, Peter (²1997). Subjektive Krankheitstheorien. In: Schwarzer, Ralf (Hg.) (21997): Gesundheitspsychologie. Ein Lehrbuch. Göttingen, Bern: Hogrefe Verlag, S. 3–22.

Frank, K. A./Heller, S. S. /Kornfeld, D. S. /Sporn, A. A./Weiss, M. B. (1978): Type-A-behaviour and coronary heart disease: Angiographic confirmation. In: Journal of the American Medical Association 24, S. 761–763.

Frank, Priska (2000): Gesundheitsförderung von Pflegeempfängerinnen und Pflegeempfängern mit Wirbelsäulenoperationen unter Einbezug von Aspekten aus der Salutogenese. In: PrInterNet 10.

Franke, Alexa (2006): Modelle von Gesundheit und Krankheit. Bern: Verlag Hans Huber.

Franke, Alexa (2005): Das Modell der Salutogenese und seine Konsequenzen für die Gestaltung einer gesundheitsförderlichen Lebens- und Arbeitswelt. Eröffnungsvortrag der Herbstakademie zur Gesundheitsförderung 2005. Magdeburg.

Friedman, Meyer (1996): Type A Behavior: Its Diagnosis and Treatment. New York: Plenum Press.

Fröhlich-Gildhoff, Klaus/Rönnau-Böse, Maike (2009): Resilienz. München, Basel: Ernst Reinhardt.

Fuchs, Peter (2008): Prävention – Zur Mythologie und Realität einer paradoxen Zuvorkommenheit. In: Saake, Irmhild/Vogd, Werner: Studien zur organisierten Krankenbehandlung. Wiesbaden: Springer, VS Verlag für Sozialwissenschaften.

Fürnkranz, Peter (1997): Pflege und Lehren – das psychodynamische Pflegemodell von H. E. Peplau als handlungsleitendes Prinzip für die Pflege- und Unterrichtswirklichkeit. Unveröffentlichte Abschlussarbeit im Rahmen des Universitätslehrganges für lehrendes Krankenpflegepersonal, Universität Wien.

Gadamer, Hans Georg (1993): Über die Verborgenheit der Gesundheit. Frankfurt/M.: Suhrkamp.

Gerber, Uwe/Stünzner,Wilfried von (1999): Entstehung, Entwicklung und Aufgaben der Gesundheitswissenschaften. In: Hurrelmann, Klaus (Hg.) (1999): Gesundheitswissenschaften. Berlin: Springer, S. 9–64.

Gesundes Österreich, Magazin für Gesundheitsförderung und Prävention (2016), 18. Jahrgang, Nr. 1; Wien.

Giesecke, Hermann (72004): Einführung in die Pädagogik. Weinheim: Juventa.

Goffman, Erving (1975): Stigma. Über Techniken der Bewältigung beschädigter Identität. Frankfurt am Main: Suhrkamp.

Goleman, Daniel (2001): Emotionale Intelligenz. München: dtv.

GÖG Gesundheit Österreich (2016): Jahresbericht 2015. Wien: Verlag Gesundheit Österreich.

Gowan, Sister M. Olivia (1946): Definition of Nursing. In: Proceedings of the Workshop on Administration of Collegiate Programs in Nursing. June 12–24, 1944. Washington, D. C. Catholic University of America Press, S. 10. Abgedruckt in: Nursing Outlook 7 (4), S. 199.

Görres, Stefan (1996): Pflegewissenschaft: Herausforderung für die Forschung – Innovation für die Praxis. In: Görres, Stefan (Hg.) (1996): Pflegewissenschaft in der Bundesrepublik Deutschland. Bremen: Altera, S. 62–76.

Görres, Stefan/Schmitt, Svenja/Neubert, Lydia/Zimmermann, Markus (2014): Pflegerische Interventionen effektiv einsetzen. Evidenz gesundheitsfördernder und präventiver Pflegeinterventionen bei älteren Menschen – eine systematische Übersicht. Zentrum für Qualität in der Pflege. Abrufbar unter http://www.zqp.de/upload/content.000/id00401/attachment01.pdf, Zugriff am 06.04.2015

Gündel, Harald/Glaser, Jürgen/Angerer, Peter (2014): Arbeiten und gesund bleiben. K.O. durch den Job oder Fit im Beruf. Berlin, Heidelberg: Springer.

Hafen, Martin (2005): Systemische Prävention – Grundlagen für eine Theorie präventiver Maßnahmen. Heidelberg: Carl Auer Verlag.

Hammerl, Elfriede (2009): Was ist Gender? Geschlechtsspezifische Rollenzuweisungen und ihre alltäglichen Auswirkungen. In: Hochleitner, Margarethe (Hg.): Gendermedizin. Ringvorlesung an der Medizinischen Universität Innsbruck. Wien: facultas.

Han, Byung-Chul (2014): Psychopolitik. Neoliberalismus und die anderen Machttechniken. Frankfurt am Main: Fischer.

Harter, Susan (1983): Developmental Perspectives on the Self-system. In: Hetherington, E. Mavis/Mussen, Paul H. (Eds.)(1983): Handbook of Child Psychology. Vol. 4. Socialization, personality and social development. New York: Wiley, S. 273–385.

Hasenbring, M. (1989): Laienhafte Ursachenvorstellungen und Erwartungen zur Beeinflussbarkeit einer Krebserkrankung – erste Ergebnisse einer Studie an Krebspatienten. In: C. Bischoff & H. Zenz (Hg.): Patientenkonzepte von Körper und Krankheit. Bern: Huber, S. 25–38.

Haug, Christoph V. (1991): Gesundheitsbildung im Wandel. Die Tradition der europäischen Gesundheitsbildung und der „Health Promotion"-Ansatz in den USA in ihrer Bedeutung für die gegenwärtige Gesundheitspädagogik. Bad Heilbrunn: Klinkhardt.

Helfferich, Cornelia (1993): Das unterschiedliche ‚Schweigen der Organe' – subjektive Gesundheitskonzepte und ‚objektive' Gesundheitsdefinitionen. In: Franke, Alexa/Broda, Michael (Hg.): Psychosomatische Gesundheit. Versuch einer Abkehr vom Pathogenese-Konzept. Tübingen: dgvt-Verlag, S. 35–65.

Herriger, Norbert (2002): Empowerment in der Sozialen Arbeit. Eine Einführung. 2. Auflage, Stuttgart.

Herzlich, Claudine (1973): Health and Illness. A Social Psychological Analysis. London: Academic Press.

Hildebrand, Helmut (Hg.) ([258]1998): Pschyrembel. Klinisches Wörterbuch. Berlin: Walter De-Gruyter.

Hillmann, Karl-Heinz ([5]2007): Wörterbuch der Soziologie. 5. vollständig überarbeitete und erweiterte Auflage. Stuttgart: Kröner.

Hinghofer-Szalkay, Irma (1995): Das Gesundheitsverständnis im Spiegel der Zeit. In: Pflege 8. Bern: Verlag Hans Huber.

Honos Verlag (Hg.) (1988): Großes Universallexikon in Farbe. Zug: Honos Verlag.

Hradil, Stefan (2005): Soziale Ungleichheit, Wiesbaden: VS Verlag.

Hudemann-Simon, Calixte (2000): Die Eroberung der Gesundheit. Frankfurt am Main: Fischer Taschenbuch.

Hurrelmann, Klaus ([2]1991): Sozialisation und Gesundheit. Somatische, psychische und soziale Risikofaktoren im Lebenslauf. Weinheim: Juventa.

Hurrelmann, Klaus (1999): Gesundheitswissenschaften. Berlin: Springer.

Hurrelmann, Klaus ([4]2000): Gesundheitssoziologie. 4., völlig überarbeitete Auflage. Weinheim: Juventa.

Hurrelmann, Klaus/Klotz, Theodor/Haisch, Jochen (Hg.) (2004): Lehrbuch Prävention und Gesundheitsförderung. Bern, Göttingen, Toronto, Seattle: Verlag Hans Huber.

Hurrelmann, Klaus/Laaser, Ulrich (1998):Handbuch Gesundheitswissenschaften. Weinheim: Juventa.

Hurrelmann, Klaus/Richter, Mathias (82013): Gesundheits- und Medizinsoziologie. Eine Einführung in sozialwissenschaftliche Gesundheitsforschung. Weinheim: Beltz Juventa.

Jahoda, Marie/Lazarsfeld, Paul F./Zeisel, Hans (1975): Die Arbeitslosen von Marienthal. Ein soziographischer Versuch. Frankfurt am Main: Suhrkamp.

Journal für Gesundheitsförderung für Akteurinnen und Akteure aus Politik, Wissenschaft und Praxis, 1/2015. Gamburg: conrad-verlag.de.

Kahnemann, Daniel (2014): Schnelles Denken, langsames Denken. München: Randomhouse.

Kaluza, Gerd (2011): Salute! Was die Seele stark macht. Programm zur Förderung psychosozialer Gesundheitsressourcen. Stuttgart: Cotta.

Kiesel, Johannes (2012): Was ist krank? Was ist gesund? Zum Diskurs über Prävention und Gesundheitsförderung. Frankfurt am Main: Campus.

Kindler, Margarete (2001): Gesundheitsförderung in einem Setting am Beispiel der Gesundheits- und Krankenpflegeschule am Wilhelminenspital. Gelebte Salutogenese? Unveröffentlichte Abschlussarbeit im Rahmen des Universitätslehrganges für lehrendes Krankenpflegepersonal, Universität Wien.

Klemperer, David (2015): Sozialmedizin – Public Health – Gesundheitswissenschaften. Lehrbuch für Gesundheits- und Sozialberufe. 3., überarbeitete Auflage. Bern: Hogrefe.

Klesse, R. et al. (1992): Gesundheitshandeln von Frauen. Leben zwischen Selbst-Losigkeit und Selbst-Bewußtsein. Frankfurt, New York: Campus Verlag.

Kickbusch, Ilona (2006): Die Gesundheitsgesellschaft. Megatrends der Gesundheit und deren Konsequenzen für Politik und Gesellschaft. Gamburg: Verlag für Gesundheitsförderung.

Koch-Straube, Ursula (2001): Beratung in der Pflege. Bern: Verlag Hans Huber.

Kocks, Andreas (2008): Schulgesundheitspflege. Die Rolle der schwedischen School Health Nurse und das Thema Gesundheit im Setting Schule. In: Pflege und Gesellschaft. Zeitschrift für Pflegewissenschaft 3/2008. Weinheim: Juventa.

Kocks, Andreas/Segmüller, Tanja (2012): Wittener Werkzeuge. Ein Double Care Beratungsansatz für die Pflege. In PADUA, 7 (2), 60–62.

Koller, Hans-Christoph (^{2}2006): Grundbegriffe, Theorien und Methoden der Erziehungswissenschaft. Stuttgart: Kohlhammer.

Knoll, Nina/Scholz, Urte/Rieckmann, Nina (2005): Einführung in die Gesundheitspsychologie. München: Ernst Reinhardt/UTB.

Kramer, Samuel Noah (1971): Mesopotamien. Frühe Staaten an Euphrat und Tigris. Reinbek bei Hamburg: Rowohlt.

Kühme, Benjamin/Ruge, Ralph (2017): Edukation und Patientenberatung in der Berufsprüfung. Die Wittener Werkzeuge als Prüfungsinstrument in der Berufsprüfung für die Berufe in der Kranken- und Kinderkrankenpflege. In: Padua Fachzeitschrift für Pflegepädagogik, Patientenedukation und -bildung. Jahrgang 12, Heft 1/2017, Bern: Hogrefe.

Kuhn, Thomas S. (1973): Die Struktur wissenschaftlicher Revolutionen. Frankfurt am Main: Suhrkamp.

Lademann, Julia/Kolip, Petra (2005): Gesundheit von Frauen und Männern im mittleren Lebensalter. Berlin: Robert-Koch-Institut.

Lampert, Thomas/Saß, Anke-Christine/Häfelinger, Michael/Ziese, Thomas (2005): Armut, soziale Ungleichheit und Gesundheit. Berlin: Robert Koch-Institut.

Lauterbach, Mathias (22013): Einführung in das systemische Gesundheitscoaching. Heidelberg: Carl Auer.

Lehmann, Manfred (^{4}2003): Verhaltens- und Verhältnisprävention. In: Bundeszentrale für gesundheitliche Aufklärung (BZgA) (^{4}2003): Leitbegriffe der Gesundheitsförderung, S. 238–240.

Lehner, Martin (2009): Allgemeine Didaktik. Bern u. a.: Haupt.

Lexikon-Institut Bertelsmann (Hg.) (1972): Das moderne Lexikon in 20 Bänden. Gütersloh, Berlin, München, Wien: Bertelsmann-Lexikon Verlag.

Lisbach, Bertrand/ Zacharopoulos, Michael (2007): Gesundheitsbewusstes Verhalten fördern. Psychologisches Basiswissen für Physio-, Sport- und Ergotherapeuten. München, Jena: Urban & Fischer.

Lorenz, Rüdiger (^{2}2005): Salutogenese. Grundwissen für Psychologen, Mediziner, Gesundheits- und Pflegewissenschaftler. 2. Auflage. München, Basel: Ernst Reinhardt Verlag.

Luhmann, Niklas (1987): Soziale Systeme. Grundriß einer allgemeinen Theorie. Frankfurt: Suhrkamp.

Maag, D. (2007). Gesundheitskompetenz bezüglich Ernährung, Bewegung und Gewicht. Unveröffentlichte Dissertation, Università della Svizzera italiana, Lugano.

Macleod Clark, Jill (1993): From sick nursing to health nursing: evolution or revolution? In: Wilson-Barnett, Jenifer/Macleod Clark, Jill (Hg.) (1993): Research in Health Promotion and Nursing. London: Macmillan.

Macleod Clark, Jill/Maben, Jill (1998): Health promotion: perceptions of Project 2000 educated nurses. In: Health Education Research: Theory and Practice 13 (2), S. 185–196.

Magistrat der Stadt Wien (Hg.) (2002): Wiener Jugendgesundheitsbericht 2002. Vienna YouthHealth Report 2002. online: http//www.stadtwien.at/who/jugendgb/2002/pdf/jugendgb-gesamt.pdf (28.07.2006).

Magistrat Wien (2006): Wiener Frauengesundheitsbericht. Magistrat Wien, Bereichsleitung für Strukturentwicklung.

Marmot, Michael (2017): Gesunde Stadt. Das Magazin der Wiener Gesundheitsförderung, S. 11. Wien: Wograndl.

Marriner-Tomey, Ann (1992): Pflegetheoretikerinnen und ihr Werk. Basel: Recom.

Martens, Jens-Uwe/Kuhl, Julius (2009): Einstellungen erkennen, beeinflussen und nachhaltig verändern. Von der Kunst, das Leben aktiv zu gestalten. Stuttgart: Kohlhammer.

Mayer, Hanna (2002): Einführung in die Pflegeforschung. Wien: Facultas UTB.

McDermott, Ian/O'Connor, Joseph (1999): NLP und Gesundheit. 2. Auflage. Kirchzarten: VAK Verlags GesmbH.

Meleis, Afaf (1997): Die Theorieentwicklung in den USA. In: Schaeffer, Doris/Moers, Martin/Steppe, Hilde/Meleis, Afaf (Hg.): Pflegetheorien. Beispiele aus den USA. Bern: Verlag Hans Huber.

Meleis, Afaf (1999): Pflegetheorie. Gegenstand, Entwicklung und Perspektiven des theoretischen Denkens in der Pflege. Bern, Göttingen, Toronto, Seattle: Verlag Hans Huber.

Mitgutsch, Konstantin (2009): Lernen durch Enttäuschung. Eine pädagogische Skizze. Wien: Braumüller.

Morris, T./Greer, S. (1980): A „Type C" for Cancer? Low trait anxiety in the pathogenesis of breast-cancer. Cancer Detection and Prevention 3 (1), S. 102.

Müller, Burkhard (⁷2012): Sozialpädagogisches Können. Ein Lehrbuch zur multiperspektivischen Fallarbeit. Freiburg i. B.: Lambertus.

Mussmann, Carin/Kraft, Ueli/Thalmann, Karin S. /Muheim, Mathias (1993): Die Gesundheit gesunder Personen. Eine qualitative Studie. Forschungsprojekt „Personale und organisatorische Ressourcen der Salutogenese". Bericht Nr. 2. Zürich: Eidgenössische Technische Hochschule. Institut für Arbeitspsychologie.

Muths, Christa (2002): Zur Philosophie der Krankheit. online: http//www.treff-raumespacitime.com/ de/articles/philosophie.html (28.07.2006).

Naidoo, Jennie/Wills, Jane (2003): Lehrbuch der Gesundheitsförderung. Gamburg: Bundeszentrale für gesundheitliche Aufklärung.

Nestmann, Frank (Hg.) (1997): Beratung – Bausteine für eine interdisziplinäre Wissenschaft und Praxis. Tübingen: DGVT.

Netzwerk Gesundheitsfördernder Krankenhäuser/Ludwig-Boltzmann-Institut (o. J.): Konzept und Praxis des Gesundheitsfördernden Krankenhauses. Unveröffentl. Broschüre.

Nitsch, Jürgen R. (Hg.) (1981): Stress. Theorien, Untersuchungen und Maßnahmen. Bern: Verlag Hans Huber.

Nutbeam, Don (2000): Health literacy as a public health goal: a challenge for contemporary health education and communication strategies into the 21st century. In: Health Promotion International 15 (3), S. 259–267.

Nutbeam, Don/Harris, Elizabeth (2001): Theorien und Modelle der Gesundheitsförderung. Eine Einführung für Praktiker zur Veränderung des Gesundheitsverhaltens von Individuen und Gemeinschaften. Hamburg: Verlag für Gesundheitsförderung.

Österreichische Gesellschaft für Public Health (ÖGPH) (2010): Die Österreichische Gesellschaft für Public Health – ÖGPH. online: http//www.oeph.at (31.08.2010).

Österreichische Gesundheitsbefragung 2014, Statistik Austria, Hauptergebnisse des Austrian Health Interview Survey (ATHIS) und methodische Dokumentation. Wien

Pervin, Lawrence A. (⁴2000): Persönlichkeitstheorien. München: Reinhardt.

Pettingale, K. W. (1984): Coping and cancer prognosis. In: Journal for Psychosomatic Research 28, S. 363–364.

Petzold, Theodor Dierk (2013): Gesundheit ist ansteckend. Praxisbuch Salutogenese. München: Irisiana.

Pill, R. (1988): Health beliefs and behaviour in the home. In: Anderson, Robert/Davies, John K./Kickbusch Ilona/McQueen, David V./Turner, Jill (Hg.):Health behaviour research and health promotion. Oxford: Oxford University Press, S. 140–153.

Pleticha, Heinrich (Hg.) (1999): Fürstenhöfe und Fabriken. Die Welt im Zeitalter des Imperialismus. Gütersloh: Bertelsmann. Weltgeschichte Band 10.

Prescott, Heather Munro/Kline, Wendy (2013): Historical Roots of Women's Healthcare. In: Spiers, Mary V./Geller, Pamela A./Kloss, Jacqueline D.: Women's Health Psychology. New Jersey: John Wiley & Sons, Hoboken.

Reinshagen, Rene (2008): Antonovsky – Theorie und Praxis der Salutogenese. In: Pflege & Gesellschaft, 13 (2).

Renneberg, Babette/Hammelstein, Phillip (2006): Gesundheitspsychologie. Heidelberg: Springer Medizin Verlag.

Reschke, Konrad (1990): Gestaltung gesundheitsrelevanter Informationen. In: Schwarzer, Ralf (Hg.) (1990): Gesundheitspsychologie. Ein Lehrbuch. Göttingen: Hogrefe Verlag, S. 461–474.

Ricka, Regula/Stutz Steiger, Therese/König, Jeanette (2007): Gesundheitskompetenz der Bevölkerung stärken. Neue gesellschaftliche Anforderungen. In: Krankenpflege/Soins infirmiers 10, S. 14–16.

Roges, Carl R. (1983): Freedom to learn for the 80's. Columbus, Ohio: Charles E. Merril.

Rosenman, Ray (1959): Association of specific behavior pattern with blood and cardiovascular findings. Journal of the American Medical Association 169, 1286–1296.

Rosenman, Ray H./Brand, Richard J./Jenkins, C. David/Friedman, Mayer/Straus, Reuben/Wurm, Moses. (1975): Coronary heart disease in theWestern Collaborative Group Study: Final follow-up experience of 8.5 years. In: Journal for the American Medical Association 233, S. 872–877.

Saake, Irmhild/Vogd, Werner (Hg.) (2008): Moderne Mythen der Medizin. Studien zur organisierten Krankenbehandlung. Wiesbaden: Verlag für Sozialwissenschaften.

Sambale, Manuela (2005): Empowerment statt Krankenversorgung. Stärkung der Prävention und des Case Management im Strukturwandel des Gesundheitswesens. Hannover: Schlütersche Verlagsgesellschaft. Reihe Pflegebibliothek – Freiburger Schriften zu Pflegewissenschaft, Pflegemanagement und -pädagogik.

Schaeffer, Doris/Moers, Martin/Steppe, Hilde (1997): Pflegetheorien. Beispiele aus den USA. Bern: Verlag Hans Huber.

Schatalova, Galina (42009): Philosophie der Gesundheit. München: Arkana.

Schipperges, Heinrich/Geue, Bernhard/Vescovi, Gerhard/Schlemmer, Johannes (1988): Die Regelkreise der Lebensführung. Gesundheitsbildung in Theorie und Praxis. Köln: Deutscher Ärzte-Verlag.

Schnabel, Peter Ernst (2009): Gesundheitsförderung in Familien und Schulen. In: Hurrelmann, Klaus/Klotz, Theodor/Haisch, Jochen (2009): Prävention und Gesundheitsförderung. 2. Auflage. Bern: Huber.

Schnabel, Peter-Ernst/Hurrelmann, Klaus (1999): Sozialwissenschaftliche Analyse von Gesundheitsproblemen. In: Hurrelmann, Klaus (Hg.): Gesundheitswissenschaften. Berlin: Springer, S. 99–123.

Schüffel, Wolfram/Brucks, Ursula/Johnen, Rolf/ Köllner, Volker/Lambrecht, Friedhelm/Schnyder, Ulrich (Hg.) (1998): Handbuch der Salutogenese. Konzept und Praxis. Wiesbaden: Ullstein Medical.

Schumacher, Ernst Friedrich (1973/2013): Small is beautiful. Die Rückkehr zum menschlichen Maß. München: Oekom.

Schwartz, Friedrich W./Siegrist, Johannes/von Troschke, Jürgen (1998): Wer ist gesund? Wer ist krank? Wie gesund bzw. krank sind Bevölkerungen? In: Schwartz, Friedrich W./Badura, Bernhard/Leidl, Reiner/Raspe, Heiner/Siegrist, Johannes (Hg.): Das Public Health Buch, Gesundheit und Gesundheitswesen. München, Wien, Baltimore: Urban & Schwarzenberg, S. 8–31.

Schwarzer, Ralf ([2]1997): Gesundheitspsychologie. 2., überarbeitete und erweiterte Auflage. Göttingen: Hogrefe Verlag.

Schwarzer, Ralf ([3]2004): Psychologie des Gesundheitsverhaltens. Einführung in die Gesundheitspsychologie. 3., überarbeitete Auflage. Göttingen: Hogrefe Verlag.

Schwenkmezger, Peter/Schmidt, Lothar R. (1994): Lehrbuch der Gesundheitspsychologie. Stuttgart: Enke.

Seidl, Elisabeth (1993): Betrifft: Pflegewissenschaft. Wien: Verlag Wilhelm Maudrich.

Seitz, Franziska/Terschüren, Claudia/Fendrich, Konstanze/van den Berg, Neeltje/Hoffmann, Wolfgang/Elkeles, Thomas (2008): Das Konzept der Familiengesundheitspflege in Europa. Eine Literaturstudie zur Implementierung. In: Pflege und Gesellschaft. Zeitschrift für Pflegewissenschaft 3/2008. Weinheim: Juventa.

Selye, Hans (1981): Grundkonzepte. Geschichte und Grundzüge des Stresskonzepts. In: Nitsch Jürgen R. (Hg.) (1981): Stress. Theorien, Untersuchungen und Maßnahmen. Bern: Verlag Hans Huber.

Siegrist, Johannes (2008): Soziale Anerkennung und gesundheitliche Ungleichheit. In: Bauer, Ullrich/Bittlingmayer, Uwe H./Richter, Matthias (Hrsg.). Health Inequalities. Determinanten und Mechanismen gesundheitlicher Ungleichheit. Wiesbaden: VS Verlag, 220–235.

Siegrist, Ulrich/Luitjens, Martin (2011): Resilienz. Offenbach: Gabal Verlag.

Simon, Fritz B. (2012): Die andere Seite der „Gesundheit" – Ansätze einer systemischen Krankheits- und Therapietheorie. Heidelberg: Carl Auer Verlag.

Sloterdijk, Peter (2011): Du musst dein Leben ändern. Frankfurt am Main: Suhrkamp.

Sommerhalder, Kathrin/Abel, Thomas (2007): Gesundheitskompetenz: eine konzeptuelle Einordnung. Universität Bern Institut für Sozial- und Präventivmedizin. Online: http://healthpolicy.ch/angebot/Gesundheitskompetenz_konzeptuelle_Einordnung.pdf (15.06.2015)

Speros, Carolyn (2005): Health literacy: concept analysis. In: Journal of Advanced Nursing 50 (6), S. 633–640.

Spitzer, Manfred (2012): Digitale Demenz. Wie wir uns und unsere Kinder um den Verstand bringen. München: Droemer.

Spitzer, Manfred (2015): Cyberkrank! Wie das digitalisierte Leben unsere Gesundheit ruiniert. München: Droemer.

Stark, Wolfgang ([4]2003): Empowerment. In: Bundeszentrale für gesundheitliche Aufklärung (BZgA): Leitbegriffe der Gesundheitsförderung, S. 28–31.

Steinbach, Herlinde/Titze, Gerhard (1997): Die Theorie denkt, die Praxis arbeitet – Befragung zur Einstellung der Pflegepersonen in der Praxis zum Thema „Pflegewissenschaft". Unveröffentlichte Abschlussarbeit im Rahmen des Universitätslehrganges für lehrendes Krankenpflegepersonal, Universität Wien.

Steinbach, Herlinde (2007): Gesundheitsförderung meets Pädagogik! Eine sinnvolle Annäherung? Nachhaltigkeit als Kriterium für erfolgreiche Verhaltensänderung. Master Thesis an der Donau-Universität Krems.

Steinbach, Herlinde (2016): Möglichkeiten einer betrieblichen Gesundheitsförderung. Eine Annäherung. In: Jurkowitsch, Romana Eva/Schröder, Gerhard (Hg.): Edukation und Kommunikation im Gesundheitswesen. Aufgaben – Möglichkeiten – Umsetzung. Wien: facultas.

Steinkamp, Günther (1999): Soziale Ungleichheit und Morbidität oder warum einige Menschen gesünder sind und länger leben als andere. In: Schlicht, Wolfgang/Dickhut, Hans Hermann/Badura, Bernhard (Hg.): Gesundheit für alle – Fiktion oder Realität? Stuttgart; New York: Schattauer.

Steppe, Hildegard (1993): Pflege als Wissenschaft – am Beispiel der Entwicklung in den USA. In: Seidl, Elisabeth (Hg.): Betrifft: Pflegewissenschaft. Beiträge zum Selbstverständnis einer neuen Wissenschaftsdisziplin. Pflegewissenschaft heute, Band 1. Wien, München, Bern: Verlag Wilhelm Maudrich, S. 15–60.

Steuer, Ursula/Steuer, Walter ([2]1987): Gesundheitserziehung. Aufgaben der Pflege- und Sozialberufe. Stuttgart: Thieme.

Stünzner, Wilfried von/Gerber, Uwe (1999): Entstehung, Entwicklung und Aufgaben der Gesundheitswissenschaften. In: Hurrelmann, Klaus (Hg.): Gesundheitswissenschaften. Berlin: Springer.

Stutz Steiger, Therese/Spycher, Stefan (2006): Gesundheitskompetenz – Grundlage für einen neuen Blick auf die Gesundheit. In: Die Volkswirtschaft Das Magazin für Wirtschaftspolitik 12, S. 14–16.

Sudore, Rebecca et al. (2006): Limited literacy and mortality in the elderly: the health, aging, and body composition study. In: Journal of General Internal Medicine 2 (8), S. 806–812.

Teutsch, Friedrich (2016): School development in Austria and implementation factors for health promotion. In: Journal of Public Health. Volume 24, Nr. 4, August 2016. Heidelberg: Springer.

Thielo, Friederike/Sommerhalder, Kathrin/Hahn, Sabine (2012): Gesundheitskompetenz – ein Konzept für die professionelle Pflege? Angewandte Forschung & Entwicklung in Pflege – Die wissenschaftliche Zeitschrift für Pflegeberufe 2012; 25(6): 427–438. Bern: Hans Huber, Hogrefe.

Thiersch, Hans (1997): Soziale Beratung. In: Nestmann, Frank (Hg.): Beratung – Bausteine für eine interdisziplinäre Wissenschaft und Praxis. Tübingen: DGVT.

Tones, Keith (1987): Devising strategies for preventing drug misuse: the role of the Health Action Model. In: Health Education Research 2, S. 305–317.

Tones, Keith/Tilford, Sylvia (³2001): Health education: Effectiveness, efficiency and equity. Cheltenham: Nelson Thornes.

Trueland, Jennifer (2013): Every Nurse's new Role. In: Nursing Standard June 19: vol 27 no 42.

Tschudin, Verena (1991): Counselling Skills for Nurses. London: Balliere Tindall.

Udris, Ivars/Kraft, Ueli/Muheim, Mathias/Mussmann, Carin S./Rimann, Martin (1992): Ressourcen der Salutogenese. In: Schröder, Harry/Reschke, Konrad (Hg.): Psychosoziale Prävention und Gesundheitsförderung. Regensburg: Roderer, S. 85–103.

Uexküll, Thure von/Adler, Rolf H./Bertram, Wulf (Hg.) (³1994): Integrierte Psychosomatische Medizin in Praxis und Klinik. Stuttgart: Schattauer.

Unschuld, Paul Ulrich (2014): Ware Gesundheit. Das Ende der klassischen Medizin. 3., aktualisierte und erweiterte Auflage. München: C.H. Beck.

Verbrugge, L. (1989) The twain meet: empirical explanations of sex differences in health and mortality. Journal of Health and Behavior, 30.

Waller, Heiko (²1996): Gesundheitswissenschaften. Eine Einführung in Grundlagen und Praxis. 2., überarbeitete Auflage. Stuttgart: Kohlhammer.

Wang, Jen/Schmid, Margareta (2007): Regionale Unterschiede in der Gesundheitskompetenz in der Schweiz. Institut für Sozial- und Präventivmedizin, Universität Zürich.

Warrier, Gopi/Gunawant, Deepika (1997): Ayurveda – die traditionelle indische Heilkunst. Shaftesbury: Element Books.

Weiner, H./Mayer, E. (1990): Der Organismus in Gesundheit und Krankheit. Auf dem Weg zu einem integrierten biomedizinischen Modell. Folgerungen für die Theorie der psychosomatischen Medizin, in : Psychotherapie, Psychosomatik, medizinische Psychologie 40; 81–146, hier 97.

Weiß, Joachim (1999): Streßbewältigung und Gesundheit. Die Persönlichkeit in Partnerschaft, Familie und Arbeitsleben. Bern: Verlag Hans Huber.

Weiß, Joachim/Giesler, Jürgen M. (2004): Patientenkompetenz – ein neues Konzept in der Onkologie. In: Bartsch, Hans Helge/Weiß, Joachim (Hg.): Gemeinsame Entscheidung in der Krebstherapie. Freiburg: Karger Verlag.

Weiss, Barry D. (2003): Health Literacy. A Manual for Clinicians. Part of an educational program about health literacy. American Medical Association Foundation and American Medical Association.

Weiss-Faßbinder, Susanne/Lust, Alexandra (²1998): Gesundheits- und Krankenpflegegesetz – GuKG. Samt ausführlichen Erläuterungen. 2., durchgesehene und ergänzte Auflage. Wien: Manz Verlag.

Weiss-Faßbinder, Susanne/Lust, Alexandra (³2000): GuKG Gesundheits- und Krankenpflegegesetz. Wien: Manz Verlag. Manzsche Sonderausgaben 95.

Weitkunat, Rolf/Haisch, Jochen/Kessler, Manfred (1997): Public Health und Gesundheitspsychologie. Bern: Verlag Hans Huber.

Wellensiek, Sylvia Kéré (2012): Fels in der Brandung statt Hamster im Rad. Zehn praktische Schritte zu persönlicher Resilienz. Weinheim: Beltz.

Wellensiek, Sylvia Kéré; Galuska, Joachim (2014): Resilienz. Kompetenz der Zukunft. Balance halten zwischen Leistung und Gesundheit. Weinheim, Basel: Beltz.

Werner, Emmy/Smith, Ruth (1982): Vulnerable but invincible. A longitudinal study of resilient children and youth. New York: Mc Graw-Hill.

Wiebicke, Jürgen (2013): Dürfen wir so bleiben, wie wir sind? Gegen die Perfektionierung des Menschen – eine philosophische Intervention. Köln: Kiepenheuer & Witsch.

WHO (1978): Declaration of Alma-Ata. International Conference on Primary Health Care, Alma-Ata, USSR, 6–12 September 1978. Online: http//www.who.int/hpr/NPH/docs/declaration_almaata.pdf (28.07.2006).

WHO (1986a): Ottawa Charter for Health Promotion, 1986. Online: http//www.euro.who.int/About WHO/Policy/20010827_2 (28.07.2006).

WHO (1986b): World Health Organisation: The Ottawa Charter for Health Promotion. First International Conference on Health Promotion, Ottawa, 21 November 1986. Online: http//www.who.int/healthpromotion/conferences/previous/ottawa/en/print.html (15.06.2006).

WHO (1988a): Adelaide Recommendations on Healthy Public Policy. Second International Conference on Health Promotion, Adelaide, South Australia, 5–9 April 1988. Online: http//www.who.int/healthpromotion/conferences/previous/adelaide/en/print.html (15.06.2006).

WHO (1988b): Second International Conference on Health Promotion, Adelaide, South Australia, 5–9 April 1988. Adelaide Recommendations on Healthy Public Policy (WHO/HPR/HEP/95.2). Online: http//www.who.int/hpr/NPH/docs/adelaide_recommandations.pdf (28.07.2006).

WHO (1991): World Health Organisation: Sundsvall Statement on Supportive Environments for Health. Third International Conference on Health Promotion, Sundsvall, Sweden, 9–15 Juni 1991. Online: http//www.who.int/healthpromotion/conferences/previous/sundsvall/en/print.html (15.06.2006).

WHO (2000): Mexico Ministerial Statement for the Promotion of Health. Fifth Global Conference on Health Promotion, Health Promotion: Bridging the Equity Gap, Mexico City, June 5th, 2000. Online: http//www.who.int/healthpromotion/conferences/previous/mexico/statement/en/index.html (27.07.2006).

WHO (2005): Bangkok Charta für Gesundheitsförderung in einer globalisierten Welt. Online: http//www.who.int/healthpromotion/conferences/6gchp/BCHP_German_version.pdf (28.07.2006).

WHO (2006): World Health Organisation: Global Conferences on Health Promotion. Online: http//www.who.int/healthpromotion/conferences/en/ (28.07.2006).

WHO-Projekt „Wien Gesunde Stadt" (o. S.): WienerNetzwerk gesundheitsfördernde Schulen. 1997–2000, Projektphase 1. MA–L/Dezernat für Gesundheitsplanung, Wien.

WHO – Regionalbüro für Europa (2006): Ottawa-Charta zur Gesundheitsförderung. Online: http//www.euro.who.int/AboutWHO/Policy/20010827_2?language=German (28.07.2006).

WHO (2010): 7th Global Conference on Health Promotion. Online: http//www.who.int/healthpromotion/conferences/7gchp/en/index.html (31.08.2010).

Woll, Alexander (1996): Integratives Gesundheitsverständnis. Online: http//www.sport.uni-karlsruhe.de/ifss/rd_download/Einheit_1_Begriffsklaerungen.pdf (28.07.2006)

Wustmann, Corina (2004): Resilienz. Widerstandsfähigkeit von Kindern in Tageseinrichtungen fördern. Weinheim: Beltz.

Zehetner, Bettina (2012): Krankheit und Geschlecht. Feministische Philosophie und psychosoziale Beratung. Wien, Berlin:Turia + Kant.

Zeyringer, Jörg (2010): Balance als Führungsstrategie. Werkzeuge für gutes Management. Freiburg: Haufe.

Ziegler, Jean (2005): Das Imperium der Schande. Der Kampf gegen Armut und Unterdrückung. München: Bertelsmann.

Ziegler, Jean (2016): Ändere die Welt. Warum wir die kannibalische Weltordnung stürzen müssen. München: Randomhouse.

Link-Verzeichnis

de.wikipedia.org/wiki/Aktivit%C3%A4ten_des_t%C3%A4glichen_Lebens (18.06.2006), Aktivitäten des täglichen Lebens.

de.wikipedia.org/wiki/Dorothea_Orem (14.06.2006), Dorothea Orem.

de.wikipedia.org/wiki/Liliane_Juchli (14.06.2006), Liliane Juchli.

de.wikipedia.org/wiki/Monika_Krohwinkel (14.06.2006), Monika Krohwinkel.

www.empowerment.de (14.06.2006), Empowerment.de – Potenziale nutzen.

www.enhps.info/wir.htm (17.06.2006), Europäisches Netzwerk Gesundheitsförderndег Schulen: Zusammenarbeit der deutschsprachigen Länder.

http://www.euro.who.int/de/media-centre/events/events/2016/11/9th-global-conference-on-health-promotion%20(13.03.2017" www.euro.who.int/de/media-centre/events/events/2016/11/9th-global-conference-on-health-promotion (13.03.2017), 9. Globale Konferenz zur Gesundheitsförderung

www.fgoe.org/hidden/downloads/Ottawa_Charta.pdf (28.07.2006), Ottawa-Charta zur Gesundheitsförderung.

https://www.gesundheit.gv.at/leben/gesundheitsvorsorge/vorsorgeuntersuchung/teilnahme%20(13.03.2017" https://www.gesundheit.gv.at/leben/gesundheitsvorsorge/vorsorgeuntersuchung/teilnahme (13.03.2017), Statistische Angaben zur Gesundheitsvorsorge

www.give.or.at/gesunde-schule/start.htm (28.07.2006), Österreichisches Netzwerk Gesundheitsfördernde Schulen.

http://hdr.undp.org/en/2014-report (13.03.2017), Human Development Report 2016

http://hdr.undp.org/en/content/human-development-index-hdi (13.03.2017), Human Development Index

http://jwa.org/media/lillian-wald-in-nurses-uniform (17.04.2015), Lillian Wald

www.henrystreet.org (06.04.2015)

http://jwa.org/media/red-cross-public-health-nurse-poses-with-her-model-t-ford-before-setting-out-on-her-rounds (17.04.2015), Rotkreuz-Fahrzeug, Lillian Wald

www.nhlbi.nih.gov/whi (31.08.2010), Women's Health Initiative.

http://www.ongkg.at" www.ongkg.at (29.04.2017), Österreichisches Netzwerk gesundheitsfördernder Krankenhäuser und Gesundheitseinrichtungen

www.oengk.net (15.06.2006), ÖNGK – Österreichisches Netzwerk Gesundheitsfördernder Krankenhäuser.

www.oengk.net/projekte/navigation_datenbank.html (28.07.2006), Österreichisches Netzwerk Gesundheitsfördernder Krankenhäuser.

www.oeph.at/index.php/public-health-in-oesterreich (06.04.2015), Definition Public Health

www.ongkg.at/mitglieder-und-partner/ordentliche-mitglieder.html (03.03.2015), Österreichisches Netzwerk gesundheitsfördernder Krankenhäuser und Gesundheitseinrichtungen

http://www.ots.at/presseaussendung/OTS_20120328_OTS0168/10-p-air-presseclub-g (29.04.2017)

www.paho.org./English/DD/PIN/alma-ata_declaration.htm (15.06.2006), Pan American Health Organisation: Declaration of Alma-Ata. International Conference on Primary Health Care, Alma-Ata, USSR, 6–12 September 1978.

http://www.statistik-austria.at/web_de/statistiken/menschen_und_gesellschaft/gesundheit/gesundheitszustand/krankenstandstage/022362.html%20(18.02.2017" www.statistik-austria.at/web_de/statistiken/menschen_und_gesellschaft/gesundheit/gesundheitszustand/krankenstandstage/022362.html (18.02.2017), Statistische Daten zu Krankenstandstagen

www.univie.ac.at/hph/oraoenet/www/1info_datenbank.html (28.07.2006), Das Österreichische Netzwerk Gesundheitsfördernder Krankenhäuser: Die Datenbank.

www.univie.ac.at/oengk/index.php?id=1_4 (31.08.2010), Österreichisches Netzwerk Gesundheitsfördernder Krankenhäuser.

www.wfpha.org/online-newsletter/items/WFPHA_Newsletter_March_2012.html?ml=1 (06.04.2015), WFPHA-Newsletter www.wfpha.org/about-us-wfpha/values-and-goals (06.04.2015), Zielsetzungen der WFPHA

www.wfpha.org/images/WFPHA-annual-reports/WFPHA-Annual-Report-2014.pdf (06.04.2015), Jahresbericht der WFPHA 2014

www.who.dk (28.07.2006), World Health Organization. Regional Office for Europe.

www.who.int/en/ (28.07.2006), World Health Organization.

www.who.int/dg/brundtland/en/ (28.07.2006), Dr Gro Harlem Brundtland.

www.who.int/dg/en/ (28.07.2006), Acting Director-General: Dr Anders Nordström.

www.who.int/dg/lee/en/ (28.07.2006), Dr Lee Jong-wook.

www.who.int/hpr/NPH/docs/Jakarta_declaration_en.pdf (28.07.2006), Jakarta Declaration on Leading Health Promotion into the 21st Century.

www.who.int./dg/chan/en (03.03.2015), Dr. Margaret Chan

www.who.int/healthpromotion/conferences/7gchp/en (03.03.2015), Nairobi-Konferenz

www.who.int/healthpromotion/conferences/8gchp/en/ (03.03.2015), Helsinki-Konferenz

www.who.int/features/2014/year_review/jan-apr/en (20.02.2015), WHO-Rückblick 2014

https://www.wien.gv.at/gesundheit/einrichtungen/planung/pdf/sozialbericht-2015.pdf (24.02.2017), Wiener Sozialbericht 2015

www.wien.gv.at/who/projekte.htm (15.06.2006), Webservice der Stadt Wien: Gesundheitsfördernde Projekte

Weiterführende Literatur

Ajzen, Icek/Fishbein, Martin (1980): Understanding Attitudes and Predicting Social Behavior. Englewood Cliffs, NJ: Prentice-Hall.

Arbeitskreis Frauen und Gesundheit im Norddeutschen Forschungsverbund Public Health (Hg.) (1988): Frauen und Gesundheit(en) in Wissenschaft, Praxis und Politik. Bern: Verlag Hans Huber.

Badura, Bernhard (1993): Gesundheitsförderung durch Arbeits- und Organisationsgestaltung. Die Sicht des Gesundheitswissenschaftlers. In: Pelikan, Jürgen M./Demmer, Hildegard/Hurrelmann, Klaus (Hg.) (1993): Gesundheitsförderung durch Organisationsentwicklung. Weinheim, München: Juventa Verlag.

Bandura, Albert (1976): Lernen am Modell. Ansätze zu einer sozial-kognitiven Lerntheorie. Stuttgart: Klett-Cotta.

Becker, Peter (1982): Psychologie der seelischen Gesundheit. Band 1: Theorien, Modelle, Diagnostik. Göttingen: Hogrefe Verlag.

Becker, Peter (1995): Seelische Gesundheit und Verhaltenskontrolle. Göttingen: Hogrefe Verlag.

Bundeszentrale für gesundheitliche Aufklärung (Hg.) (42003): Leitbegriffe der Gesundheitsförderung. Schwabenheim a. d. Selz: Fachverlag Peter Sabo. Reihe Blickpunkt Gesundheit 6.

David, Matthias/Borde, Theda/Kentenich, Heribert (Hg.) (1999): Migration und Gesundheit. Zustandsbeschreibung und Zukunftsmodelle. Frankfurt am Main: Mabuse Verlag.

Dür, Wolfgang/Pelikan, Jürgen M. (Hg.) (2000): Gesundheit beobachten – Dokumentation und Berichterstattung als Aufgabe der Gesundheitsförderung. Wien: Facultas.

Fehr, Rainer/Neus, Hermann/Heudorf, Ursel (Hg.) (2005): Gesundheit und Umwelt – Ökologische Prävention und Gesundheitsförderung. Bern: Verlag Hans Huber.

Fontana, David (1991): Mit dem Streß leben. Bern: Verlag Hans Huber.

Heiko, Ernst (1992): Gesund ist, was Spaß macht. Stuttgart: Kreuz Verlag.

Höppner, Heidi (2004): Gesundheitsförderung von Krankenschwestern. Ansätze für eine frauengerechte betriebliche Praxis im KH. Frankfurt am Main: Mabuse Verlag.

Hurrelmann, Klaus/Klotz, Theodor/Harsch, Jochen (Hg.) (2004): Lehrbuch der Prävention und Gesundheitsförderung. Bern: Verlag Hans Huber.

Hurrelmann, Klaus/Kolip, Petra (Hg.) (2002): Geschlecht, Gesundheit und Krankheit. Männer und Frauen im Vergleich. Bern: Verlag Hans Huber.

Hurrelmann, Klaus/Leppen, Anja (2001): Moderne Gesundheitskommunikation. Vom Aufklärungsgespräch zum E-Health. Bern: Verlag Hans Huber.

Jacob, Christiane (2004): Gesundheitsförderung im pflegerisch-klinischen Kontext. Eine deskriptive Studie zur Selbsteinschätzung gesundheitsfördernder Kompetenzen von Pflegenden. Bern: Verlag Hans Huber.

London, Fran (2003): Informieren, Schulen, Beraten. Praxishandbuch zur pflegebezogenen Patientenedukation. Bern: Verlag Hans Huber.

Mandl, Heinz/Gerstenmaier, Jochen (Hg.) (2000): Die Kluft zwischen Wissen und Handeln. Göttingen, Bern, Toronto, Seattle: Hogrefe Verlag.

Mittag, Oskar (1996): Mach' ich mich krank? Lebensstil. Verlag Hans Huber.

Prochaska, James O./DiClemente, Carlo C. (1984): Stages and processes of self-change of smoking towards an integrative model of change. In: Journal of Consulting and Clinical Psychology 51, S. 390–395.

Schivelbusch, Wolfgang (1983): Das Paradies, der Geschmack und die Vernunft. Eine Geschichte der Genußmittel. Frankfurt am Main: Ullstein.

Schwarzer, Ralf (^{3}2004): Psychologie des Gesundheitsverhaltens. Einführung in die Gesundheitspsychologie. 3., überarbeitete Auflage. Göttingen, Bern, Toronto, Seattle, Oxford, Prag: Hogrefe Verlag.

Tones, Keith/Green, Jackie (2004): Health Promotion: Planning and Strategies. London: Sage Publications.

Uexküll, Thure von (^{6}2003): Psychosomatische Medizin. Modelle ärztlichen Denkens und Handelns. München, Jena: Urban & Fischer.

Waller, Heiko (^{3}2002): Gesundheitswissenschaft. 3., überarbeitete und erweiterte Auflage. Stuttgart, Berlin, Köln: Kohlhammer.

Weidner, Frank (^{3}2004): Professionelle Pflegepraxis und Gesundheitsförderung – eine empirische Untersuchung über Voraussetzungen und Perspektiven des beruflichen Handelns in der Krankenpflege. Frankfurt am Main: Mabuse.

Stichwortverzeichnis

A

B

C

H

I

S

T

U

V

W

Y

Z